U0325639

湛庐文化
Cheers Publishing

a mindstyle business
与 思 想 有 关

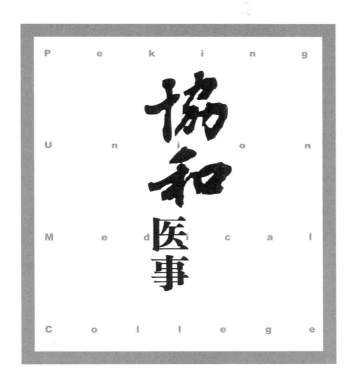

协和百年
纪念版

Peking Union Medical College

协和
医事

常青◎著

北京联合出版公司
Beijing United Publishing Co.,Ltd.

大河深处

　　草坪沿山坡铺展，几只松鼠于林中穿梭。秋日午后，远方静谧，天空高远。站在巨大的露台上，我的身后是洛克菲勒基金会的档案馆大楼。

　　一周前我来到纽约，每日乘火车往返纽约与这座大楼之间。每一天，从早上9点起，在疯狂的英文快速阅读、大脑快速链接中度过。每一天，先是撕开一个小小角落，然后望见一片海洋，我在这片海洋上划着小船，过着纯然埋首的短暂学者生活。

　　在档案馆的同一间阅读室里，除了我，还有来自巴黎的读建筑艺术史博士的女生、阿根廷国立研究所的历史教授、宾夕法尼亚大学历史系的博士生、研究美国现代史的中国男生……他们各有形形色色的研究课题，在此研读相关史料。而我此行，是为了2017年版《协和医事》的修订。我屡屡惊叹档案馆的保管和收藏之缜密，那些关于北京协和医学院的资料，自协和创立之初，事无巨细，都有描述。接待我的一位资深档案管理员，在此任职多年，他的大脑几乎随时能调出我需要的那些协和史料，他每隔两小时走到我的书桌前，询问进展。

　　我在某种恍惚和眩晕之中结束此行。久居一室，专注做一件事，在汪洋阅读中的无尽深沉和广阔，打字机写就的往来信件与 100 年前的人和事共呼吸的感觉，常让我在走出档案馆时感觉现实世界变得扁平。待坐上回纽约的火车，往窗外一瞥，看见窗外的哈德孙河，看见大河之上的夕阳余辉、分秒间移动变幻的云图，猛地一惊。

　　如此埋首的专注，久违了。它让我回忆起曾在协和的学生生涯，回忆起许多老协和人曾描述的图书馆自修、深夜窗前读书的场景。心思澄明，生命中有一件事值得敬畏，值得相信，专注于此，往深处挖掘……如此埋首的专注，是许多老协和人曾经非常熟悉的，但也是今天的那个外部现实世界渐渐远离的。

　　这次档案馆之行，计划已久，终在 2016 年秋成行。于我，这是一次救赎之旅。拉我回到本质，回到内核，回到辛勤劳作，去往更高标准，为了能比 2007 年版的《协和医事》做得更好。

　　在这本新版的《协和医事》中，希望它不只是略过多维角度和缺乏张力的褒或贬，希望它不只是一支表面赞歌。希望将"协和"置放于一个更广阔的背景之中，在新版里呈现：它在百年间诸多冲突时的坚持、诸多分叉时的选择、诸多朦胧之前的预知。在各种力量的交织中如何坚持，如何做事，以及如何保持希望之火不熄。

　　2017 年是北京协和医学院创立 100 年，当我们谈论协和过往百年历史时，我们在谈论什么？与医疗有关的是：西医如何进入中国，如何影响了我们的生活，西医教育的高标准是什么，好医生是怎么培养出来的，老协和人身上有什么样的气质……远超出医疗的是：我们每个人如何理解看病，看病时应期待找一位什么样的好医生，什么是铸造伟业的理念及坚持，基金会如何实现专家治理及专业执行。解析协和的吸引力，远超出医疗。自上一版《协和医事》面世，不同领域的读者发来读后感，他们来自医疗、历史、投资、法律、广告、企业管理、经济、建筑、基金会管理等各个行业。

　　在今天，为什么全国人民看病依然上协和？为什么有些协和人，似乎依然自带一套"净化系统"，与外部世界不保持同步的世俗化？有一种力量，有一种做事的选择和方式，虽不大声，但绵延，自成宇宙，它打动过我，打动过不少人。也许，它也会打动你。

"协和"这两个字

1921 年，当洛克菲勒二世登上"亚洲快线"轮船时，《纽约时报》说"他去了中国"。同行的还有约翰·霍普金斯大学医学院的院长威廉·韦尔奇（William Welch），他在 6 年前就造访过中国，为了一个建造"北京协和医学院"的计划。

这一行人登上"亚洲快线"后，引起了众人的注目。他们对即将抵达的那个国度感觉既真切，也模糊。在洛克菲勒二世的众多行李箱中，有一大箱全是书，其中一本是描写亚洲的《中国、日本和韩国》。韦尔奇则在轮船上被邀请做演讲，主题是"中国的医学教育"，乘客们被他的热情打动，特别是讲到现代科学的价值，西方医学如何助力中国文明、如何适应中国需要而改良时。但这些问题对已为"北京协和医学院"准备了 7 年的洛克菲勒基金会来说，再熟悉不过。

他们乘轮船一个多月，最后到达中国。站在离天安门不远的北京饭店露台上，他们朝东北望去，在王府井和东单之间有一组中国宫殿式建筑，绿色琉璃瓦，汉白玉围栏，画栋雕梁。那片在清朝豫王府旧址之上、琉璃瓦之下的世界，就是即将创建的协和医学王国，老百姓传闻中的"油王府"。

协和的"志在世界一流",并非今天大学运动中的空洞口号。它用了差不多 10 年的时间,让世界知道协和。1923 年,美国《时代周刊》回顾洛克菲勒基金会成立以来的 10 年之路。除了惊人的拨款数字,就是它在发展中不断锁定的中心主题:为全人类的健康。而耸立在这个主题两旁的是两大伟绩:一个在美国,是约翰·霍普金斯大学医学院;另一个则在中国,是 PUMC——北京协和医学院。20 世纪 40 年代,汤佩松在清华大学创办农学院时提出的目标是:"清华农学院应当办成中国农学界的 PUMC。"1951 年,新中国政府接管协和时指示:"协和医院在亚洲乃至全世界都很有名望,我们一定要把它办好,办不好影响不好。"

协和的成长,充满了医学和医学之外的传奇故事。

这所学校开风气之先,成为中国率先招收女生的医学院校,有了中国真正的护士学校。这里的一位来自加拿大的解剖学教授,根据来自周口店的一块牙齿化石,确定出一个独特的人种——"北京人",两年后在周口店挖出的第一块"北京人"头盖骨,轰动了全世界;一位叫浦爱德的美国女人,来协和医院创建了"社会服务部",关心病人出院后的社会连接,赋予医学以温情,许多燕京大学社会学系的毕业生来此求职;一位叫兰安生的美国教授来到协和,给学生们讲"一盎司的预防,胜于一磅的治疗",他和中国人喝酒交朋友,带着协和学生走出医院,走进胡同,关注更多百姓的健康。日后,兰安生的一位学生陈志潜受到感召,毕业后去了农村,在河北省定县创造了中国"赤脚医生"的雏形。

这所学校的办学,也成了独特的"协和现象"。曾经的巨大投入,在实施"淘汰制""宽进严出"之后,只有极少数的产出。而这每年平均 16 位毕业生的"极少数产出",后来却成了中国医学界的大半精华,他们几乎每一位都撑起了中国半个世纪的医学天空。在校园和医院里,它曾拥有一批医学大家,教学严格并带有强烈的启发式,鼓励学生"以病人为中心,向病人学习"。一批批年轻人来到这里,在协和式的气氛中"熏"着成长,内心的热忱被激发,体悟着怎样成为一位好医生。这种真正的大学精神令人神往,可惜在后来却渐渐遗失。

在今天的北京东单三条,协和建筑群的雕梁画栋、俄式大楼、现代大厦交杂在一起。一块写着"北京市文物保护单位"的碑石，提醒着时间的力量。在今天，这群建筑代表着：中国医学科学院、中国协和医科大学、北京协和医院。对于后两者，经过 100 年的积淀，人们概括为两个字："协和"。

准确地说，"协和"这两个字暗示的是：曾经对中国医学教育和中国医学的推动，医事之道的至高境界。但它在时间打磨中积累的内涵，已超越了医学这门学科和医生这种职业。在民间，人们按照自己的想象和期望，赋予了"协和"许多延伸内容，这两个字渐渐演化成：医疗安全感、医学精英、关爱百姓的亲切姿态、病人重获健康与温情的可能。病人说："我们千里迢迢到北京协和看病，是到了头。结果无论如何，我们心甘了。"

到了 21 世纪，有报道称"全国人民看病上协和"。2007 年的一则"协和打假"新闻，告诉人们一个简单事实：全国那 50 多家企图借用"协和"名号的机构，其实在老百姓心中偷换不了"协和"这两个字所蕴含的医事之道。

100 年之后已是别样的时代。协和仍然矗立在沸腾生活中，呼吸着有些浑浊的现代空气。它锻造出来的第一代名医，多已不在世上，但名字恒久流传，成为不可复制的神话。西医已改变了人们的生活，医疗再次成为中国的尴尬问题。今天的协和，更像一个警世者，提醒着人们什么是更纯粹的医学意义，什么是以实现这纯粹意义为目标的医学生活。虽然有人感叹，在数次中断、演化之后，协和已失去了一些内涵，但仍然是一清早门诊号就几乎挂完，仍然有一些协和人，拒绝平庸，保留着精英的自律，选择对病人最实惠的方案，仍然尽己所能维护着医患交流的正面形象。

在今天谈协和，不只是为了在曾经的功绩传奇中获得一种因怀旧而生的安慰，也希望通过解读 100 年的协和医事，为眼前的医疗困境找到一些答案：什么是卓越的医学院和优秀的医学教育？好医生是怎么产生的？什么是为医之道和为医的幸福感？病人在医生眼中是什么位置？医学如何去关心广大民众？这也许是我和读者所共同关心的。

如果我们问，在"协和"成立 100 年之后，"协和"这两个字，对中国老百姓、对医学生、对医生的吸引力，究竟来自哪里？也许是因为人们怀着这样一种不灭的期待：这个世界仍存医学温情，仍存医学高标准，医学以己之力解除病痛。而协和曾以自己独特的医学方式，向人们展现了这种可能。

想知道在协和百年的漫长岁月里
发生过些什么奇闻逸事吗？
扫码下载"湛庐阅读"APP，
"扫一扫"本书封底条形码，彩蛋、
书单、更多惊喜等着您。

目录

第四部分

协和的民间故事　/ 228

第五部分

一百年"协和主义"　/ 272

有一种力量

有一种做事的选择和方式

虽不大声

但绵延

自成宇宙

————致北京协和医学院 100 年

第一部分

遥远的东方有个协和

　　这个即将以世界一流的标准锻造的"协和"，它将致力于培养优秀的医学人才：集临床家、教育家、科学家和卫生行政家四家一体，可推动中国医学卫生事业的发展。这里，将成为中国科学医学的新起点和新高度。

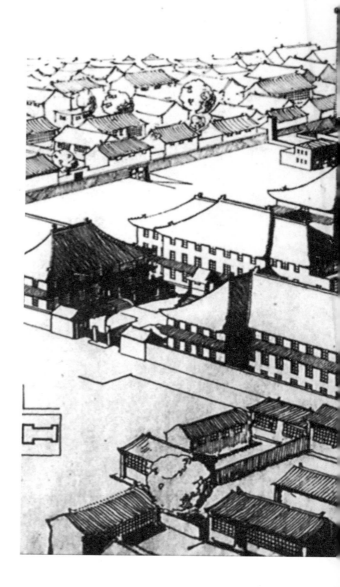

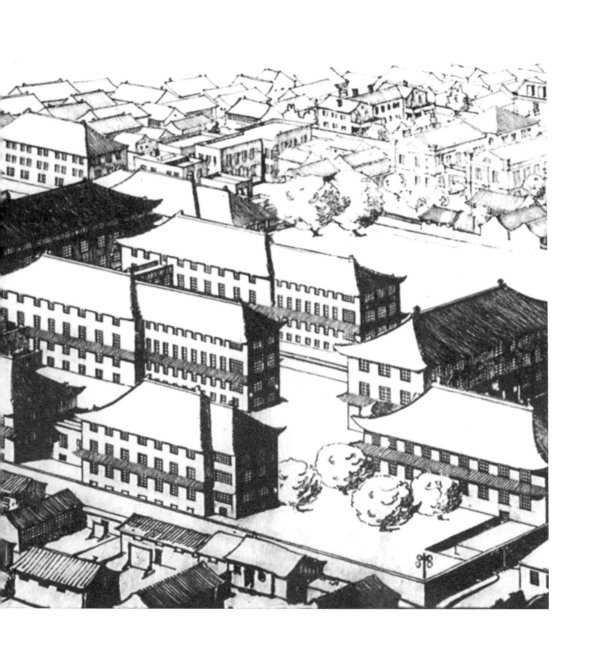

望东方，酝酿一个激动人心的故事

　　站在 20 世纪的起点，美国正在进行一场足以拯救其医学教育的革命。中国的一位医生孙中山，则在酝酿着新的革命。另外一位去日本留学的中国学生，决意学医，试图以"新医学"来疗救病苦并促进中国人对于维新的信仰。但他在仙台学医的第二年，"正值俄日战争，偶尔在电影上看见一个中国人做侦探而将被斩，因此又觉得在中国还应该先提倡新文艺"。于是化名鲁迅，用笔作为一把"手术刀"，试图切开中国人麻木的灵魂。

　　在这时的中国上海，"沿着黄浦江，美孚石油的仓库、储罐在码头绵延了 6 英里[①]"。美孚石油是 20 世纪上半叶在中国最成功的美国公司，它教中国人如何烧煤油，如何使用他们制造的煤油灯（在广告中称为"标准灯"）。"如果你企望运气、长寿、健康与和平，就应该生活在光亮的世界里，应该使用最新生产的标准灯……它使你夜晚工作时眼睛不会疲劳……如果孩子在家学习，在灯光下他会更加努力。"

　　美孚石油、"标准灯"……它们都来自美国"石油大王"洛克菲勒。但早在 1863年，24 岁的洛克菲勒身在克利夫兰，当卖给中国第一批煤油、为中国的传教活动捐出

---

① 1 英里约等于 1.6 公里，本书中由于史料居多，故保留大部分原英制单位。——编者注

第一笔钱时，尚未想到日后他的财富会推动中国的医学发展。他所在的克利夫兰，一个伊利湖畔拥有 2 万多人口的小镇，当时是一个地区性运输中心，当地报纸已经刊有中国的茶叶种子和甘蔗的广告。在当时的美国人看来，中国有数不清的"天朝之人"，总计达 4 亿！这么大的数字，意味着什么？"4 亿个灵魂需要拯救，4 亿盏灯需要点亮"。

在洛克菲勒之前，一批批西方传教士来到中国，试图用一种宗教的方式接近中国人的内心，而洛克菲勒在美国日渐浓厚的科学气氛的影响下，开始了在中国的新医学征途。

雷蒙德·福斯迪克曾在洛克菲勒基金会工作多年，参加过北京协和医学院的管理工作。1951 年，他写了《洛克菲勒基金会故事》一书，其中有一章叫作"中国的约翰·霍普金斯①"，说的就是协和。书中写道："中国一直以来都是洛克菲勒基金会的兴趣点，除了美国以外，它在中国的花费是世界上最多的。"北京协和医学院是洛克菲勒基金会在海外所有单一项目中投资最高的。为什么要在遥远的中国办一所如此昂贵又尖端的医学院呢？多年之后，他把"北京协和医学院"描述为一个故事、一个理想："激动人心的故事——人与命运搏斗，失败摧不毁的理想。"

▲ 雷蒙德·福斯迪克（Raymond Fosdick），在 1936 年到 1948 年担任洛克菲勒基金会主席，曾参与北京协和医学院的管理。

工作、攒钱、散财的石油大王

约翰·洛克菲勒在 19 世纪末期发迹，在 20 世纪初成为美国最富有的人。社会视野中，他是充满争议的"石油大王"；宗教信仰上，他是一名基督徒。在他发迹后，身边一位颇有远见的顾问弗雷德里克·盖茨（Fredrick Gates），建议他将精力转至慈善，成立慈善基金会。

有一种对慈善最普遍、表面的理解是：富人建立基金会是为了逃税，为了改善形象。因为投入慈善的收入不纳税，总收入未减少，还能用慈善来改善自身的社会舆论形象。但其实，洛克菲勒并非等挣到了大钱，才开始做慈善。在 16 岁拿到第一个月的工资时，

---

① 本书中有些地方会以"约翰·霍普金斯"代指"约翰·霍普金斯大学医学院"，例如此处。——编者注

他就开始拿出其中 6% 作为捐款。但在成为"石油大王"后，人们认为他不择手段，力争消灭竞争对手，实现垄断，"对手认为他的行为是赤裸裸的权力掠夺，洛克菲勒却自认对石油业是英雄式的拯救"。慈善中同时交织着利他主义的动机与个人野心。美国文化将资本主义精神和基督教伦理融合在一起，这同时影响着他对生意和慈善事业的经营。

"我从小得到的训练就是赚钱和攒钱。尽一切可能诚实地赚钱，然后再尽可能把钱捐出去，我总是把这看作我的宗教职责。当我还是一个孩子的时候，牧师就是这样教导我的。"他的儿子洛克菲勒二世在写给父亲的信中也说："把一部分资金投入到慈善事业上，专门用来接济贫困的大众，改善教育，发展科学及传播宗教，我以为可取。"到 1950 年，洛克菲勒家族用于慈善事业的 8.22 亿美元，至少相当于现在的 74.5 亿美元。

大手笔起自 1901 年。那一年在纽约建立了洛克菲勒医学研究所，共有 11 座大楼，颇为壮观。为吸引高级医学科学家们，研究所按照德国科赫研究所（Koch Institute）和法国巴斯德研究所（Pasteur Institute）的模式设计。从洛克菲勒医学研究所里，先后走出了十余位诺贝尔奖获得者。1909 年，老洛克菲勒又出资防治黄热病和钩虫病。

从 16 岁每个月拿出几毛钱捐款开始，到半个世纪后，洛克菲勒建立了当时世界上最大的慈善机构。他的"工作、攒钱、散财"的理念，转型为现代慈善理念，用科学方法做"科学慈善"，所有钱必须以"大规模的整体形式，而非零散的形式给出去"，"避免零打碎敲的捐款方式，避免在过于广泛的范围进行慈善活动"。洛克菲勒父子曾如此阐述他们的慈善之道。

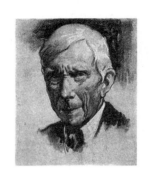

▲ 1928 年《时代周刊》封面的老洛克菲勒（John Davison Rockefeller）。60 岁的洛克菲勒说："我相信这是一个宗教职责，公平诚实地去赚你能赚到的钱，尽可能地攒住钱，然后尽可能地给出去。"

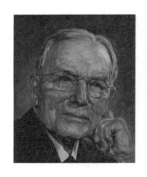

▲ 1956 年《时代周刊》封面的洛克菲勒二世（John Davison Rockefeller, Jr.）。文章《好人洛克菲勒》描述他简朴、低调，从小父亲便教育他如何获得、如何给予。洛克菲勒父子的慈善之道是：钱要用在"关键拐点"，医学是其中最重要的一条。

洛克菲勒父子是卡内基"财富福音书"的支持者。1889 年美国"钢铁大王"卡内基在《财富》这篇文章中，提议慈善应像经营企业一样有系统地捐赠，成为影响后来美国富人的"财富福音书"："我们这个时代的问题，是如何恰当地管理财富，使兄弟般的纽带仍有可能把富人与穷人联结在一种和谐的关系中。"在美国历史上第一次，如此多的人在如此短暂的时间内，拥有着持续增长的巨额财富，社会发生分化。在"基督教的教导""公民责任"的美国文化影响下，机构化、专业化、国际化的现代型慈善开始出现。

洛克菲勒做慈善，希望与社会改造关联起来，资助的项目将是"根本性的、永久性的和普遍性的"，钱要用在"关键拐点"。什么是关键拐点呢？必须是：根除某种疾病的致病因素；根除某种不良社会现象的原因；或者播种一种"有生命力"的观点、一种产生变革的能量。基金会的资金必须用在"大规模的示范"上，以便他人能复制，最终得到传承和延续。

当 1910 年轰动美国医学界的"Flexner 报告"[1] 介绍说，在美国和加拿大共 155 所医学院校中只有 6 所好学校时，洛克菲勒基金会看到了"关键拐点"。自此，他们动用大笔金钱，投入极大的精力，致力于提升医学教育。

从 1913 年开始，10 年内，洛克菲勒基金会花费了近 8000 万美元，其中超过一半的钱用于公共卫生和医学教育。"最大的单笔礼物是给了北京协和医学院"，截至那时，用于协和共计 1000 万美元，比用于约翰·霍普金斯大学医学院的 700 万美元还多。

目光投向远东

如前文所述，弗雷德里克·盖茨就是建议洛克菲勒做慈善的那个顾问。在 1905 年 1 月，他给洛克菲勒写了一封长达 6 页的信，劝其将目光转向外面的世界，特别是远东地区。"所有的海岛，都真的开放了。这为我们英语国家人民的光明和慈善事业提供了自由的土壤。"他对中国的兴趣，不是一时头脑发热。"几年来，我一直在思考如何将洛克菲勒的慈善事业扩展到远东去。"在他为洛克菲勒基金会设计的蓝图中，中国是其走向国际、成为国际性慈善组织的重要一步。写这封信时，盖茨已经为洛克菲勒工

---

[1] 全称为《美国和加拿大的医学教育：致卡内基基金会关于教育改革的报告》，本书中简称"Flexner 报告"。——编者注

作了 15 个年头，在他的影响下，洛克菲勒的"零售式"传统捐赠已转型为现代慈善，聘请专业人员管理，以科学和医学项目为主线。

时隔一年多，盖茨收到芝加哥大学校长哈里·贾德森（Harry P. Judson）等人的一封信，敦促洛克菲勒"在中国建立一所大学，越早越好"。它将代表"最高的理想和最广博的内涵"，向中国人介绍新的政治与社会组织概念，将产生"一种社会革命的效果"。

这是关于中国的第一封通信。在此之前，盖茨、洛克菲勒父子与中国有关的联结是：老洛克菲勒本人随机捐助了很多钱给在中国的传教士；洛克菲勒二世年轻时就对清朝瓷器有着发自内心的喜爱，他也曾在纽约参加过一个中文礼拜学校；基金会主席盖茨隐隐地对中国也有些兴趣，其中一个例证是，他在南北战争后很快上了一门讲述亚洲的课程。

盖茨开始联络驻华宣教会，他自我介绍说是洛克菲勒慈善事业的管理人之一，目前正在思考"什么是推动中国人福祉的最好方式"，并希望与传教士们交流。此后两年，他与传教士信件往来频繁。传教士们同意盖茨的观点："目前对中国最好的服务，就是用西方的道德和科学，将一大批有为的中国青年培育成未来的领袖。"在中国博医会（CMMA）写给盖茨的信中说："我们已经有好几个医学院了，大多设置在很好的地点。目前需要的不是更多的医学院，而是更好的医学院。"

科学方法做慈善

从盖茨 1905 年那封长达 6 页的信开始，洛克菲勒基金会随后用了 10 年时间做调查研究，最后确信，到中国发展"科学医学"是影响中国最有效的途径。在最初介入中国医学领域时，在华传教士曾是信息来源，到后来，在美国帮助洛克菲勒建立现代慈善事业的那些顶级医学及教育专家，对中国的影响更深刻。从寻找项目到界定，都体现了这些专家的理念。大基金会和专家的结合，保证了项目的科学、专业、有效，也成为"20 世纪初美国文化的重要现象"。

在正式行动之前，应先做精细调查，盖茨认为："在外国进行一项大规模的工作，需要一个全盘计划，因此目前还不准备马上采取行动。"芝加哥大学校长贾德森也建议对中国的情况做一次全面调查，"不仅从传教士角度，而且从经济学家、教育家和政治家的角度来了解"。应派出考察团，在中国至少待上 6 个月，充分研究情况，分析大量事实后再发回报告。

如果历数基金会为中国项目而进行的调研，堪称全面而深入：包括三次派遣考察团，举行"中国会议"，与在华传教士、教育界、医疗界频繁通信和接触……其中，由专家进行科学、精细、全面的实地调查，已成为洛克菲勒基金会"科学慈善"的重要标志，可确保获得第一手资料和建议，确保决策建立在尽可能"理性的基础"上。为了在中国建一所大学，基金会曾前后三次派出考察团来中国，分别是在 1909 年、1914 年和 1915 年。

第一次是在 1909 年，"东方教育考察团"历时 6 个月访问了日本、印度、朝鲜、中国，多数时间是在中国。在考察团出发前，美国和东方各国的报纸已经在欢呼。这次的考察主题是"中国的教育状况及其需要"，力求"从一切可能的来源获取信息"。这次考察过程中，积累了数百页的日记、笔记以及大量照片，形成了六卷本的报告，包括中国各主要地区的政治、经济、社会、语言、宗教和文学的考察信息。在教育方面，涵盖了教会和政府办学，从医学院、大学、专业教育到特殊教育……虽然最终"芝加哥大学在中国"的计划流产，但这份考察报告"是通过受过训练和极有头脑的眼睛得到的精确观察"。

应该设计什么项目才能对中国产生重大影响呢？基金会开始真切理解在华传教士和中国教育的情况，理解已进入 20 世纪的美国科研教育与仍停留在 19 世纪框架里的教会教育有哪些根本区别。

这已经不是简单的策略、战略问题，而是本质上关于生活目的及原理的问题。看完考察团的报告后，盖茨如此分析。考察团的专家们深受培根哲学的影响，而传教士们在生活目的及教育方法上，是中世纪式的。"在专家给我的报告中，在所说的很多睿智的话语中，最睿智的就是，他们认为中国人最需要的是科学方法。也就是说，中国人需要的是现代生活得以萌发的培根哲学，他们需要头脑中具有这种倾向，需要最初在培根的伟大著作中充分发展起来的对自然、生活的态度，因为正是这种态度创造出了现代。"

盖茨和专家顾问们相信，科学方法和技术会使中国产生可持续的、与传统思维方式及生活方式完全不同的新文化。

中国：一个广阔的试验场

在今天的北京二环路建国门西南角的古观象台，最后一段残存的北京古城墙，标志着传教时代开始的科学仪器复制品与中国古代的天文、地震设备并列陈放，成为皇家天文台的遗物之冠。在广州珠江边上的中山大学附属第二医院，一块纪念碑铭记着这么一段历史：在这里，第一位新教医学传教士伯驾（Peter Parker）于1835年设立了他的第一个眼科诊所。

中国是最后一个向西方开放的大国。之前，不论是葡萄牙、西班牙、荷兰、英国、法国……都只能将广东作为贸易集散地，严禁深入中国腹地，直到19世纪中叶才有所改变。对于大批传教士、商人、冒险家来说，中国是最后的淘金地。

到了20世纪初，美国人对遥远中国的想象发生了变化，也有了直接的利益关系。中国是美国的"新边疆"，是美国国内经济市场的延伸，也是美国意识形态、社会改革土壤的延伸。对在异教地域传播福音的宗教热情、用美国进步的意识形态来改造世界的乐观主义，加上种族优越感与美国的"天定命运"交织在一起，使得很多美国人相信，自己有能力、有责任去改进和完善其他文化。在最初十几年里担任洛氏驻华医社（China Medical Board）① 主任的顾临（Roger S. Greene），在1917年回忆：

---

① 该机构后更名为美国中华医学基金会（简称CMB），本书由于史料居多，故延用原名。——编者注

对于中国这个不仅拥有伟大的过去并在将来可能拥有巨大潜力的国家，洛克菲勒先生和他的顾问们多年以来有着浓厚的兴趣。相信只要从外部给她一点明智的帮助，就有可能促使她从内部自行产生力量，来形成不仅对中国自身，而且对世界都最为有益的结果。

在华传教运动的热情

20 世纪的中国，成了一个广阔的试验场，在这里发生着西方曾用几百年才能完成的变革，涉及行为方式和思想观念。

自 1807 年马礼逊（Robert Morrison）抵达中国南方到 1949 年新中国成立，传教士在中国传播西方的宗教、文化、科学共约 140 年。他们盖教堂、办教育、开医院、办报纸，推动反对缠足、戒鸦片、办女学、讲卫生等社会新思潮，翻译出版书籍介绍西学。不仅在城市，也在农村加强文化教育、提供医疗服务、进行乡村建设。

到 19 世纪末，美国历史上出现了规模最大的海外传教运动，试图"在这一代将福音传遍全世界"。海外传教运动的一位领导人说，世界是他的活动场地，中国则是中心点。另一位则说："中国就是我们的目标，是指路星辰，是吸引我们所有人的巨大磁铁。"20 世纪初，美国的入华传教士人数超过英国，成为传教热情最高的国家。像耶鲁、普林斯顿和哈佛这样的教育机构，也开始分别在长沙、北京和上海建立附属分支。

英国哲学家罗素曾如此评论："白种人去中国的动机有三：打仗、赚钱和传教……由于深信我们的文化和生活方式远胜于其他任何文化及生活方式，因此，当我们遇见一个像中国那样的民族，便深信自己所能做的最仁慈的事情就是，让他们变得像我们一样。"

在华传教运动引起了美国社会，包括洛克菲勒对中国的极大兴趣。明恩溥成了最著名的传教士作家、"美国的中国事务政治家"，连美国总统罗斯福也是其读者。这也是为什么后来明恩溥关于如何处理庚子赔款的建议会得到实施，庚子赔款的余额用于了中国教育。他的著作《中国人的气质》（Chinese Characteristics）被译为多种文字，成了"对了解中国最有帮助的书籍"。盖茨是读者之一，他给明恩溥写信："最近，我和我的家人如饥似渴地读完了你的《中国人的气质》和《中国的乡村生活》(*Village Life in China*),那种满足感,犹如炎炎夏日畅饮了纯净清凉的甘泉。"

传教带来的医学

传教士需要保证在中国西学传播中的优势,他们可以比本地人做得更好的领域只有西学的传播,主要是教育和医学方面。医学传教士的工作可以阐述为:慈善济世,在拯救异教徒身体的同时,连灵魂一起拯救。当时,教会大学之一齐鲁大学医学院的校长说:"在什么样的建筑里行医、做什么手术都无关紧要。这只是给了你向病人传福音的机会……没有人要求你承担治疗疑难病例的使命。这样的病例,只会花费大量时间,给医学传教团带来焦虑和麻烦。最好只处理那些容易快速痊愈的病人。"

治愈和爱,在上帝教导中获得一致性。治病成为走向皈依的一种努力。用一位医学传教士的话说,他们"服从两个天职的召唤:一是基督世界的召唤,二是世俗世界的召唤"。只是到了后来,传教色彩渐渐转淡,医学传教士越来越像医疗专业人员。19世纪30年代在广州开设第一家医院的美国人伯驾说:"每周都有成百上千的病人投医,我急于医好他们的病体,却无暇代表他们的灵魂向天堂呼救。"

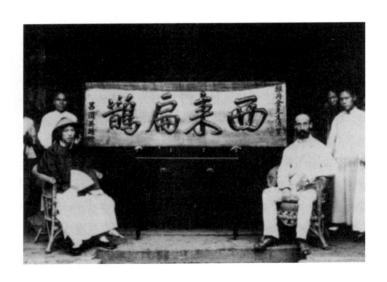

◀ 清末福州传教士医生雅丹金,接受官方赠匾"西来扁鹊"。

公共卫生、热带医学的概念，也由传教士带到中国。"热带医学"对西医向殖民地传播西学并建立优势起了重要作用，一方面可以使本国人在这些地方更健康，另一方面也能更好地控制殖民地的人口和环境。英国医生帕特里克·梅森（Patrick Manson，1844—1922）在中国的发现奠定了"热带医学"的基础。他发现了造成厦门象皮病的病理原因，并发明了新手术方法来切除象皮病的囊肿。在他之后几十年，欧美医生来到中国，对于血吸虫病、钩虫病、黄疸病、印度痘、热带溃疡、荨麻疹热的病理和传播都有新发现。后来参加协和考察团的医学专家西蒙·弗莱克斯纳（Simon Flexner）也曾说："中国有大量疾病，我们不了解其性质，或者无法确定其传播途径。因此，来到这里对于科学观察、实验室实验和临床医疗，都极为有利。"

但是在中国，传教士实行的医学教育起点很低。1860 年以前，教会机构不但数量少、规模小，且多集中在沿海城市、内地大城市。整个中国只有 28 名传教士医生。虽然来华医生都受过正规的医学教育，但在当时的条件下，西医教育没有统一和完整的课程，只能倒退回"师傅带徒弟"的模式，培养的也不过是医生助手而已。这时的教会学校根本没有课程大纲，从事这些"世俗工作"的目的非常模糊，更多的是出于实用动机，培养中国助手以补充人手。

到 1910 年，新教教会在中国一共有 207 家医院、292 家诊所，共有 251 名男医生和 114 名女医生，而教会医学校总数是 55 个。从黄宽（1829—1878）到伍连德（1879—1960），第一批受过正规医学教育的中国人，都是在海外完成学业的。石美玉是中国最早的留美女医生，在 1896 年毕业于美国密歇根大学医学院，也是著名的华人女布道家，后来创办了九江但福德医院。

"协和"一词的由来

20 世纪初，在中国的教会启动了提高教育质量的"自我改善运动"。囿于资金不足和师资短缺，教会学校的数量开始减少，对规模小的高等学校进行合并。由不同基督教宗派联合而成的高等机构出现，冠名为"协和"。协和是"union"的雅致译文，沿传至今。中国博医会在 1913 年的双年会上决定：在现存的 8 所协和医学院有效运作之前，不允许再建立任何新的医学院。这 8 所医学院分别设在沈阳、北京、济南、汉口、成都、南京（与杭州一起）、福州和广州。但是即使减至这个数量，也超出了教会能力所及的范围。这一年，中国大约有 500 名医学生。

北京协和医学堂就是这 8 所医学院之一，后来被洛克菲勒基金会买下并建立了北京协和医学院。它地处东单三条东口外，曾因领头传教士的医术名声在外，为清廷治病，获得了来自李莲英和慈禧的捐款。北京协和医学堂于 1906 年正式落成，由英国伦敦会与其他 5 个不同教派的英美宣教会联合开办，是当时唯一得到中国政府承认的教会教育机构。到洛克菲勒基金会接手时，校园里有 14 名外国老师，学校年开支不足 5 万美元。与日后接办、大改组后的"北京协和医学院"相比，这个小医学堂的办校规模和标准有着很大差距。

1914 年，北京协和医学堂门前的两根 20 米长的旗杆被大风吹倒了，在中国的传统观念中，这寓意着要"改朝换代"了。果真应验了！一年后，协和医学堂的土地成了洛克菲勒基金会的地产。在这片土地上建造的协和医学新殿堂，为中国整个 20 世纪的医学带来了变革。

可以送给中国的大礼

如果科学和教育是文明的大脑和神经，健康就是文明的心脏。它推动生命之血液流向社会机体各部，使各个器官得以运转……疾病是人类生命的大恶，也是人类所有的恶之源，包括贫穷、犯罪、无知、邪恶、无能、遗传疾病，以及其他众多罪恶。

1913 年正式成立的洛克菲勒基金会，以"促进人类福祉"为主旨，这决定了基金会的医学发展方向。有学者曾经评论：医学，成了"现代神学"。1911 年在美国成功进行的钩虫病防治，加上著名的"Flexner 报告"的问世，使得洛克菲勒更加关注医学、卫生、医学教育。至此，几个重要项目包括洛克菲勒医学研究所、卫生委员会、钩虫病防治运动，均取得了显著成绩，也因此摸索出了现代慈善的运作、管理、项目选择上的专业治理经验，这些经验都将运用到正在酝酿的中国项目。

1914 年 1 月，基金会召开了为期两天的"中国会议"，邀请了当时美国著名的医学家、教育家和传教士领袖，包括当时的哈佛大学校长查尔斯·艾略特（Charles W. Eliot）、芝加哥大学校长哈里·贾德森、美国医学教育改革的倡导者亚伯拉罕·弗莱克斯纳（Abraham Flexner）、洛克菲勒医学研究所的西蒙·弗莱克斯纳。

洛克菲勒二世在这次会议上发言："基金会现在还是一个小孩，很年轻，没什么经验。世界都是它的试验场……它准备在起步时慢慢发展，希望在不同的可行领域，先收集所有能收集到的信息，以便日后真决定去做时，明白可能面对的问题，并在我们所能得到的最佳建议下行动……我们对中国感兴趣已经好多年了。"

辛亥革命后不久，哈佛大学校长艾略特曾由卡内基基金会资助前往东方进行几个月的考察，在这次的"中国会议"上，他谈及："给我印象最深的就是，中国在其漫长的历史中，从来没有给过西方思想及教育方法一次这样大规模地进入的机会。""西方可以送给中国的大礼是：科学医学和外科手术。"

艾略特在东方之行的报告中写道：

> 在教育领域里，西方可以给东方一个特别的礼物，那就是，使东方人的头脑逐步发生重大变化。东方人很久以来学的都是抽象知识。他们一直在运用直觉审思，主要从权威那里接受哲学与宗教。他们从来没有运用过归纳原理，而且至今对此知之甚少……要将东方人的头脑从文学想象和哲学猜想中拉出来，给予他们在事实和真理中独立发展的手段，最好的办法就是像西方在过去 50 年流行的那样，在所有的东方学校中用试验性的实验室方法来讲授科学、农业、商业和经济。

"中国会议"的一个重要成果就是，一致同意医学教育是洛克菲勒基金会在中国最适当的项目，这个项目是非宗教性的。"中国正在发生巨大变化，出现了机会，空前绝后"，"渐进有序地在中国建立一个完善的、有效的医学系统"，会议决定第二次派考察团去中国进行更详尽的考察。

抓住愿景的 1914 年考察团

从 1914 年的"中国会议"到 1921 年的揭幕典礼，7 年里举办了许多次讨论会。1914 年及 1915 年派出的两次考察团，确定了基金会在中国的参与方式和路径。

1914 年 9 月，派往中国的考察团将考察范围锁定于中国的医学教育。考察团中有：芝加哥大学校长哈里·贾德森、哈佛大学医学院内科教授毕宝德（Francis W.

Peabody）、美国驻汉口总领事。这位美国驻汉口总领事名叫顾临，他此后的 20 年时间都贡献给了与协和有关的事务，他为办好协和而执着坚持的故事，尤其发人深省。

考察团在 1914 年出发之前，受到了美国总统的接见，出行时带有洛克菲勒基金会、美国国务卿威廉·布莱恩（William Bryan）及中华民国驻华盛顿公使夏偕复的介绍信。到中国后，他们受到了时任中华民国总统的袁世凯、副总统黎元洪的招待。《湖南公报》发表社论：

> 我国忽视医学教育的情况久已举世皆知，对于如何医治这个"东亚病夫"没有给予什么重视。……政府现在财政困难，自然不会对医学发展给予任何资助，也没有热心的慈善家鼓励大家投入这个事业。现在，这个富有的大亨，美国的洛克菲勒先生，给世界一份惊人的捐款，目的在于大力帮助中国的医学工作。他对世界苦难的解救我们深表感谢。……我们对他的考察团贵宾表示衷心的欢迎。

考察团此行，除了收集信息，更要依据教育专家、医学专家们的专业判断，来确定基金会在中国的使命以及项目。考察团用 4 个月时间，访问了中国十几个城市的教会医学院和一些非教会医学院，以及当时全中国 244 所医院中的 88 家医院，最后总结成《中国的医学》这份报告。它至今仍是研究中国早期西医发展和医学教育的宝贵史料。

《中国的医学》共 10 个章节，包括：中国卫生现状、中国本土医学和手术、西方医学在中国、传教运动的医学教育标准、用中文还是英文教学、解剖和尸检、中国政府对西方医学的态度、中国人对西方医学的态度、相关建议及预算。

报告描述，当时的中国医学教育水平很低，所有医学校的师资水平和教学设备都很差，学生的预科教育不足，用中文教学有很大局限。即使是当时的教会医学校，也大都是 1900 年前后新办的，外国教员的专业知识跟不上时代。

第九章的"委员会建议"及第十章的"财务预算"，直接催生了后来的北京协和医学院。在"委员会建议"中提到：．

○ 基金会应该在中国从事医学工作；

○ 这项工作将是长期的，在这一过程中基金会将是推动中国医学发展的最主要因素；

○ 基金会的医学教育应以能达到的最高水平为目标；

○ 基金会应该尽可能地与教会机构合作；

○ 教学语言应是英文；

○ 考虑到中国政府对外国机构参与政府项目的态度，考察团认为基金会参与公共卫生工作的时机尚未成熟，但是应该考虑参与奠定基础性的工作，并能帮助地方政府；

○ 不建议在中国建立一所独立的研究机构，但是鼓励在医学院从事研究；

○ 北京应是首选地点，如有可能，将在上海建立第二所医学院。

选择北京是因为其具有历史意义，是文化教育中心，易于吸引全国各地学生。当时教育部正努力统管全国的教育政策，加上"旧协和"已有基础，且是被中国政府承认的学校。选择上海，是因为其人口多，需要医生。考察团还建议，日后的新校应招收女生和办一所高级护士学校。

关于新建的北京协和医学院的标准，考察团曾在中国广泛征求意见，当时有两种看法：一种主张标准可以低一些，以适应目前急需；另一种主张从长远利益出发，要求办高标准的学校，培养高级人才，将来可以占重要的领导地位，发挥更大的影响作用。考察团同意后一种，这可以解释后来的协和为什么是长学制，为何自办预科，为何用英语教学。

顶级配置的 1915 年考察团

一旦目标确定，分秒必争。一本关于协和的英文书中这么描述："No time was lost."在决定后的十几天，就专设了"洛氏驻华医社"，主席为洛克菲勒二世，顾临为驻华代表，主持在中国的事务。其他成员有洛克菲勒医学研究所所长，芝加哥大学校长，哈佛大学医学院教授，约翰·霍普金斯大学医学院教授。

洛克菲勒二世写了一封信，发给在华有医学工作的美国传教组织，介绍了即将在中国实施的医学计划。1915 年 6 月达成协议，用 20 万美元购买"北京协和医学堂"

的全部资产，原"协和医学堂"只留用少数人员。

　　这一年，第三次医学教育考察团来中国，由盖茨的儿子担任考察团的秘书。团员中有约翰·霍普金斯大学医学院的院长威廉·韦尔奇、洛克菲勒医学研究所的西蒙·弗莱克斯纳，这两位是当时美国医学界的顶级教授，专门挤出 4 个月的时间考察中国。考察团在中国各地受到款待，当他们到达中国耶鲁大学所在地长沙时，一条巨大横幅挂在大厅尽头："您的慈善事业是世界的典范，中华民国握手欢迎您。"作为耶鲁大学的毕业生，韦尔奇特别在周日早晨的礼拜仪式上，对湘雅医学院的学生发表演讲：

　　　　为什么大多数人面临恶劣的环境、匮乏的机会，仍然会坚持不懈？如果有人勤奋好学、敢于冒险、渴望促进医学的发展、投身慈善事业，那么在发展现代医学的伟大机遇面前，难道还有什么地方比当今中国更有吸引力吗？

　　如果说，上一次的考察团是抓住愿景，这次的考察团则是赋予愿景以具体的内容，为计划中的医学院校选择校址，策划办学方针。他们给协和医学教育设立的高标准是："目标是建立一个与欧洲、美洲同样好的医学院，具有优秀的教师队伍，装备优良的实验室，高水平的教学医院和护士学校。"在他们看来，要办一所够得上世界第一流的医学院就要从头开始，而不可能在当时任一所医学院的基础上改造而成。

　　在设立了高标准之后，他们还考虑了细节，比如：入学的标准、教学的语言、医学课程表的设置、课程的长短。他们建议入学标准按"美国的大部分优秀医学院的可行的入学标准"，在正规中学毕业后至少读两年预科，课程包括物理、化学、生物、数学、英文和中文。这是后来协和自办医预科的前提。

　　教学用英语也再次得到确认，"因为用中文无法准确地去教授现代医学"。为培养高水平医学人才，英文是进行世界科学技术交流必需的载体。

　　在选择专职老师时，要特别注意是否有探求科学的精神，是否有教学能力，是否能激发科研兴趣，以影响学生和同行。另外，也提到对如此高标准的医学院，像传教士那样的低工资待遇难以满足需求，需要有足够丰厚的工资和福利保障。

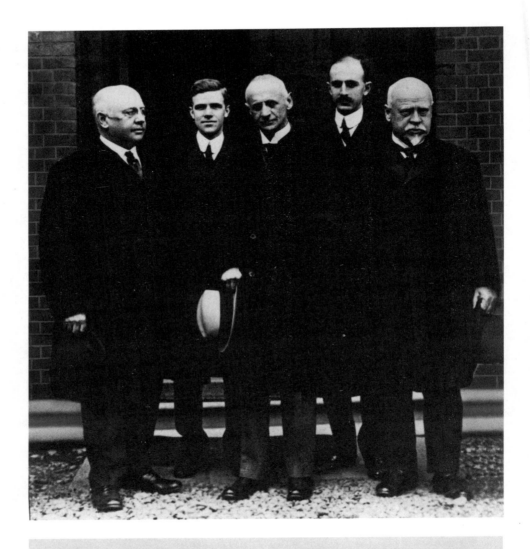

▲ 1915 年 8 月，第三次医学教育考察团来中国。团员中有当时美国著名的两位医学教授：洛克菲勒医学研究所的西蒙·弗莱克斯纳教授（右三）、约翰·霍普金斯医学院院长威廉·韦尔奇（右一）。他们的考察给中国医学教育设立了高标准：建立一所与欧美同质的医学院，拥有优秀的师资、先进的实验室、一流的教学医院和护士学校。

超越简单的传教医学

有人把中国的西医教育分为三个时期：1900 年以前是教会医院时期，虽然也有一些医学校陆续开办，但多依靠教会医院，兼收少数学徒传授医学知识；1901 年至 1912 年是医学教育的萌芽时期，这期间有：法国人在上海的震旦大学增办医科，德国人开办同济医学校，"满铁"在奉天设"南满医学堂"；从 1913 年开始，正规的中国医学教育逐渐成形，在这一年，中华民国教育部颁布医学专门学校规程。

但在 1914 年，第二次考察团的报告中写道："目前在教会或者其他慈善机构经营的医学院中，医学教育标准几乎毫无例外都很低。"北京协和医学堂已经算是当时传教士医学水平最高的医学院之一，韦尔奇考察后在日记中写道："病理课的教学是染色或者做切片标本，没有活检，只有一些做最粗糙的病理解剖的手术材料。每 4 个学生一台显微镜，设备不足。"

当时，中国有 500 名传教士医生在传播医学，但这些人显然没有充足的设备，没有器械，也没有最新的医学书籍，跟不上医学的发展。传教士的老师和医生几乎都不是专业的，很难找到传教与行医两者兼优的人。他们不但不具备西方最新的科学和医学知识，也完全不了解 19 世纪末以来美国医学教育改革引起的深刻变化。

传教士医生希望立竿见影，试图快速治疗尽可能多的病患，是平民医学思想的拥护者。对于他们来说，结果重于标准，因为医疗活动与传教相关，有了结果可以吸引更多的信徒。

但洛克菲勒基金会希望在中国建立的项目，与此不同。他们超越了简单的传教士意识形态。与传教士相比，在什么是现代教育与科学、什么是影响中国最有效的途径这些问题上，他们有着更多的思考。区别在于：一个是科学，一个是神学。洛克菲勒基金会的专家们认为，科学是西方文明最根本的基础，教育的真正价值在于，它能够改变人的思维方式。为实现这些目的，教育重点应放在关注如何培养学生的科学精神，以及使用科学方法进行研究的能力上。由于中国学生长期缺乏对自然现象进行准确观察并得出正确结论的能力，那么如何才能更好地帮助中国，是办精英教育，还是办大众教育？他们认为，质量重于数量。

这个即将以世界一流的标准锻造的"协和",将拥有:外人艳羡的资金背景、严格的学生入选标准、残酷的逐年级淘汰制度、独特的医学教育方法,外中内西式的建筑、待遇优厚的薪资……如西蒙·弗莱克斯纳考察中国医学状况后向基金会的建议:"我们必须创造一个中国的约翰·霍普金斯大学医学院。"它将致力于培养优秀的医学人才:集临床家、教育家、科学家和卫生行政家四家一体,可推动中国医学卫生事业的发展。只是,设定高标准需要雄心,而坚持高标准,则需要意志和智慧。

经协和,将科学思维移植中国

"自从1840年鸦片战争失败那时起,先进的中国人,经过千辛万苦,向西方国家寻找真理",毛泽东这么描述当时中国人对科学的渴望:"那时,求进步的中国人只要是西方的新道理,什么书也看。向日本、英国、美国、法国、德国派遣学生之多,达到了惊人的程度。国内废科举,兴学校,好像雨后春笋,努力学习西方。"

1915年,正留学美国哥伦比亚大学的胡适,在目睹了美国著名大学对于社会的巨大影响力后,极受触动,憧憬着在中国也能出现引领社会方向的大学,他在日记中这么写:"吾他日能见中国有一国家的大学可比此邦之哈佛,英国之康桥、牛津,德之柏林,法之巴黎,吾死瞑目矣……"第二天,他继续写道:"国无海军,不足耻也;国无陆军,不足耻也!国无大学,无公共藏书楼……乃可耻耳。"

那时的中国,黄仁宇形容"是一只潜水艇夹肉面包",社会改造尚未开始。这一切,都在酝酿着后来1919年的五四运动。5月4日,"这上面的一块面包开始变化,打破2000年来的惯例,因此成为以后50年长期革命之工具",科学和民主是指南针。洛克菲勒基金会的医学项目,以"科学精神、科学方法、现代医学研究、专业效率"为特征。他们推崇的科学成为五四运动的口号。这时的北京协和医学院,已存在两年了,只不过,在严格的八年制和优秀生源的要求之下,它首先迎接的是医预科学生,而非直接招收医学生去培养"医匠"。

剖析洛克菲勒基金会的协和项目,有其时代背景:美国志在扩展海外新边疆,大型基金会转型科学慈善,科学医学成为主流。在传教士、医学专家、教育专家、中国新型知识分子等不同力量的作用下,基金会期望通过协和将培根式的科学思维、科学医学移植到中国，培养一批具备科学思维方法的医学人才。以北京协和医学院为代表的"科学医学"，是新式知识分子改造旧文化的工具之一，并没有任何附加的政治或经济条款。"办校的人，是科学脑，不可完全以慈善、思想文化侵略为目的来论"。

此外，1919 年的五四运动，1921 年中国共产党成立，1923 年国共两党合作，1926 年北伐战争，1927 年南京政府成立……协和医学院的初期成长过程，正处在中国社会大动荡的年代。军阀混战，掌握政权的北洋军阀顾不及建设中国，法规不成形，对外国人管理宽松、极少干涉。因为特殊的外资背景，协和就像一个位于北京东单的小型"独立王国"，一座扎根在动荡环境中的孤岛，在业务技术、校园文化、行政管理等方面自成体系。

现代神学：科学医学

19世纪，欧洲在医学上的一系列重大发现，使得"科学医学"（scientific medicine）的体系开始建立。医学的学术地位上升，医生的社会地位上升，西医成为一种世界性趋势，成为"世界上唯一居支配地位的医学体系"。

在北京协和医学院正式招生之前，在中国已有两位美国先行者，他们后来都与协和发生了直接或间接的联系。一位是1906年来到芜湖医院的胡恒德，一位是1905年抵达湖南的胡美。毕业于约翰·霍普金斯大学医学院的胡恒德，起先在芜湖医院供职，从1911年到1917年是上海哈佛医学院的院长，后来两度任北京协和医学院的校长。

当耶鲁传教团筹备在长沙办医院和医学院时，耶鲁大学毕业生、约翰·霍普金斯大学医学博士胡美成为人选。胡美出生于印度，并在印度长大，他的祖父和父亲都曾在印度教书、传教多年。胡美在到达湖南后一年，克服重重困难，在长沙小西门西牌楼买了土地和房屋，办起了雅礼医院和雅礼学堂。两年后，雅礼医院增加了一位中国医生，有病床14张。此后他又创建了湘雅医学院。林语堂评价道："第一次见到胡美博士时，我们不仅谈论一般的中国人，也谈论受过教育的中国人。我被雅礼人的气质所倾倒，他们是思想开明、学识广博的世界人。"

著名历史学家史景迁（Jonathon Spence）在《改变中国：在中国的西方顾问》一书中，从 300 多年里来华的西方人中列举了 10 位最有影响力的，其中就有胡美。

胡美在长沙行医办学 22 年，在创建湘雅医学院时，对它的标准要求也很高，他说："医疗工作只能按最科学的路线才能实施。对我们来说，这意味着只能遵从'约翰·霍普金斯'的标准！我们的医疗工作及教育工作，必须依靠最强大的教会影响，按照教育科研的最高知识、最科学的标准进行。"但他按照"约翰·霍普金斯"打造湘雅的理想，因为种种条件限制，未能实现。1921 年，胡美参加了北京协和医学院的开幕典礼，眼前的这所医学院才真正成了一个"东方的约翰·霍普金斯"。

胡美所信奉的"约翰·霍普金斯"，是美国医学教育史上的典范，代表人物是威廉·韦尔奇。这位约翰·霍普金斯大学医学院的院长对美国医学教育如此重要，以至人们后来称他为"美国医学的院长"。

德国的显微镜，挑战法国的听诊器

19 世纪以后，在整个欧洲，科学成为社会进步的发动机，国家成为科学研究的资助方，并建立了科学机构。医学是最大的受益者，从"术"变成了"学"。在 19 世纪的欧洲，科学和医学成为一个国家经济、文化发展水平的象征。医学地位越高，国力越发达。

现代医学诞生于巴黎。不同于之前照本宣科的教育和医生的个人造化，革命后的法国医学重视人体多于书本，尤其重视对病人及死后遗体的观察研究。巴黎医学界流行"少读书，多观察，多动手"，将临床的科学观察与病理解剖和活检相互验证，进行大量的活检，证实临床观察时做的诊断。通过对事实对象的调查，来发现真相。"除了美酒、女人和音乐，吸引这些学生来巴黎的原因是，当时巴黎拥有大量的公共医院，以及比其他任何地方都容易得到的、充足的临床机会和解剖经验。"

紧随其后，德国的显微镜挑战了法国的听诊器。德国解决了实验室研究如何与医学教育相结合的问题。19 世纪中期，显微镜的发展给医学添加了另一双眼睛，多了从另一个视角看人体的方法。德国人认为，投资学术和科学是提升国家地位和发展工业的

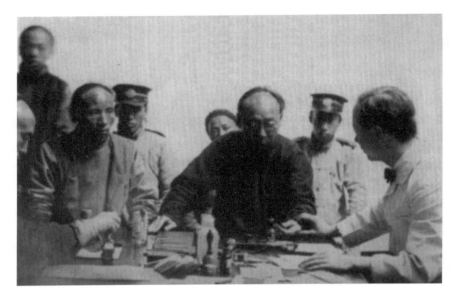

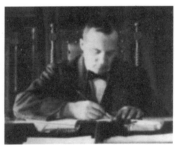

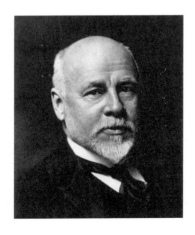

▲ 1905 年去湖南的胡美（Edward Hume），在长沙行医办学 22 年，后来创建湘雅医学院时，曾有着很高的标准，但他按照"约翰·霍普金斯"打造湘雅的理想，因为种种条件限制，未能实现。

◀ 胡恒德（Henry Houghton），毕业于约翰·霍普金斯大学医学院，在 1920—1928 年、1938—1942 年，两次任职协和医学院的校长。

◀ 威廉·韦尔奇，美国著名病理学家，美国 20 世纪初医学教育改革领导者，洛克菲勒基金会早期医学项目的主要顾问。为创办北京协和医学院先后两次来到中国。

重要途径。在大学的各学院中，研究中心陆续建立起来，其预算和人才令全球医学界艳羡。在政府的参与下，一种独特的医学，即实验医学诞生了。实验方法（experimental approach）超越个人经验（empirical）的优势在于，它可以发现疾病的病因。实验方法客观而权威，是独立的和非个人化的，不受个人的想象力和思维限制。一切都将成为科学的，经验主义从此消失。

听诊器、检眼镜、喉镜等机械设备的发明，转变了疾病的临床诊断方式。显微镜使得研究可以深入到疾病的根源。细菌学、寄生虫学、病理学的兴起，使得数千名学生奔赴德国的实验室。说英语的医学生们，开始涌入德国的海德堡、莱比锡、慕尼黑等地，其中就有韦尔奇。

那时德国的医学教育，已经超过了19世纪上半叶的医学"麦加"之地法国，成为全世界有活力的年轻人向往的医学殿堂。而美国的研究生教育仍然很差，出国读医的大多去德国。从1870年到1914年，有1 500位美国医生在德国或在德语国家学习过。这支队伍有着共同的特征：年轻，男性，出身东海岸、上层社会。

1872年，韦尔奇在耶鲁大学医学院学习时，美国医学教育正处于低迷期。韦尔奇回忆道："（美国的）医学预科不充分，课时短，课程安排有缺陷，课堂以说教为主，演示和操作仪器简陋。"在德国，韦尔奇跟随著名医学科学家卡尔·路德维希（Carl Ludwig）在实验室里学习。1876年，他给家人的一封信说："我们美国没有这样的实验室课程。"

在德国大学里那个叫作"实验室"的地方，各种先进仪器应有尽有，学生和老师并肩战斗、热烈讨论，因新发现而兴奋的时刻随时可能到来，年轻人的灵魂可以自由探索、闯荡。他们充分应用生物化学、生理学、病理学、微生物学、药理学……这些彼此关联的学科，去寻找疾病的真正原因和治疗方法。

在德国实验室里，这些美国年轻人还接触了一种新的工作模式：全职的老师和研究者。他们不再满足于做开业医生，想做的是探索真知的研究者，或者叫学者。1877年，韦尔奇从维也纳给朋友写信说："你知道吗，我的雄心已经不在开业行医上，我更想从事病理学研究。如果不行医也能养活自己，那我情愿不去行医。"

德国医学在那时如此吸引人，还因为它扎根在同时崛起中的德国大学制度上。由洪堡在 19 世纪柏林大学倡导的教学和学术自由，教学、学术、研究三者统一，影响深远。德国医学的实验室置身在大学中，大学里有自由的氛围、灵活的组织、设备精良的实验室、探求的精神、浓厚的进取气氛、独立的精神指明灯。它符合美国《生活》杂志对"大学"的评价："大学是这一千年中最伟大的事件之一，因为'它创造了一个延续整个世界文明的场所，也培养了大量全面了解这个世界的智者'。"

至些，以法国为代表的临床医学、以德国为代表的实验医学建立起一套"科学医学"的标准：临床、教学、研究（简称为：医、教、研）相结合；附属于综合大学中拥有全职教授的医学院；医学教育及研究建立在基础科学的训练之上；强调医学的准确、合理、体系化、有效性，不误导，能治病救人。这些标准成了 20 世纪初美国医学教育改革的核心，至今依然是世界公认的、有质量的、医学教育的标准。当然，若干年后，也有一种声音开始反思：西医的文化霸权，也正是建立在"科学医学"的内涵之上，它将科学视为更优越、合理的途径来解答公众的问题。

一本具有文学价值的科学书

1897 年夏天，盖茨一家到纽约州的自由湖度假，七八月的夏日时光里，他花了大量时间通读《医学的原则与实践》这本教材，书的作者是威廉·奥斯勒（William Osler），即美国著名内科学家、约翰·霍普金斯大学医学院的内科主任。盖茨说："我一字不漏地读完了这本书，我这么说并不是为了显示我的刻苦，而是为了形容奥斯勒的魅力。《医学的原则与实践》是少有的几本具有文学价值的科学书，它迷人的行文风格使我爱不释手，一旦拿起来就再也放不下，好像有一个钩子牵着我的鼻子从一页到下一页，从一章到另一章，一直读到这千页大部头的结尾。"

那一年，盖茨正在为洛克菲勒写一份有关医学与慈善的备忘录。他"拿着奥斯勒的书，来到百老汇 26 号的办公室"，在替洛克菲勒准备的备忘录中，"列举了各种传染疾病，指出被发现的细菌是如何少、可探索领域如何广博、已经知道的细节多么匮乏、不能治疗的病痛多么骇人听闻"。

他觉得这本书令自己印象深刻的是："大量的疾病肯定或者可能是由细菌引起的，

通过大家的专心努力，那么多疾病的细菌已经被成功地分离出来了。但到目前看来，只有白喉的抗生素被发现了，这也是事实。我尽量让自己全面熟悉巴黎和柏林已经完成的研究工作，相比之下，除了约翰·霍普金斯大学医学院以外，美国的建树似乎微不足道。"当时的医学界只有把握治愈 5 种疾病。不同于已经发展起来的其他科学，医学尚未充分开拓。"它本质上更困难，因为直到不久前还没有人赞助它，也因为医学教育和行医本身太有利可图，它驱使人们几乎完全离开了这门艺术的本质。"

细菌学理论常常把某一特殊的疾病与某一单独的病因细菌联系起来。如果将此对应到社会问题，那么对当时的慈善家和社会改革家来说，细菌学提供了一种医学语言来思考社会问题：如果人们用科学的方法，特别是科学的调查方法"分离出"某一社会问题特定的症结，那消除这些问题的方法也就水到渠成了。慈善事业是寻找社会疾病的工具，"最好的慈善，就是坚持不断地寻找终结——为消除邪恶根源而追根究底地努力"。

盖茨极力主张洛克菲勒"为科学的医学研究"建立一所机构，能与巴斯德在巴黎、科赫在柏林主办的医学机构相媲美。"这将是洛克菲勒为国家和世界作出巨大贡献的机会"。于是，著名的洛克菲勒医学研究所诞生了。

一所与众不同的医学院

19 世纪的美国医学教育远不及欧洲，有人如此尖锐地形容："教学内容极端贫乏，医学资源付诸阙如，学院毫无资金来源，唯一的收入来自学费，而其中大部分都进了教师的口袋……实验室根本不存在……大部分医学院与任何大学都没有关联……也跟任何医院没有关系，因此，教学只限于理论。当时的受业期限照例均为两年……而第二年也只是重复第一年的所学。此外，在许多地方，修业期限甚至只有 16 ～ 20 周，医学生也完全不需要先修预备课程就可入学。"

最初的改革发生在 1869 年，哈佛大学校长艾略特从医学院动刀。一位在哈佛任教的老师说："（他）把整个大学翻煎饼似的翻了个彻底，这样的大刀阔斧在我们医学院还真是史无前例，董事会完全接手院务，彻底改头换面。我们开始领薪水，我虽然不反对，但却担心口袋要缩水了。教学课程全面重订，外来的压力是部分原因，改革结果是班级变小，学生变得更好了。"

约翰·霍普金斯大学医学院于 1893 年建立，从德国留学归来的韦尔奇担任院长。建校伊始，一批最有名望的医学教育家便聚集在这里。韦尔奇建立并主持病理实验室和病理学系。威廉·奥斯勒担任内科主任，弗雷德里克·迈勒（Frederick Mall）讲授解剖，威廉·霍尔斯特德（William Halsted）主持外科。必须强调的是，他们首先都是医学科学家。

从一开始，约翰·霍普金斯大学医学院的理想就与众不同：它把医学教育设计在研究院的水平上；它不是建立在商业，而是建立在科学与慈善的精神基础上；它的主导精神源自韦尔奇，而他深受德国医学的影响，强调使用实验室训练和

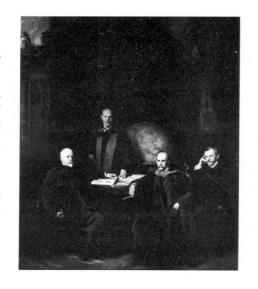

▲ 画家萨金特（John Singer Sargent）的《四名医》，挂在约翰·霍普金斯大学的韦尔奇医学图书馆内，画的是医学院在 1893 年成立时的最早期成员。从左到右依次是：韦尔奇、霍尔斯特德、奥斯勒、凯利。人称"约翰·霍普金斯四巨人"。

科学方法，一开始就以"科学医学"为教育宗旨。它不但以一所综合大学为依托，而且还有一所规模可观的医院作为附属教学医院。它是美国第一个要求接受过四年大学本科教育才能入学的医学院，医学院本身的学制是四年，而不是两年。它带来了欧洲先进的医学教育：进入医学院前先接受综合大学的预科教育，让医学生尽早接触病人，学习病理时和临床紧密结合，实行住院医生制度和住院总医生制度，临床医疗、教学、科研三位一体……约翰·霍普金斯大学医学院提高了入学标准，课程设置中临床、基础实验结合，学院和医院整合为一体，让学生身处实境、亲自感受来获取疾病知识。

由于建校时欧洲的"科学医学模式"已经建立起来，办学的主要领导又都是受过欧式教育的精英，因此，这家新崛起的医学院以"科学医学"为宗旨，被推举为美国医学教育的样板。一位传记作家如此描述韦尔奇留下的印记：

他比其他任何人的影响作用都大，让"约翰·霍普金斯"成为美国历史上一种新型的医学院，不是作为慈善之地，而是科学之家。

一份报告，改变美国医学教育

到 20 世纪初，举目看全美，医学院的教育都不太让人满意。在 160 所医学院校中，仅有一半符合"现代医学教学标准"。威廉·奥斯勒曾讽刺当时大部分美国医生急着去学一些医学皮毛："做医生却不懂物理、化学，这些'比目鱼们'漫无目的地追寻着，根本得不到任何精确的疾病概念，行医就像在耍弄玩具药房。"

1904 年，美国专门建立了医学教育委员会，以推动医学教育改革：第一，将医学院入学标准和医预科教育标准化；第二，在全美推行理想的医学教育内容，包括两年的实验科学训练和两年在附属教学医院的临床教育。为实现这些，他们请求卡内基基金会对全美的医学教育做一次调查。亚伯拉罕·弗莱克斯纳用了 18 个月的时间走遍北美，从入学标准、教授教育背景和数量、学院基金和学费总数、实验室质量、附属医院中可从事教学的医生和外科大夫的数量这 5 个方面，对全美 155 家医学院进行了调查。他批评了所有的美国医学院校，包括哈佛大学医学院和耶鲁大学医学院。唯独一所约翰·霍普金斯大学医学院被推荐为美国医学教育的学习样板。

亚伯拉罕·弗莱克斯纳本人也是约翰·霍普金斯大学的毕业生，他对"学习理论"有着浓厚兴趣，以至毕业后回家乡办学来检验他所推崇的"小班、个体化、手把手"的教学方法，结果发现效果很好。他曾去过德国研究教育体制，写的第一本书探讨了美国的高等教育，并尖锐地指出了其弊病。这也是后来他被选中去调查美国医学教育现状的原因，虽然他并没学过医。值得补充的是，在他的鼓励下，之前在药店工作的哥哥西蒙·弗莱克斯纳考取刚建立的约翰·霍普金斯大学医学院，在韦尔奇手下学习、工作了 10 年，之后成为洛克菲勒医学研究所所长，并成了洛克菲勒基金会很多医学项目的顾问，还与韦尔奇一起参加了 1915 年的中国考察团。

这次调查结束后，"Flexner 报告"在《卡内基基金会教育发展简报》第四期上刊发。它成为美国医学史册的一个分水岭。他的名字也被用来划分美国医学发展史：前 Flexner 时代与后 Flexner 时代。后人在写亚伯拉罕·弗莱克斯纳的传记时，用了

"iconoclast"（打破旧习的人）这个词来形容他。他打破了一个旧世界，建立了一个美国医学教育的新世界。关于建立新世界，他提出的改革建议是：医学校与综合大学结合，保证大学教育水平；学生入学前至少要有两年的大学教育基础，学过物理学、化学和生物学；学校必须有教学医院，学生能在门诊和病房中参与照管病人，科学地进行临床医学实践；要有医学基础学科的教学和实验条件；选聘的专职教师要善于教学，并有科研能力。

在这份报告发表后的 25 年中，美国医学教育以约翰·霍普金斯大学医学院为模式，在洛克菲勒等大基金会的巨额资金支持下，完成了"标准化、专门化、科学化和职业化"的转型。关闭那些不符合条件的医学校，从 1907 年时的 160 所减为 1914 年时的 100 所。毕业生数目也减少了一半。而约翰·霍普金斯大学医学院一直立于改革的前沿。正是在这样的背景下，洛克菲勒基金会决定把"约翰·霍普金斯"理想的"科学医学"教育模式移植到中国，建立西方文明在中国的典范。当然，后来也有人反思，这份报告也引发了日后暴露出来的问题：美国医生变成了一个高度专业化、中上层精英高度集中于城市中心地带的职业，教育体制僵化，减缓了医疗在社会各阶层的普及度。

除了医学教育之外，还有另一场改革也为协和的成功埋下了伏笔。这就是 20 世纪初在美国提倡的"标准化医院管理"。日后的协和医院，每个科室也有这样的标准化操作规程，被装订成了一个厚厚的文件夹。准确地说，协和后来的成功是医学院、医院两方面合力的结果。

后来，亚伯拉罕·弗莱克斯纳在自传中描述了这么一段经历：在"Flexner 报告"发表之后，卡内基基金会进一步介入医学改革的前景并不明朗，亚伯拉罕·弗莱克斯纳把希望寄托在了洛克菲勒基金会上。他写信给基金会："若没有一个主要的资金来源方提供援助和支持，医学改革走不远。"

不久后，盖茨邀他共进午餐时问他："如果你有 100 万美元，你会如何重建医学教育？"弗莱克斯纳毫不犹豫地回答："我会把它交给约翰·霍普金斯的韦尔奇教授。"

中西合璧的"油王府"

在 1916 年，从温哥华出发至中国的轮船上，有一位建筑师与协和第一任校长同行，他叫查尔斯·柯立芝（Charles A. Coolidge），这次前往北京，他负责设计协和的建筑。

在协和医学院的初建时期，面临的一大挑战是找到一名合适的建筑设计师。这次选择的建筑设计师柯立芝，也是当时美国建筑界里名列前茅的。哈佛大学医学院以及位于纽约市的洛克菲勒医学研究所的新大楼，皆出自他之手。在他来中国前，基金会提出对协和建筑的要求：原则上，要求所有的大楼，包括教学楼、医院、药房、实验室、宿舍"必须与它们的用处、它们所在的国家有内在联系"，同时考虑好建筑经费和运转维持的经费，不必过分雕琢和装饰。

当柯立芝来到北京，第一眼看到豫王府，便为中国建筑的壮丽所倾倒，他写道："从那时起……我一想到所有这些有着雕梁画栋、绚丽色彩设计的建筑竟然要被毁掉，便感到难过。"

被豫王府风格感染的他，决心修改原先的设计方案，将协和建成中西合璧的、有着宫殿式外观的、融校园和医院为一体的群体性建筑。几个月后，柯立芝返回纽约，提交了他的设计报告，重点讨论了"拱顶"和"琉璃瓦"这些中国元素，并附上一些草图展示了中国传统的瓦房屋顶，提出在协和建筑中应该保留中国元素。在进行美妙的中西合璧构想时，他也不得不考虑费用。当时是 1916 年，有一些材料需要进口，进行远洋运输的公司很少。他算下来的花费，差不多是 300 万美元。

本来柯立芝被认为是负责设计协和的理想人选，但提交的预算还是过高。基金会最后决定任用哈里·胡塞（Harry H. Hussey）为设计师，他提交的预算是 100 万美元，恰好符合基金会的计划。事实上到 1919 年年底，建校所花的费用已经到了 750 万美元。

在中华民国总统黎元洪题名的《协医校刊》中，写到协和初办的情形："收买豫王府旧址，计面积六十多亩，建筑新屋十四座，外则画栋雕梁，玉栏碧瓦，集中华建筑术之大观，内则设备周密，器械精良，收集西医医学之精粹，聘请英、美、德、奥、加拿大、俄国、荷兰等国名医任教，施诊给药。"

1915 年，基金会用 20 万美元买下了北京协和医学堂，又花 12.5 万美元买下了毗邻的豫王府①。如此，坐落在北京心脏地区的这家新医学院，总面积达到了 150 亩。豫王府由此被中国人打趣称为"油王府"，因为对当时的中国人来说，捐款建造协和的美国石油大王洛克菲勒，等同于他们用来点煤油灯的标准石油公司（美孚石油）。

关于豫王府，民间有不少拆除时发现"神秘窖藏"的传闻，说盖新楼时挖出了整缸的银元宝、金元宝。甚至有人说：挖出来的窖藏，不但超过购买此府的房价，甚至抵得上协和建筑群的造价。当年的老豫亲王是摄政王多尔衮最宠信的亲王，据传，其府邸窖藏有二三十万两白银，万两黄金，加上其年代久远，后代子孙不知埋在何处，卖房时无从挖掘。传说在卖房契约文书上，还有一条附加条款："据祖上相传曾有金银器件秘密窖中，藏于北屋房基地之内，倘日后发现，无论多少仍归豫王所有，惟豫王不得任意派人入内开掘……"神秘的窖藏使得在拆建豫王府时，四面都用铁丝网圈起来，警察荷枪实弹把门，工人出入门岗时严格搜身，规定工人出来时，只能穿一条单裤。

---

① 豫王府是豫亲王多铎、努尔哈赤第十五子的府邸，1911 年清政府垮台后豫亲王的子孙失去了一切特权。

不惜工本，精细打磨

1917 年协和建筑群正式奠基。最后建成的"协和"，实现了从一开始就希望的"中西合璧"。而协和的内部设备，力求最大限度达到当时最先进的标准。考虑到现代医学教育、医疗和科研的需要，从病房、教室到实验室，都是当时最考究的西式设备，甚至水汀管、门锁、抽水马桶都是从美国运来的。

协和所有建筑的外表，却和谐地与紫禁城和王府遥相呼应。后来的建筑师哈里·胡塞曾记录过这么一段：当时的内政大臣朱启钤建议他以中国风格设计，不要"建造一座外国'城市'"。他们经常见面，学习"中国屋顶适当的倾斜度、檐口的凸出度、屋顶脊峰上大型饰物的细节、小型人物的恰当设计"。洛克菲勒二世对新校园里中国传统建筑的细节也很感兴趣，对建筑师说"不惜工本"。

协和所有建筑的外部造型为宫殿式。因为很难烧制高质量的新砖，所以利用从豫王府拆下来的传统北京灰墙砖，来建造校园的墙。大楼的楼面是青砖水磨对缝。楼檐下，所有门廊和进口处都由本地老匠人按传统工艺描画了红、兰、绿、金色的彩绘。据说，协和建筑中檐下、廊上的油画每平方尺的费用为 5 个银圆，有许多高级技术工人参与建造，其中有曾为清宫做过工的老匠人。校园和医院的白色大理石平台则以北京的宫殿和庙宇为原型，大礼堂尽可能接近中国的古典设计。雇来先前在皇宫里工作过的工匠，重开官窑烧制琉璃瓦。那绿色的琉璃瓦屋顶，远远望去，就像一座"绿城"。

一位西方人在描述协和建筑的文章中，有如下一段文字：

> 一些中国工艺师傅在评论洛克菲勒在北京的医院时告诉我，在过去的 100 年，在中国起的楼没有一个像这些建筑似的能让中国工匠如此振奋⋯⋯他们长途跋涉来到这里，希望有幸尽绵薄之力。那些本地的石雕师傅甘心在这里当苦力，只为以后可以说，自己曾为这些楼的建筑出过力。祖上建筑过皇宫的西山农民，来这儿推独轮车也心甘情愿，只要能参与这项杰作就行。我见过一位老工匠，从小就是庙宇的画工，他给医院楼檐画的人物彩绘，站在下边几乎看不出来，但是他全神贯注，把一辈子的技艺都用上了，他说："那是我的纪念碑。"

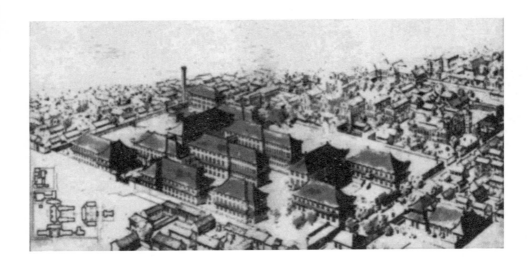

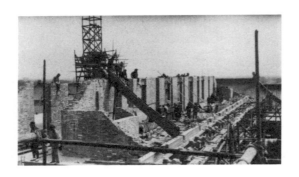

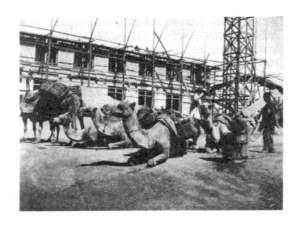

▲ 设计师笔下的协和建筑群图纸。最后建成时，外部造型是宫殿式，雕梁画栋，琉璃瓦顶，建筑内部则是当时最考究的西式装备。协和"中西合璧"的建筑理念，是现代西方医学教育来到中国后立足中国土壤的比喻。

◀ 协和施工时的情景。

◀ 骆驼是老协和施工时的主要运输工具。

1919 年，洛氏驻华医社主席乔治·文森特（George Vincent）来中国考察教会及中国的医院，筹划协和招聘教职员工及课程设置事宜，连续察看了北京协和医学院 50 多座建筑物的建造进程。顾临在日记中如此描述：

> 文森特先生和我检查了屋檐油漆的种种设计。决定把镶板漆成红色，后移到装饰梁上面，在镶板两端各加一条装饰带，并在中间布置一个大奖章似的圆形图案，就像之前漆在支撑椽子的圆木梁上的图案，圆木梁则是纯绿色。

让协和自然地融入中国文化

所有这些努力，用基金会负责人的话形容就是，"所有这些复杂且稍显昂贵的设计只是一个表征，表示基金会并不想把协和医学院建造成舶来品"，"让协和自然、和谐地融入正在演变的中国文化，而不是让人感到它来自一个异己的文化"。为什么要使协和的建筑外观与周围中国古典建筑相"融合"呢？洛克菲勒二世在协和开幕典礼上，如此解释："为了让使用这些建筑的中国人有宾至如归的感觉，在这里工作时能激发他们最密切的合作精神，同时也为了表达我们对中国最优秀建筑的真诚赞美之意。"

后来曾参与发现"北京人"的协和解剖系主任步达生（Davidson Black），在 1924 年关于解剖系建筑的报告中如此描述：

> 努力让建筑外观尽可能接近中式，以使其与北京伟大的古迹浑然和谐……这一尝试中最惊人的特征就是弯曲的绿色琉璃屋顶，加上传统的屋檐颜色装饰，以及按照传统庙堂设计的入口庭院。

洛克菲勒基金会在全球其他国家有很多项目，但在其他任何国家，都从未如此认真地致力于将一个机构的外在环境与其文化相结合。基金会在年度报告中如此说明协和建筑设计的意图：这些建筑"体现出其意在于，不让学院违背中国最高的理念和灵感，而使之成为发展中的中华文明的一部分"。

虽然英国哲学家伯特兰·罗素一直严厉地批判美国在中国的动机，但在访问北京期间他染上了肺炎，数年后他写道："北京的洛克菲勒医院①，可以说是我的救命恩人。它的抗血清帮助我杀死了肺炎链球菌。在这一点上，我要向他们表达深深的感激之情，因为在这之前和之后，我始终在政治上强烈地反对他们。"他还如此描写协和：

> 洛克菲勒医院是一栋巨大而显眼的建筑，代表了一种有趣的尝试，试图调和中国的东方之美与欧洲的功利主义。绿色屋顶非常的中国，但墙壁和窗户确是欧洲式的。尽管难言完全成功，但这样的探索值得赞赏。医院拥有几乎所有最现代的科学设备，但是它就像标准石油公司一样，具有垄断性——他们不允许任何与医院无关的人使用这些设备……北京协和医学院除了教授医学外，还教授许多别的东西——例如英语文学——而且显然教得很好。为了培养中国内科和外科医生达到西方水准，这些都是必须的。为了学习医学和其他欧洲文化，掌握一门欧洲语言也是必要的。

对于协和"中西合璧"的建筑风格，建筑学家梁思成倒并不是很认同。1935年他在《建筑设计参考图集序》中，对当时的协和医学院、燕京大学等进行了批评，认为"他们的通病则全在对于中国建筑权衡结构缺乏基本的认识这一点上。他们均注重外形的模仿，而不顾中外结构之异同处，所采用的四角翘起的中国式屋顶，勉强生硬地加在一座洋楼上；其上下结构截然不同旨趣，除却琉璃瓦本身显然代表中国艺术的特征外，其他可以说是仍为西洋建筑"。

中西合璧的理念，不单单是在建筑上，还体现在用人方面。1914年，基金会挑选了当时美国驻中国汉口总领事顾临，让他参加1914年的中国医学考察团，后来又决定由他出任洛氏驻华医社主任这一重要职务。

顾临在1881年出生于美国新英格兰，在日本长大，其父母是去日本传播西方教育的传教士。后来他在哈佛大学获得硕士学位，成为一名职业外交官，在南美洲和远东地区担任美国国务院的领事。成为洛氏驻华医社主任时，他已在日本和中国生活了12年。他对远东地区事务的了解及其外交官经历、传教士家庭背景、对中国的感情，使得他成为洛克菲勒基金会可及时了解中国形势的顾问。

---

① 这里指北京协和医学院。

本来新学校命名时，准备冠以创办人的名字。但对中国文化比较了解的顾临认为，洛克菲勒这个名字对中国人来说太长，也太陌生，当时很多人直接称洛克菲勒为"美国石油大王"。因此建议保留原名中的协和，将校名改为"北京协和医学院"，英文名是 PUMC（Peking Union Medical College）。

顾临在北京十分活跃，与传教士、外交官接触广泛，他在信中写道："我现在参加了北京俱乐部，同时在国际俱乐部滑冰，那里现在不但是传教士的聚集地，而且常有很多回国的中国留学生。"美国驻华公使经常邀请他参加使馆区晚宴，以结交各界人士，比如在协和的地产麻烦上就是这些人帮了大忙。他帮助基金会了解中国文化，处理与政府的关系。以他多年在远东的经验，比任何洛克菲勒人都更加了解微妙而复杂的政局变化，对中国人的情绪也更敏感。

在 1919 年，后来担任基金会主席的文森特访华后，给洛克菲勒二世写信谈到顾临："我看到他、他与周围人的关系，对我们工作的处理次数越多，对他的印象就越深刻。他是一位绅士，有智慧、有分寸、有头脑，他了解东方，有'东方头脑'。显然，他得到那里的传教士、外交官和商业圈子人们的信任。我毫不怀疑，我们有他作为 CMB 的驻京主任，是我们的福气。"

一项经历多种考验的巨大工程

协和的这项建筑工程，可以算是经住了时间和意志的考验。对于当时的洛克菲勒基金会来说，完全没有经验来遥控如此复杂的协和项目，迎面而来的第一个考验就是建筑工程。在沟通管理上也有很大难度，更何况中国当时的支持环境相当落后。

从 1917 年动工起，前后用了 4 年时间，协和建成了包括 50 多幢建筑物的建筑群，是远东地区最考究的医学院校舍。在这 4 年中，由于第一次世界大战的影响，用于建筑协和的大多数贸易是在物价飞涨的战时进行，美元与中国银币价格的比率大幅降低，海运价格上涨。单是汇率方面就损失了 175 万美元。越洋货运的费用比任何时候都高，有些材料还在运往中国的路上丢失，必须重新购买。但在北京的协和建筑工程一直在按原设计方案和计划进行。当时，董事会只有两个选择：要不停止盖楼，把建材堆在那里闲置着，等到不知何时战争结束；要不顶着困难，工程继续进行。

最终的北京协和医学院造价，远远超过 100 万美元的预算，共花了约 800 万美元，导致洛克菲勒基金会不得不割爱在 1914 年《中国的医学》报告中提到的在上海建一所医学院的计划，尽管上海新校区的地皮已经买好。在其后的 30 年中，为协和医学院的建立和运营维持，共支出 4 500 万美元，是洛克菲勒基金会的单独项目中最大的一笔。协和的建造花费如此昂贵，基金会董事们的不满可想而知。协和的中式古典建筑风格遭到盖茨的强烈反对，他说这样的做法是"奢侈而愚蠢的"，为此，盖茨辞去了在洛氏驻华医社的职务。

造成协和建筑天价的因素有很多，建筑工程是在第一次世界大战中进行的，通货膨胀和不利的汇率造成费用高涨；管理不善而造成的浪费，也是一个原因。1920 年 10 月，基金会派医学教育部主任到协和做了一年的全面调查：

> 当地这些在其位谋其政的负责人是忠诚的，他们一心想出色地及早完成
> 这些工作。然而，没有人回答他们的请示，这等于让他们以为不必削减开支
> 和材料而按原计划开工。5 个月以后，纽约方面的直接或暗示的批评到了。

他如此形容在中国建筑一所现代医学院的困难："由于要和语言不通的工人们和不熟悉的习俗打交道，还要在奇怪贫乏的市场上购买材料，就连那些勤恳尽职的建筑主管们也被弄得束手无策。因为此前在北京没有盖过类似的建筑，那些技术工人也需要学习新的工作程序。而一旦培养出来，就很难因一些小过失而将其解雇，虽然为了维持纪律，解雇可能是更理想的处理方法。控制中国的工头也是一件难事，有些人为了避免丢面子不辞而别，或者提出他们的合同无法满足的要求。"

协和寄给纽约的一封信，即使是按部就班，也要等上两个月才能得到回复，而电报的简约语言则常常造成误会。像胡恒德给纽约的提醒经费超支的信件，就一直没有得到答复。即便有回复，基金会的不同官员在不同时间对北京的运作给予了很多详细却不合时宜，甚至前后矛盾的指示。纽约到北京的多层管理，总部与当地团队之间沟通不畅，为此也付出了很大代价。

虽然洛克菲勒基金会在启动中国项目之前，已经有过建立一流医学院的经验，它也在相当大的规模上介入了美国的医学教育改革。然而，将基金会在约翰·霍普金斯

大学医学院的经验移植到中国，并扩展成以协和为中心的中国现代医学体系这样一个庞大规模和开支的计划，不要说在社会、文化及政治上可能出现的困难，仅就管理这样一个跨文化国际项目而言，洛克菲勒人当时也完全没有经验。

宏大的建筑群，最先进的配置

最终建成的协和建筑群，包括 14 座宫殿式外观的新楼，其他附属楼和一些保留下来的建筑共 50 余幢。有解剖教学楼、生理和药理教学楼、化学楼、病理楼、内设 225 张教学床位和 30 间私人病房的协和医院，一所护士学校，一个大型门诊部，有多处住院医生和实习医生休息间的医院管理部，一座礼堂，一个动物室，两个有围墙的学生和教师宿舍区。为教学和医院而建的所有建筑，都安装了保证后勤供应顺利进行的设备。

这 14 座主楼，按英文字母编号从 A 至 N，包括教学楼、办公楼、医院、礼堂、动力房。除礼堂 A 楼外，皆有走廊连接互通。各楼一般为 3 ～ 5 层。整个建筑布局以图书馆为中心，每一部分可看成一个独立的单元。在每栋楼里，用于教学、科研的实验室与病房相邻。医学院和医院也由通道连在一起。协和有 4 个大门，南门是医学院门，西门是医院门，而东面是后门，可出入医生、护士，通往护士楼、教授宿舍，北门则通往机器房、厨房，也是进煤出灰的门。最热闹的当数西门，正对帅府园，出来就是王府井大街，看病的人都由这个门进出。除主楼之外，附近的外交部街及北极阁还建有小楼 30 余座，供高级教员居住。

当时协和医学院的规模是按每年招收 25 名学生设计的，也考虑了将来招收 50 名的需要。协和考试很严，比如，1919 年考入预科的是 21 名，到 1927 年毕业时共 10 名，其中仅有 4 名是原来 21 名中的成员，而其他 6 名则为插班生和上级班降下来的。协和医院则有 200 多张教学床位。从病床数与学生人数来看，建筑规模和教学条件极为优越，可保证临床教学质量。

老协和全院各房间的门只能用自己的钥匙去开，但为检查方便，设计了总钥匙和分总钥匙，有专人管。夜间值班工作需要时，可用总钥匙打开任何一个房间。每一楼层的负责人可以用分总钥匙打开这个楼层的任一房间，但无法用于其他楼层。这保证了安全和秩序。

　　时钟设计也很独特。不管到协和哪个地方，都可以方便地看到楼道里的壁钟。全院的壁钟是子钟，与会议室挂的母钟相连。通过母钟可调节全院各个子钟的快慢。所以，在协和的每个角落，时间都是一致的。

　　协和医院还设有营养部，有专门的营养专家在此工作，营养部的两大任务是供应病人和职工的膳食，并培养营养学人才。在这里，食品的卫生标准要求很严，比如水果是这样消毒的：新鲜水果洗净后浸于沸腾开水中，消毒 10 ～ 30 秒，取出后立即放入冷藏室。

　　协和医院的病案室则是，从开院以来所有病人的病历，均可按照姓名和疾病查到。图书馆里丰富的书籍杂志大多以英文为主。为管好图书馆，还专设一委员会，委员均由科学家兼任。与学校一街之隔的一组房屋，解决全院的煤气设备、仪器修理、油漆、车房、大仓库这些后勤需要。

　　协和有一套独立而完整的水、电、动力设备系统。20 世纪初，北京的室内供水供电都不稳定，60 瓦的灯泡的亮度仅如蜡烛。停水、停电时有发生。为此，协和设有自己的发电厂、高压锅炉房和饮水厂，由电厂 3 名监工带领 19 名工人，分为 3 组，24 小时值班。机修工和锅炉修理工则每日检修。动力房有 3 台发电机，输出的电压有两种：110 伏和 220 伏。发电机每周一小检，3 年一中检，10 年一大修。有 4 台大马力蒸汽锅炉，供全校所需的蒸汽和暖气，以及软化和净化水设备。每栋楼均有冷热水、蒸馏水、饮用水及压缩空气。污水入化粪池，有自动控制的抽吸机将净化的水排入下水道。在楼群的东北角，树立着当年东单一带最高的烟囱。

　　除此之外，还有 5 厂（冰厂、供手术麻醉用的笑气厂、煤气厂、机修厂和电工厂）、3 房（汽车房、洗衣房和电话房）、3 室（缝纫室、印字室和制图室）、1 处（斋务处）。洗衣房有 10 余台功能不同的机器，可供洗衣、烘干、甩干、滚平、毛毯干燥等使用。洗衣房的洗衣机每天能处理 3000 件衣服。衣物须洗净熨平才能发出，绝对不允许缺带少扣、有破洞。

　　全校对外联系有 10 条电话专线，对内交换台有 200 条线，学校各楼的通道、教室、实验室、图书馆、病案室、餐厅……均有统一的由总机房控制的信号灯系统。这是后来实习生、住院医生 24 小时负责制的主要通知办法，每人一个灯号，在医院各处都能看到信号灯。

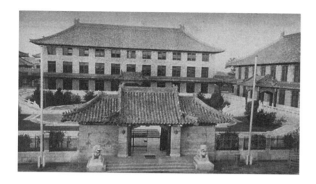

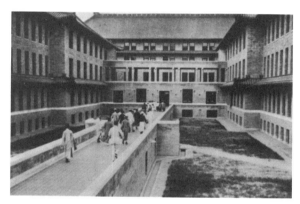

◀ 位于北京东单三条胡同内的协和医学院正门。

◀ 老协和建筑群有 14 座主楼，除礼堂外，皆有走廊相连。医学院和医院也通过图中的通道连接。

▼ 老协和的病房，配有当时最考究的西式设备。

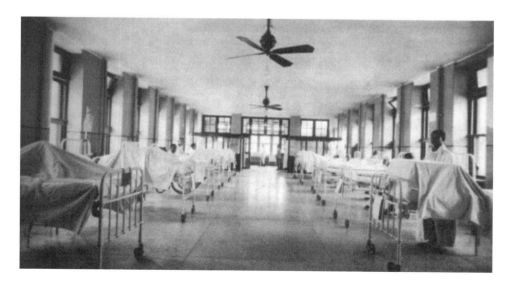

在 20 世纪 30 年代，协和内科心电图室的心电图仪，有线路直通全院各病室。当时的高精设备一律由物理专家掌管，这在当时的中国独一无二。轰动世界的美国富豪之子在中国患病后使用的协和"铁肺"[①]，也是中国当时唯一的一部"铁肺"。

老协和门禁很严，门卫 20 多人。全院有一套无所不在的严格规章制度。负责监督环境卫生的"美国女管家"海丝典，常常戴着一副白手套，随手抹一下，如果手套上发现了尘土，就要重新打扫，当班工人就会受到批评。海丝典经常带一个笔记本，把各处发现的不卫生情况记下来，以便及时处理。为了消灭蟑螂，海丝典让工人们每年同一时间统一沿室内墙根和在全院各角落撒杀虫剂，一举消灭。她还专门写过一本清洁管理的书。在这样的严格制度之下，当时协和的清洁卫生，全国闻名。

当时，协和工人的工资明显高于社会上的其他工人，职工和家属都可以提供免费医疗，假期还有差旅费，谁也不会对工作怠慢和大意。规定几点上班工人就几点来，早一点大门不开，晚了就算迟到，迟到三次就可能被开除。没有表的工人只好早去，所以不管刮风下雨，清晨的协和铁门外总有一些人在那里等着开门。每个人都很珍惜这份在"油王府"的工作。

在 1921 年开幕典礼时，一份报纸如此报道：这里有冰冻纯蒸馏水，独立的电话交换机，500 台电风扇，一间完备的洗衣房。按照记者的估算，有 530 654 平方英尺[②]的瓷砖墙面、亚麻地面和木地板需要清洁！

在传教士们看来，中国当时已经有 20 多所医学院，200 多家医院，洛克菲勒基金会再建立一两所医学院和医院，似乎并不重要。但在基金会看来，在中国建立一所"约翰·霍普金斯"式的医学院，将为中国所有的医学院和医院展示，什么是真正的西方科学和西方医学。甚至可以说，在"一张白纸"上从头建造的北京协和医学院，在很多方面比约翰·霍普金斯大学医学院更接近早期洛克菲勒基金会专家们的理想。这里，将成为中国科学医学的新起点和新高度。

---

① "铁肺"为人工呼吸器的俗称。

② 约合 5 万平方米。

1921：开幕典礼

　　1916 年的春天来了，众人的注意力都转向任命北京协和医学院的校长这一话题上。这样的候选人，有两种选择：一是医学教育家，能力得到公认；二是年轻人，虽然还没有可圈可点的业绩，但前途无量。符合第一种的人选很少，当时美国大部分医学院是私有的，领导工作由医务人员担任，对医学科学本身没什么兴趣。因此，第二种成为可能的选择。

　　最终，董事会一致同意众人推选的北京协和医学院校长：一位当时才 28 岁的年轻人，他的名字叫麦克林（Franklin C. McLean）。在接到任命时，麦克林的职务是洛克菲勒医学研究所的助理住院医生，之前是药理学教授，是全美最年轻的教授之一。

　　在"1915 年中国医学考察团"回到美国谈到校长的选聘标准时，曾主张：不从老教育家中选校长，而是推举年轻有为的学者。这也许可以解释为何董事会一致同意这个未达而立之年的年轻医生，去担任那所志在成为世界一流的协和医学院的校长和内科学教授。

　　麦克林先后毕业于芝加哥大学和拉什大学（Rush University）医学院，曾在俄勒冈担任药理学系教授，从事教学和科研工作。后来去了纽约，在洛克菲勒医学研究所当住院医生。接到校长任命的一个月后，这位年轻人从温哥华坐船出发前往中国。他的年薪将是 2 400 美元，外加必要的差旅费。这时的他，从医学院毕业刚刚 6 年。

如果顺着时间线追踪一下他后来的职业道路，6 年之后的 1922 年，这位年轻人回到美国，担任芝加哥大学医学院院长和内科学教授。在协和的这一段任职经历，给他的职业生涯添彩不少，而董事会选拔的也确实是个人才。

除了高额经费和一流设备，协和能在短时间内崛起，是因为突破局限，选聘了一批国际上堪称优秀的人才。他们既能传授知识，又能进行科研、培养人才，真正推动中国医学的前进。这支来自美国、英国、加拿大等国的多国部队，面孔各异，但有一个共同的特点：大部分是年轻人。与早年的传教士不同的是，促使他们从自己的发达国家来到中国开创事业，是建立在医学职业内涵的"全球一致性"之上的雄心。那些来自美国医学教育和医院改革中的理念，在协和获得了有利的实践条件。协和提供的施展才能的天地，某些条件甚至优于他们的祖国。

1916 年，年轻的校长麦克林到达中国后，怀着极大的创业热情，在 6 个星期内，拜访了所有的中国北方、中部在医学上有作为的知名人士，以及中国大部分的中医、西医领导者。

他和洛氏驻华医社的顾临、上海哈佛医学院院长胡恒德密切接触。当时，这三个人的年龄分别是：28 岁、32 岁、36 岁。他们打造医学精品的热情碰撞在一起，日后，他们一个接一个地参与了协和的管理工作。为了维持协和办学的高标准，顾临和纽约的洛克菲勒基金会据理力争，甚至因此牺牲了自己的职业生涯。

开幕典礼之前

让我们回顾一下协和的几个关键时间点，它印证着老协和苛刻的理想主义：

1917 年，协和向中国主要的大学和中学发出声明信，宣布医预科将在 1917 年 9 月开学，医学院将于 1919 年开学。尽管暂时还不准备招收女生……但在将来会按与男生同样的标准，允许合格的女生进入协和医学院。两年之后，第一批女生踏入了预科学校。

1917 年 9 月，8 位学生跨入协和医预科校门，由物理学科主任斯狄弗勒（William

W. Stifler）担任预科教务主任。13天后，在协和解剖楼的南墙地基处，一块医学院的奠基石落地。在由时任教育总长范源濂主持的奠基仪式上，年轻的校长重申了办学目标："在这里，建立一个致力于医学教育、科研、服务病人的机构，按照西方类似机构的高标准去工作、运行……在这种学习和科研的机会下，这个国家要发展值得骄傲的医学事业，能跻身全世界前列……我们渴望给中国带来最好的现代医学，中国也会受益于我们最近的进步。"

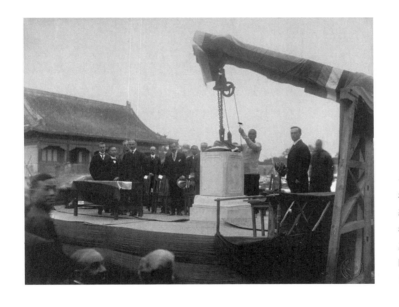

◀ 1917年9月24日，在协和解剖楼的南墙地基，奠基石落地。时任教育总长范源濂主持了奠基典礼，校长麦克林陈述了这个学校的"成为世界一流"的目标。

　　1919年10月1日，协和医本科正式开学。所有医预科学生并不能直接升入本科，必须经过入学考试才能被录取。第一班收学生9人，其中5人从本校医预科升入。这批学生预计1924年毕业，毕业时仅剩3人，他们是协和历史上的第一届毕业生：刘绍光、侯祥川和梁宝平。

　　1920年，医学院的护校开学，学制定为四年。来自约翰·霍普金斯大学医学院的沃安娜（Anna D. Wolf）担任首任校长，她招募的12名护士从美国坐船来到协和，开始学习中文。这一年9月，经严格筛选，护校招收了第一届学生，共3名，这批学生到1924年毕业时仅剩1人，名叫曾宪章。

　　1921 年 6 月 24 日，新建的"北京协和医院"开始收治病人。"医、教、研"三足鼎立的目标，终于有了重要的"医"那一部分。高年级的医学生在秋季进入了临床实习期，那年医院里的住院医生和实习医生，加起来共 72 人。这一年，麦克林在写给基金会的信中提及："我们有 7 名三年级学生……可以和美国医学院三年级的学生媲美。他们可以不费力地用英语读、说、写，语言上没有障碍。"

　　关于 1921 年 9 月 15 日到 22 日的开幕典礼，是很多关于老协和的书中都会去详细描述的一笔。从列席的贵宾名单、重要人物的发言、学术演讲的包罗万象，到与之有关的花边新闻……开幕典礼是一个里程碑。

　　这时的协和，在行政上的负责人员已有一些变动：原先年轻的校长麦克林已离职回美国，校长是胡恒德。此外，原先的董事会进行了改组，13 名新董事全部由洛克菲勒基金会聘任，皆不在中国，大部分在纽约。从 1917 年到 1921 年，像任何刚刚起步的机构一样，协和有很多成长中会碰到的问题和痛苦。这种痛苦，在遇到纽约和北京之间的遥远沟通距离时，进一步加重。一封信从协和发出去，最快两个月才能收到回复。基金会、洛氏驻华医社、协和医学院之间的管理职责不清，兼任两个机构职务的事情常有。关于开幕典礼的众多描述中，没有着墨的是，董事会这趟专门的北京之行，其实不仅仅是为了参加开幕典礼。

　　正式的开幕典礼策划，在 1919 年就开始了。为了不牵涉太多的精力，校方希望越简单越好，但后来有人提议典礼期间在北京开一次董事会会议，这次会议上将讨论协和 1921—1922 年的预算。这无疑是件非常受欢迎的事。起码那些长年在纽约的董事会成员，可以亲临这个他们精心培育的东方医学机构，了解这个新机构的具体问题，也许能让在纽约的董事会对协和的态度朝更有利的方向发展。

　　在典礼前夕，协和交过一份学校的年度预算，但被纽约退回来要求砍费用。胡恒德校长为预算一事和纽约据理力争，他担心为缩减预算，得过且过，会降低办学标准。是降低标准以节省费用，还是坚持建校初设定的"世界一流"的标准？此时，校园和设备的花费已经从 1915 年估算的 100 万美元，增加到了 1921 年止的实际开支约 800 万美元。之后每年的预算似乎也会成比例往上升高。这些预算数字远远超出了基金会最初的估算范围，"令人有些错愕"。典礼期间的董事会会议从 13 日开到 21 日，详细

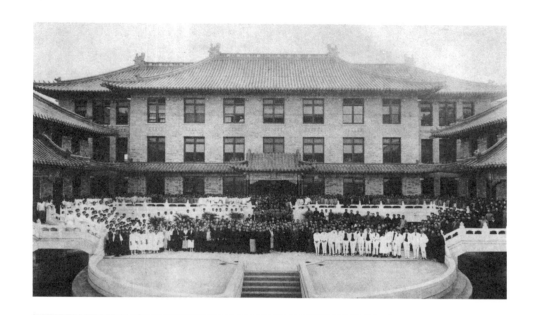

▲ 开幕典礼那天，来自中国和西方的客人，坐在温暖的秋日阳光里，有着琉璃瓦屋顶的建筑作为背景。过去的努力和将来的广阔前景，仿佛在这一刻汇合。

协和全体人员在医院西门的合影。从左到右：护士、行政人员、教授、医院实习医生。右手台阶上是学生。

后面几排：实验室助手、医院护工、卫生员、清洁工、厨师、洗衣房工人、传达室人员和工友。

讨论了协和面临的问题，有时还会把协和的员工叫来详细了解情况。最终，董事会通过了预算提案，协和也赢得了更多自治权。这对协和校方来说，是维护"世界一流"标准的一大胜利。

浓墨重彩的开幕典礼

1921 年 9 月的这一周，值得铭记。从未有第二个医学院的开幕典礼能像北京协和医学院一样，会有如此众多的学术权威、各界名流、外交高官会聚一堂。那位早在 7 月份被派来北京准备砍费用的董事会秘书，回到美国后如此深情地描述协和开幕典礼：

初秋的北京分外美丽。胡同里不像平日那样尘土飞扬。街上开张的店铺生动如画，来回兜售的小贩和乞丐的叫喊，听起来也很和谐，出殡队伍和迎亲队伍展示着其铺陈庞大的设计。透过明朗的空气，远处的西山山色如黛，近处的景山则点缀着玲珑小亭。还有皇城那巨大的城门，金色屋顶的紫禁城。与这些相比毫不逊色的是，绿色琉璃屋顶的豫王府，那是我们的新医学院和医院。

这个迷人的秋天，来自日本、英国、爪哇、韩国、菲律宾、加拿大、法国、美国和中国各重要省份的科学家与代表，一起来参观和庆祝北京协和医学院的开幕。由这些著名来访者组成的9月19日的学术阵容，更是引人注目。来自东方和西方的科学家身穿西洋学院制服，列队前进。在绿色琉璃屋顶下，有设备先进的实验室和上了年纪的大水车，有成队的西医医学生、街上晃悠的苦力小工、常常可见到的乞丐。街上手艺人的叫唱，混合着由新管风琴奏出的进行曲，它们排着纵队缓缓进入美丽的协和中式大礼堂。

协和的第四届毕业生胡传揆在《北京协和医学校的创办概况》一文中，如此描述开幕典礼的出席阵容："来宾中有欧、美、亚洲（日本、菲律宾、印度尼西亚）各国的大学校长或教授、团体负责人（美国医学会会长、国际卫生组织和教会的代表等）、罗氏驻华医社代表、罗氏基金社社长、中国的著名医学科学家及中国政府的代表（总统府、内政部、教育部）和罗氏第二（John D. Rockefeller, Jr.）。后者既代表他的父亲，而又是以罗氏基金社董事长的名义来讲话的。除中国政府官员外，教育和科学界的贵宾共有50名。另外，还收到了罗氏本人和欧美与国内各地的贺电。"①

胡适也参加了这次开幕典礼，这天，他的日记中写道：

三时，到协和医学校，代表北大，参与正式开幕典礼。是日典礼极严肃，颇似欧美大学行毕业式时，是日着学位制服参加列队者，约有一百余人，大多数皆博士服，欧洲各大学之博士服更浓丽壮观，自有北京以来，不曾有这样一个庄严仪式。（古代朝服上朝，不知视此如何？）

---

① 此段引文中的"罗氏"，均指"洛克菲勒"，即"洛氏"，但为保持文中原貌，保留"罗"字用法。——编者注

行礼时，颜惠庆代表徐世昌演说，尚可听；齐耀珊（内务）、马邻翼（教育）就不成话了。顾临代表罗克菲洛医社演说，最后罗克菲洛演说。罗氏演说甚好。

胡适所评论的"罗氏演说甚好"，就是指从美国来的洛克菲勒二世在典礼上的开幕词。他宣读了父亲的电报作为演讲的开始：

> 我对即将开业的北京协和医学院寄予厚望。所有走进协和的人，无论是教师抑或学生，望你们心存服务与奉献之精神。也祝这所学院能够发挥更大的作用，促进中华民族的身体、心理和精神之健康。

洛克菲勒二世把协和比喻为"婴儿"，回顾了从父亲最初对中国产生兴趣、三次派考察团到中国、设立基金会，直至筹建协和的历程。他说，协和这所学校的主要任务是培养有前途的男女学生，成为高质量的、将来可做领跑者的医生、教师和科学家。

他希望有朝一日将这所学校交给中国人："显而易见的是，无论西方医学能为中国提供什么援助，对中国人民来说用处不大，除非它被中国人接管，并成为中国国民生活的组成部分。因此，我们必须企盼有朝一日，这所学校的大多数职务，如果不是全部的话……都由中国人担任；而学校的董事会……将有著名的中方人士参加；除学杂费收入外，目前这所学校所需的资助和外国捐款……正如世界其他国家类似级别的医学院校的情况一样，将由来自中国人的捐款和中国政府的补贴取代。让我们携手朝着这一目标向前迈进，这将使西方所能提供的最佳医学，永远扎根于中国的土壤。"

有学者分析，洛克菲勒二世的诚恳致辞，日后再看，也呈现了几个内在的冲突：第一是，用美国方法解决中国教育问题的局限。"从一开始就认识到，只有中国人自己才能处理在全国进行现代科学医学教育这样巨大的难题，西方文明所能做的一切就是指明方向。"第二是，洛克菲勒二世也许开始感受到，西方长期控制和财务成本飞涨的双重困境。虽然他默许了不断攀升的成本，但他也知道，协和要成为一个可行的模式，就必须把当前的运营成本一直控制在最保守的水平。并且在未来，逐步提高中国人在董事会和教职员中的比例。

在参加一次董事会议时，韦尔奇看到一群群走访协和新校园的人们："从窗口我可以看到很多穿着整齐的中国男女，几个日本人，以及相当数量的其他外国人，他们被引导着穿越楼群。"韦尔奇暗自思量那些普通中国人的缺席："（中国人）人数并不特别多，我还不能说北京人的兴趣，都已经被激发出来。"

来自西方的医学家们"在宏伟的绿色琉璃屋顶下穿行，经过现代化的实验室，古老的水车，一排排的西医学生，还有一群群游荡着的苦力和处处可见的乞丐"。洛克菲勒这个名字，已在中国官场引起极其愉悦和热烈的响应，但协和这个机构会如何影响4亿中国人，依然需要更多持续努力。

一场国际知识巨匠的聚会

新上任的协和校长胡恒德在开幕典礼致辞中指出，这所新机构的主要任务是教学，同时也进行科研。而要把这件事情做好，就必须有高标准的专业训练、丰富的实践经验、科学求知热情、精神动力。

与胡恒德差不多同期来中国的另一位耶鲁大学毕业生胡美，在这次典礼上的嘉宾身份是长沙湘雅医学院校长。当时正为湘雅的资源不足和师资匮乏而苦恼的他，被眼前的协和模式深深地打动了。他对眼前这个机构寄予更大的期望，在《中国医学教育的现状和前景》的发言中，他叙述了西医在中国的发展历史。当时中国有24所医学校，中国人办的有11所，外国人办的有11所，合办的有2所。医学生共2 000多人。各学校的经费、实验室设备和课程差别很大。教会办的8所都需改进，否则不如关门。胡美在典礼上说，医学校主要是培养医生，但协和这所新学校，还要培养学生的科研精神和自学能力。他们日后不仅会是优秀的医生，还应具有独创力和想象力。从行政和财务问题中解放出来的"协和医生"，应该有时间学习"如何"教，以及教"什么"，不能只是把西方教学法简单移植到中国，而应学会"修订其教程"以适合中国的紧急状况，研究应集中在中国重要的医学问题上，比如：沙眼和寄生虫疾病，以及应用传统中医药典的可能性。

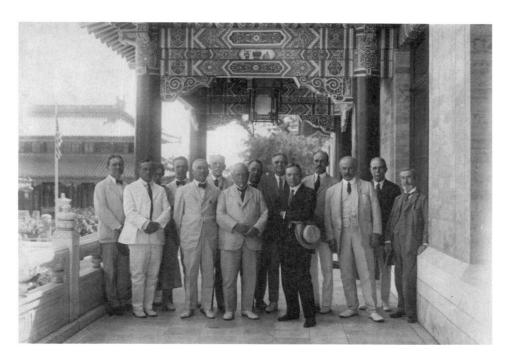

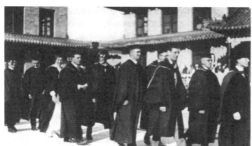

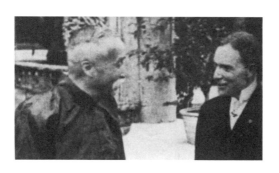

▲ 开幕典礼期间，协和董事会成员在医学院的走廊合影，手拿礼帽的是洛克菲勒二世，这是他第一次近距离接近协和——这个他和父亲的"东方梦想"。

◀ 参加协和落成典礼的各国医学教授，列队从校园走向礼堂。胡适在日记中写："是日典礼极严肃，颇似欧美大学行毕业式时，是日着学位制服参加列队者，约有一百余人，大多数皆博士服，欧洲各大学之博士服更浓丽壮观"。

◀ 中华民国总统徐世昌与洛克菲勒二世在协和医学院落成典礼上交谈。

多次与协和结缘的约翰·霍普金斯大学医学院院长韦尔奇也出席了，他讲的是《医学进步及其对人类的贡献》。他认为，医学院的基本任务是教育，但教学与科研不可分割，要重视实验室和临床实践。当时的中国教育，缺少实验科学的观念，如同西方在伽利略、牛顿出现之前的状态。但事实上，在中国，存在着许多值得研究的课题，特别是对中国有特殊意义的问题。

他认为，协和应该像"约翰·霍普金斯"一样，成为一个医、教、研集于一体的医学中心。学生中的一部分要成为好医生，一部分成为科研工作者，一部分成为好老师。他们从这里毕业之后，能在中国的土地上传播医学知识，提供医疗预防服务，并在中国其他地方建立新的医、教、研中心。这是对中国的贡献，也是对本校老师最大的回报。

开幕式的隆重还表现在同时举行的国际医学大会上，大会安排，在一周时间内举行主题广泛的学术专题讲座。有来自 15 个省的 100 多位医学传教士云集北京。吸引他们的是伴随着协和开幕庆典的一周学术讲座、临床展示和科学研讨会。来自哈佛大学、约翰·霍普金斯大学、巴黎大学的著名科学家达 280 位，包括 56 位校内科学家。从 9 月 15 日到 22 日，每天都有学术报告。在遥远的美利坚合众国，《纽约时报》生动地描述了协和的各幢建筑、揭幕仪式以及中国招待洛克菲勒二世的豪华酒会，形容这是一场国际科学名家"无可比拟的知识巨匠的聚会"。

有当时亲历现场的协和学生如此描述：

> 第三学年一开始，我们有幸目睹了学院的盛大开业典礼。能够近距离地接触来自世界各地的众多伟大科学家，他们给我们带来的启发和鼓舞，真是永生难忘。当回顾这难得的机会时，我们觉得自己很幸运，可以在这样的氛围中开始学习。

从 9 月 15 日到 22 日的隆重开幕典礼，展示给外界的是 7 年来筹备协和的所有雄心和抱负。一群怀揣理想的西方人来到中国，试图建立西医王国，推动这里的医学发展。这个王国有着整体、长期的办学观，以及成为"世界一流"医学院的愿景。它致力于"使西方所能提供的最佳医学，永远扎根于中国的土壤"。

协和的诞生及后来超越医学的影响，印证了成就伟业的两个必备条件：第一是，精细筹划、严谨实施；第二是，当时的中外环境创造了合适的氛围。第一条，值得今日中国志在打造国际一流学校的人们，深入思考。第二条，则是观望历史带来的惊喜：看历史的河流如何到了一个关键拐点，在此溅出了一朵神奇的浪花。

除去这些不谈，用黄仁宇的话说："最低限度，这些事迹使我们知道，我们生命旅途之原委。"从20世纪开端的某一个时刻开始，协和医学王国在远东地区耸立起来，中国人的生活真正被西医撞击了，改变了。

招聘最好的人，并让他们开心

在这包含有 50 余座建筑的北京协和医学院，有两种色调。

一种是古典的中式色调：碧绿屋顶、朱红立柱。

另一种是耀眼的科学之白：无菌防尘实验室、整齐划一的病床、白大褂和挺括的护士帽。

古典的中式色调与耀眼的科学之白相互交织呼应，如同协和医学院与协和医院的政策、项目与人员，在其发展的黄金时期，呈现出一幅中美合作机构的独特拼图。人们观摩这幅拼图，既有整幅图画经年之后凝结出来的一种高度和辉煌，也有其肌理纹路之中处处存在的张力与困难。

卡内基基金会和洛克菲勒基金会在美国参与、推动医学教育改革时，希望对包括约翰·霍普金斯大学医学院在内的 7 家医学院，按照亚伯拉罕·弗莱克斯纳的观念进行改造，但这些医学院已建校多年，原有体制根深蒂固，各种利益盘根错节，改造起来非常困难。对于那些底子差的医学院来说，要想提高到"约翰·霍普金斯"的水平，更是难上加难。即便是约翰·霍普金斯大学医学院也有需要改造之处，比如，它在推行"全职教授"政策时就一波三折。美国其他一些优秀的医学院，也无法完全实现这一点。但在全新办学的协和，招聘的全部教授都是全职，没有一位在校外私人开业。

大多数的美国医学院都没有附属教学医院，实验室也在离医院很远的地方，临床医生无法与科研人员及时互动。但在协和医学院的建设中，如同顾临所说："从一开始就把事情做对了、做好了。"

"协和医院及实验室的建筑，都由走廊连接，组成一个紧密的整体。在此，从一科到另一科的距离都很近。这样就把教学与研究相互联系起来。美国任何一个医学院都无法与这样的设计媲美。与此同时，各科成员之间的频繁交流，也因为所有医生都是全职的教学、研究人员而得到实施。这里的医生没有因私人出诊赚钱而分心，这一优势，又是美国任何一家一流的医学院都不具备的。"

担任洛氏驻华医社主任后，顾临在 1916 年发表的《一个门外汉对现代医学的印象》演讲中说：刚刚起步的中国现代医学应避免美国医学院的弊病，其中之一就是，医学院学生未能得到充分训练，因为培养好大夫比培养庸医要耗力更多。顾临说，美国的错误是听任不合格的医学院肆意丛生，导致庸医充斥全国，中国应从一开始就把标准设得很高，以便为将来树立好传统。

洛克菲勒的专家们决定把约翰·霍普金斯大学医学院模式移植到中国。这个试验大胆而理想化，操作起来物理距离也遥远。北京协和医学院是这些改革家的一片理想试验田。但他们对困难的预估还是过于简单了。举一个非常小的例子，基金会为帮助中国建立合格的医预科教育，与湘雅医学院签署了由湘雅来承办一个生理学系的协议。但湘雅很快就发现，这个生理学系几乎不可能达到"要求的高标准"，主要问题是找不到合格的老师。湘雅有人向顾临抱怨说："当然不能指望亚伯拉罕·弗莱克斯纳博士和他的那些同事们明白。因为这里是中国。"

"像你们的圣人那样，坐在纽约勾画出一个理想的人选和他应有的文凭是一回事，但你、我很清楚，弗莱克斯纳博士及其同仁们熟悉一大群在美国医院里翘首以待的年轻气盛的专家们，但他们并不知道，这些人中很少有愿意来中国服务的。"

在协和作为一片全新的高标准试验田时，基金会寄望它在各方面都避免美国医学院所犯的错误，甚至避免约翰·霍普金斯大学医学院的不足。但当时完全预料不到将遇到多么巨大、多么繁杂的困难。只是在这样的过程中，更震动人心的是：每遇到一个困难，都会想办法去解决。是的，困难很多，困难也很大，但会一个一个地解决。

如何招募最优秀的教师

韦尔奇曾说："选择教师的关键点是其研究能力或者激发学生研究的能力。"协和办学最初的教职人员，是韦尔奇和西蒙·弗莱克斯纳亲自从美国、欧洲招来的一批年轻科学家。尤其是，韦尔奇亲自从约翰·霍普金斯大学医学院挑选了一批教师。在将他们招聘来协和之后，他们还关注这些人后续的职业生涯，当在中国的旅居结束时，协助其回到美国后的职业发展。到了 1920 年及以后，就再也不需要这样的协助了。因为这时的协和，已经成了一家国际认可的机构。

最初，这些外国教员需承诺在协和工作 5 年，但由于协和的研究及临床工作环境很有吸引力，生活、住宿条件等也令人满意，许多教授都在协和工作了不止 5 年。1918—1942 年，有 71 位外国人受聘教学职位，平均工作年限为 7 年。在 16 位工龄为 10 年的外国人中，有 11 位任职协和的系主任。

仅取如下几例，以说明最初一批教员的质量：

○ 考德里（Edmond Vincent Cowdry）在协和建立了解剖系，后来成为芝加哥大学解剖系教授。

○ 步达生后来加入协和的解剖系，在中国合作者的帮助下发现了"北京人"化石。

○ 物理化学家海司汀斯（A. Baird Hasitings）从芝加哥大学来到协和，最后在哈佛大学完成了其职业生涯。

○ 福斯特（Ernest Carroll Faust），因其在协和对血吸虫病、支睾吸虫病和疟疾方面的研究成果，成为美国著名的寄生虫学家。

美国医学教育家奥斯勒曾描述过医疗这个行业："在这个世界上，唯一具有普世一致性的行业就是医疗，无论走到哪里，医疗所遵循的规矩相同，所怀抱的志向相同，所追求的目标也相同。这种普世一致的同构性，正是医疗最大的特色，它是律法所没有的，也是教会所没有的，即使有，其程度也有所差别。"

这也许能解释为什么在协和的初期，可以招聘一群轻蹄健马的科学界人士来到中国，专心投入，不拘于一时一地，所作所为大开大阖。准确地说，他们所效力的不是一国一族，他们是投身在医学这个领域里，竭尽所能探索钻研。1937 年卢沟桥事变后，协和管理部门曾不得不提议，全校员工中的所有美国人，如果愿意听从美国国务院的劝告，应在条件还允许的时候，尽早考虑离开中国。但结果是，没有一个人选择这样做。

来自各国的师资力量在协和聚合。在选聘哪些人来协和任职时，突破了传统规则，用今日的语言来说，是不拘一格降"创业型人才"。协和建立之初，教师大多由美国、英国、加拿大等外国专家来担任，共招聘了 151 名员工，其中的 28 名中国人中有 25 人在国外受过教育。协和药理系曾试图招聘哈佛大学医学院药理系主任克来耶（Otto Krayer），后来因为哈佛医学生太喜欢这位教授而抗议，使他未能离开哈佛来协和任教。而著名的物理学家斯狄弗勒，则被聘为协和医预科的教务主任。

1928 年，一位住在北京的知名记者为《纽约时报》撰写封面文章，他预言："洛克菲勒在中国的活动，将成为中美关系的转折点。"

"未来的希望很大一部分就在如洛克菲勒基金会所促进的工作中，因为在这片领域里，老旧的原则与种族优越感或自卑感的束缚，都消失了，代之以对高专业标准与能力的共同奉献、对科学进步的共同追求。"

协和就像一个"跨国的科学共同体"，将各类学者聚合在一起，聚合在具有规范性目标的专业协会、合作研究活动之中。这将成为中美关系的新价值所在。

在协和办学之初，主要招聘的是外籍教师，并逐步吸收那些留学回国的、高素质的第一代医学科学家和医生。到后来，再逐步扩大到协和自己培养的优秀人才，即第二代医学科学家和医生。

以 1920 年为例，包括低级别的助教和助理在内，共有 22 名西方人和 9 位中国人。后来，协和越来越多地聘用自己的毕业生，通常先送他们去欧美接受先进理念的培训，再回国工作。到了 20 世纪 30 年代，一批从协和毕业或来协和工作的中国优秀人才成了协和的骨干，比如内科的张孝骞、李宗恩，外科的曾宪九、吴英恺，儿科的诸福棠，妇产科的林巧稚……美国《时代周刊》曾特别提到，协和办得如此成功，以至后来"这里的骨干大部分都是中国人"。到 1940 年，教职队伍中只有 10 名西方人，而中国人为 109 名。

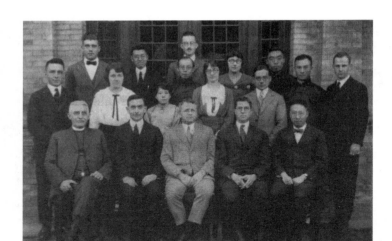

◀ 协和建立之初，教学老师是一支"多国部队"，来自美国、英国、加拿大、中国等，图中是1921—1922年的教职工合影。

在协和首批聘用的教员中，有这么几位杰出的华人教授：外科医生刘瑞恒、生物化学家吴宪、病理学家胡正祥。他们都毕业于哈佛大学。其他华人教授还包括：毕业于约翰·霍普金斯大学的细菌学家林宗扬，毕业于爱丁堡大学的生理学家林可胜。以上各位，都成了相应学科在中国的奠基人。

除了教员，还有一批中国的知识分子积极参与了协和的顾问及董事会工作。其中，最著名的是胡适。20世纪20年代初期，胡恒德给顾临写信谈起与胡适的会面：

> 过去数月，我有机会和胡适博士进行了几次谈话，讨论了医学院的机会与影响，以及未来可能的政策……胡博士总结说，中国人欢迎北京协和医学院的工作……因为它显而易见的、卓越的教学和科学标准，没有种族歧视的中国员工政策，以及对宗教事务的宽大态度（没有强迫性的宗教课程）。

在20世纪20年代，胡适是协和的中国知识分子顾问之一。1929年，除了胡适，以下这些人也受邀担任北京协和医学院的董事：清华大学校长周贻春、国家地质调查主任翁文灏、驻美国及国际联盟大使伍朝枢、南开大学校长张伯苓、中国地质考察创始人丁文江。他们都接受过西方教育，都是拥抱科学方法的新型知识分子。

一窥解剖系：全球的焦点

协和的教师分为 6 级：教授、襄教授、副教授、讲师、教员和助教。在医院，临床医生也分为 6 级：主任医生、主治医生、住院总医生、第一助理住院医生、助理住院医生、实习医生。

1927 届的协和毕业生胡传揆回忆说："在本科学习期间，直接教过我的就有 5 名欧美专家，分布在病理、寄生虫、药理、解剖和外科方面。这些人不仅对于学生，而且更重要的是，对于全校都有着巨大的影响。"

以协和的解剖系为例，加拿大人考德里早期在线粒体、高尔基体研究方面作出过重大贡献，1918 年来协和任解剖学教授、第一任解剖系主任。考德里在中国工作了三年，他是在协和开展尸体解剖的第一人。他收集胚胎标本，奠定了中国胚胎学的基础。鉴于当时鸦片毒害中国人民的身体健康，考德里研究鸦片成瘾对血细胞线粒体和高尔基体的损害，制定出有鸦片成瘾的人血象变化的标准。他在任职期间培养的马文昭在芝加哥大学进修两次后，仍回到协和工作。张学良在协和医院戒大烟时，由马文昭为他检查血象，以确定其身体是否恢复正常。

1919 年，步达生应考德里的邀请来到协和，担任神经学和胚胎学教授，两年后，接替考德里任解剖系主任。考德里与步达生是多伦多大学的同学，前者是一位杰出的组织学家，而后者是一位杰出的人类学家。考德里这样说："步达生在人类学上雄心勃勃，几乎不用显微镜。而我大多数时间都在用显微镜观察一个个细胞。"这也是西蒙·弗莱克斯纳对他们在协和最心仪的安排，两人互不干扰。

1926 年，协和的解剖系引起了世界的关注。步达生根据在周口店发掘的一块牙齿化石，确定出一个独特的人种，随后由于在同一地点第一次发现了中国猿人头盖骨而得以证实，这就是举世闻名的"北京人"。中国地质调查所与协和解剖系共同组成了"新生代研究室"，由洛克菲勒基金会提供经费，协和医学院提供研究实验室，步达生任荣誉主任。协和医学院的解剖系，成了全球人类学家关注的焦点。

大约在 1926 年到 1927 年，毕业于芝加哥大学的闻一传博士来协和解剖系任教，他是闻一多的弟弟。他不仅是位胚胎学家，据说还多才多艺、颇有文学修养，画和字皆洒脱飘逸。

当时协和医学院的尸体解剖学的教学，用的是英美医学院比较流行的启发式教育法，"以尸体解剖为重点，学生按实习指导，逐一解剖。一边清理器官，一边读教本中的叙述。老师讲课时间很少，只是系统总结和联系临床讲讲。实习室备有大量图片，并有 X 射线检测设备供透视学习用"。解剖学老师对学生们说，尸体就是你们的课本。解剖室从星期一早上开到星期六晚上，学生们可以问老师问题，与老师讨论。

基础研究的华人"协和三杰"

再看协和的基础研究，有著名的华人"协和三杰"：吴宪、林可胜、陈克恢。

"20 世纪上半叶中国最伟大的科学家之一"吴宪，在 1920 年来到协和生物化学系任教。他荣获哈佛大学生物化学博士学位的论文，研究了测定血糖含量的 Folin-Wu 血液分析法"，这一方法后来成为国际标准，被国际生物化学界广泛采用。来到协和后，他继续研究蛋白质的变性和免疫学，并获得了国际认可。

生理学系的林可胜教授是协和医学院的一道独特风景。他早期曾在英国接受教育，是协和医学院第一位当上系主任的华人教授，他创立的《中国生理学杂志》质量之高，令当时在澳大利亚的英国神经生理学家埃科斯（John Eccles，1963 年诺贝尔奖获得者）翘首以盼每一期的出刊。林可胜还培养出了中国生命科学的创立者冯德培。

1922 年，洛克菲勒基金会派年轻的施米特（Carl

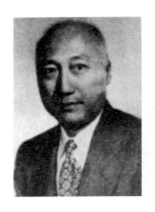

▲ 吴宪，在 1917 年毕业于麻省理工学院，1919 年荣获哈佛大学生物化学博士学位，被誉为"20 世纪上半叶中国最伟大的科学家之一"。他把儒家人文主义与西方科学主义相结合，写出了《科学生活指南》（*Guide to Scientific Living*）。

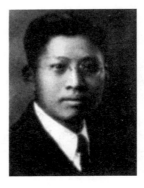

▲ 陈克恢，毕业于美国威斯康星大学药学系，荣获生理学博士学位。1923 年回到北京，在协和分离出了"麻黄碱"。

Schmidt）来协和，建立药理系和开设药理学课程。随后，年轻的陈克恢回国，受聘于协和医学院药理系任助教。陈克恢得到施米特的支持，从数百种常用中药里选出麻黄为研究对象，结果，几周内即从麻黄中分离出左旋麻黄碱。随后他发现，给麻醉了的狗或毁脑脊髓猫静脉注射麻黄碱 1 ～ 5 毫克可使其颈动脉压长时间升高，心肌收缩力增强；使血管收缩，支气管舒张；使离体子宫很快收缩，对中枢神经有兴奋作用，滴入眼内引起瞳孔散大……这些作用都与肾上腺素相同；所不同的是，口服有效，作用时间长，毒性较低。

1924 年，陈克恢发表了关于麻黄碱药理作用的第一篇论文，完成了世界著名的"麻黄素研究"。这项研究成果成为研究中草药成功的典范，可与美国艾贝尔的肾上腺素研究、英国戴尔的拟交感胺类物质的研究齐名。

外科系的创举

在协和外科，"美国现代外科之父"威廉·霍尔斯特德把自己的得意门生介绍到协和，担任外科主任。这位外科主任邰乐尔（Adrian S. Taylor）使老师提倡的在外科手术中用丝线缝合无菌伤口这一技术，在协和广泛应用。甚至可以这么说："把丝线介绍到美国外科界的，主要是协和医院手术室。"不仅如此，许多其他的"霍氏先进技术"也在协和得到推广，比如，采用新发明的卡 - 达氏溶液治疗伤口感染，建立动物手术室为开展科研和教学提供条件，配备机械车间，制作骨科手术后装假肢和研究手术所需的器械。他还督促韦伯斯特（Jerome Webster）在协和建立了正规的外科住院医生制度。韦伯斯特在协和时，研制成功了肠管对端吻合所需的器械；回美国后，他担任了哥伦比亚大学医学院的成形外科主任。

美国泌尿外科的创始人杨汉普顿（Hugh Hampton Young）是霍尔斯特德的助教，他在约翰·霍普金斯大学医学院创办了美国第一个泌尿外科研究所，而协和的谢元甫（George Char）则是杨汉普顿的门生。1921 年，谢元甫回国，来协和担任泌尿外科主任，培养了后来著名的泌尿外科专家吴阶平、施锡恩。他还引进了用红汞代替碘酒的方法，以便手术时给皮肤消毒减少刺激。

毕业于美国哈佛大学医学院的刘瑞恒，在 1919 年来到协和外科担任讲师。后来他去美国洛克菲勒医学研究所学习，两年后回国，再次进入协和外科，后晋升为外科襄教授。他后来被任命为南京国民政府的中央卫生署署长。1929—1938 年，他是名义上的协和医学院的校长。

再来看看协和所聘人才的日后发展轨迹，也能从另一个角度说明，当时协和曾拥有世界级水平的师资力量：

○ 协和解剖系第一任系主任考德里，回美国后曾分别任华盛顿大学、圣路易斯大学的细胞系和解剖系主任；

○ 外科的韦伯斯特，回美国后担任了哥伦比亚大学医学院的成形外科主任；

○ 生理系主任林可胜，后来当选为美国科学院外籍院士。他是最早为世界科学界所推崇的中国科学家之一；

○ 协和生物系的两位教授，一位回美国后的职务是海洋生物实验室的主任，一位是哥伦比亚大学内科与外科医生学院的副主任；

○ 协和寄生虫系的两位教授，一位回美国后任图兰大学的热带医学教授，另一位回美国后成了纽约大学的预防医学教授；

○ 第一任协和校长麦克林回美国，担任的职务是美国芝加哥大学医学院院长和内科教授。

几乎有一半的西方教授回到美国后，成为正教授或医学院的院长。他们在协和的科研实践占据学术工作量的 50%，因为学生数量少，可以有许多时间从事研究，有一种"超乎寻常的自由"。这种学术自由也获得了相应回报：自 1919 年至 1925 年，就有300 多篇文章发表在中国、美国和欧洲的学术期刊上。

知识的"杂交"

在现代大学的办学理念中，有这样一个不可或缺的元素：充分实现知识的"杂交"和"充电"，注重补充教学队伍，让它丰富多彩、千姿百态，避免知识的单一和局限。从开办之日到 1941 年太平洋战争爆发前夕，协和除了"招聘最好的人才，并让他们开心"之外，还有一种国际知名学者"最好的人才"流动机制。

老协和每年会聘请一些来自哈佛大学、约翰·霍普金斯大学等学校的学者，担任客座教授，从事基础或临床各科的教学、研究工作。这些客座教授的到来不仅增强了教学力量，同时也能带来各门学科的最新进展消息，传授最新技术，培养协和年轻的教师，开展新兴领域的科学研究，促进协和形成更好的学术气氛。

那些来到协和的短期客座教授一般会待上一两年，这使得"当年协和的师资阵容，是当今中国任何一所大学、包括综合性大学都无法比拟的"。这些国际上"最好人才"的流动，不但在教学恒流中注入了新鲜元素，等他们回到西方，又能扩大协和的影响，把协和的办学理念传播得更远。那时的协和，是东方的科学活动和兴趣中心。

在 1922 年，曾参加过"1914 年考察团"的著名哈佛大学医学院教授毕宝德，来到协和内科担任客座教授。同年，范斯莱克（Donald D. Van Slyke）也来到协和担任物理化学客座教授。范斯莱克不仅教授了 6 个星期的糖尿病代谢课程，还参与了系里的教学活动。在协和期间，他研究了吉布斯—唐南效应（Gibbs–Donnan effect），以及一幅完整的马血图，这成为他一生中参与的"最重要研究之一"。之所以能完成这项研究结果，他认为，这和"我的两个同行（吴宪、麦克林）的工作热情有关"。

1922 年来协和访问的，还有来自维也纳的眼科科学家、来自哈佛的药理学家、美国西北大学的妇产科科学家，而一位来自约翰·霍普金斯大学的客座教授，则在这一年代职暂时休假的协和耳鼻喉系主任。

1923 年，荷兰中央研究所所长艾里斯·卡佩斯被协和聘为客座教授。这位举世闻名的神经解剖学家创立了神经细胞趋生物性学说。他领衔编著的《脊椎动物以及人的神经系统比较解剖学》是这方面的经典著作。一年后他回到荷兰，又推荐了自己的得意门生来中国，担任协和的神经解剖学和胚胎学教授。

那时协和的客座教授并非今日的走马观花。他们所到之处，留下了深深的印迹，有的甚至奠定了中国一些学科的基础。比如，协和儿科的发展便来自于 1924 年到协和的客座教授豪特的贡献。豪特是美国儿科权威，他的《婴儿和儿童时期的疾病》是美国通用儿科教材，《育婴指南》则是美国母亲们的必备手册。在协和时，他每天参与教学、查房、免费诊疗特约病人，每个月他都在大礼堂做专题讲座。由于他的影响，使得原归在内科的儿科得以独立成科。豪特教授在协和工作了半年,因慢性肾炎急性发作,导致肾功能和心功能衰竭而病逝在协和。临终前,他提出遗体供医学解剖用。

哈佛大学医学院细菌科的主任汉斯·津瑟(Hans Zinsser)教授,在哈佛时就培养出了4名中国学者。他和魏曦一起,发明了可以培养出大量立克次体的组织培养法,并制出疫苗,为墨西哥预防斑疹伤寒运动提供了有力武器。在1938年津瑟来到协和后,发现这种病在中国也很流行,连门诊的医生、护士也常被感染,他把预防技术传授给了协和细菌科人员,并制备了几千份疫苗。

知识的"充电"

除了来自外部的"知识杂交",老协和还有内部发动的"知识充电"。

在协和,西方教员广泛参与中国师生的合作研究,每年合作发表数百篇论文,不少刊登于欧美的主要医学刊物上。优秀的年轻人在协和工作三到五年后,可去欧美进修一到两年。学校和洛氏驻华医社预先联系好国外学府,在已有的专业基础上,请国外名师指导,学习新知识和技术。这些人返校后多成为骨干,升为讲师或副教授。继续工作5年后,还有机会利用一年休假再次出国深造。而这些出国充电的中国人才,也让世界知道了遥远的东方有个"协和"。到1937年,16位中国籍教授中有11位是协和毕业生。

在1937年,1933届的协和毕业生邓家栋被派往美国哈佛大学医学院进修。在一次临床病理讨论会上,针对一位患者的死因,大多数人认为是急性阑尾炎导致穿孔及腹膜炎致死,邓家栋却认为死因是伤寒病肠穿孔。最后的病理解剖结果证明:邓家栋正确。这让在场的医生们非常惊讶和钦佩。邓家栋解释说:因为病人曾先有数天发热、腹泻,然后突发剧烈腹痛及高热,而不是先有腹痛的病史。也是这一年,邓家栋与血液病学专家富克纳(Forkner)教授报道了中国第一例嗜酸细胞白血病病历。他在哈佛大学医学院留学时,在诺贝尔奖获得者迈诺特(George Minot)的指导下,研究红细胞的破坏溶血机制。

1941年,吴英恺被派到美国华盛顿大学圣路易斯分校的巴恩医院进修胸部外科。

他的一份关于食管癌手术治疗的报告，在圣路易斯外科学会引起了注意，当时他的导师也曾做过食管癌切除术，却无一例存活，而吴英恺与协和医院外科同事共同完成的11例，有6例较长期生存。1942年，吴英恺又转去郭霍医院进修。有一次，医院来了个急性腹痛病人，吴英恺诊断是急性阑尾炎，报告院长要求手术。院长看了病人说："我看他不是阑尾炎，但做手术我不反对。"吴英恺没有犹豫，立即开刀，发现病人的阑尾已濒临穿孔。医院的几百名病人一下子都知道了这位来自中国协和的吴大夫。在10个月的进修期间，吴英恺还改进了无菌操作，与同事们创造了200例胸廓成形术无一例化脓感染的成绩。

1948年，吴阶平在芝加哥大学进修时，他的导师、著名泌尿外科专家、后来获诺贝尔奖的哈金斯教授（Charles B. Huggins）说："我们有很多东西，都是从你们那里学来的。"

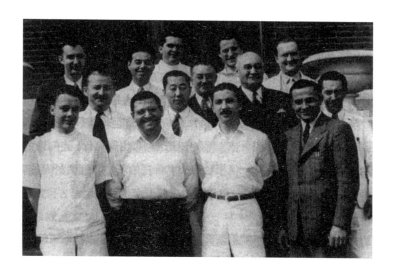

◀ 1942 年，吴英恺（第二排左二）在美国圣路易斯市郭霍医院（Robert Koch Hospital）进修时，与胸内外科医生的合影。

协和专家的优厚待遇

香港科技大学原副校长孔宪铎教授曾在东西方的多所大学中学习、工作过，他记录了一本《东西象牙塔》，其中提到："在我看来，西方一流大学的办学理念是：坚持以人为本；制定并执行详尽而完善的游戏规则；深具世界眼光。"他认为，"世界一流大学成功的主要原因是：招聘最好的人才，并让他们开心"。

当时协和专家的工作条件和生活待遇基本与西方相近，也保证了可以招到很好的人才，"并让他们开心"。因为预料到寻找真正高标准的优秀医学科学家存在困难，协和开出了足够慷慨的工资条件。在 1921 年，系主任工资为 1 万银圆（约合当时的 5 000 美元），副教授为 7 000 银圆（约合 3 500 美元），工资比美国还高，而在美国的生活成本明显要高得多。第一任校长麦克林在一份 20 页的备忘录中，向洛克菲勒基金会的董事们说明工资范围的合理性。他提醒董事会，有义务给所有西方员工提供住房、退休金和 4 年一次的休假。

当时北京的生活费用是：20 美分可在一个月内包租一辆人力车；煤 10 美分 / 吨，在冬季，起居室用煤平均每月 4 吨，厨房用 1 吨；电费每月 10 美分左右。在 1919 年 2 月的北京，牛肉价格 20 美分 / 斤，嫩牛肉 30 美分 / 斤，鸡蛋 20 美分 / 斤，苹果 6 美分 / 斤。对于一对美国夫妇来讲，一年有 5 000 美元的薪水再加上可观的住房津贴，在北京的生活会很舒适。他们一年的工资可抵当时中国一个中等商人的全部资产。整体上，协和医学院的工资要高于其他任何教会或者中国机构。此外，还有其他附加福利，如去欧美的学术休假年，可保证他们成为世界性的科学公民。

刚来北京的西方教授可选择住在旅店里，一套不错的房间不会超过 8 美元 / 天。一个月花上 150 美元可包下一套宽敞和设施齐全的公寓。多数外籍教员都选择住在协和的房子里，位于北极阁或外交部街，虽不豪华但很宽敞，有佣人和厨师。一套典型的住房包括餐厅、客厅和起居室，家具齐全。主人每月付保姆费用 55 美元，可以照顾小孩、整理房间、做饭。据说，吴宪教授自己则住在经过改造的慈禧太后的隐居处，里面游泳池、网球场、马厩一应俱全。

协和教授们在北戴河或青岛有房舍，可以避暑。酒会、晚宴和北京使馆区的舞会则是寒冷冬日的消遣。协和医学院的公共接待室，会轮流为在北京的国际知识界人士举办聚会、科学论坛和文化活动。一位教授后来回忆：不可能有比北京更愉快的"学术和社会"生活。

当时大约有 2 000 名外国人生活在北京。他们中间有一些是商人、军官、政府驻华代表，更多的是从事教学和传教活动的人员，生活相当中国化，也丰富多彩。一个月交上 10 美元就可加入俱乐部，使用网球场地、溜冰场。20 世纪初的北京，报业也比较发达，仅英语报纸就有《北平领导者》《北中国之星》《北平和天津时报》。协和很关心长期住在北京的外籍子女的教育，在协和有一所英语学校，来自协和的教工子女学杂费减半。北方语言学校还专门教外国人学习汉语，为美国人学汉语创造了条件。

早期的协和外科主任邰乐尔，在写给其导师霍尔斯特德的信中，描述了野外活动及打猎的经历：

> 山峦环绕，不用花太多时间，我们就置身于优美的乡野。上个月，我们几个人去内蒙古打猎。我们兴致勃勃地攀爬崎岖的山坡，天天乐此不疲地追寻难猎的大角羊……新年假期我希望可以去山西南部的山林里猎寻野猪。

前面提到的客座教授毕宝德在 1921 年回到协和，参加学校开幕式，并成为学校的客座教授。他周六上午出诊，周二有 3 个小时的教学查房。在每月一讲中，他介绍自己在呼吸方面的临床研究。毕宝德夫人觉得在协和的生活很快乐：

> 不用说，我们生活在天堂中。因为我们来之前，没有想过在北京会有自己的房子，对能够拥有花园和围墙之类的也不抱奢望……在这里，管家召集并约束其他的侍者，我们不用操心这类事情。

1922 年，毕宝德回到哈佛大学担任实验室主任，他对协和赞不绝口："我所能提出的建议，几乎微不足道，仅此一点就足以证明我对工作很满意。""北京的病种极为丰富，可以找到大多数美国的常见病，同时还有许多新的疾病。对于许多美国人，中国似乎很遥远。北京处于西方文明的边缘，但对于那些知情人来说，北京协和医学院正与世界上最先进的医学院并肩前行。"他在《科学》杂志上一篇讲述协和内科的文章中提到。

协和的成就与这一切优厚的生活保障也有着密切的关系。让我们记住这句话吧："在特定的职业境况下，大学里的教授会努力实现并且十全十美地实现某一个既定的职业理想。当一个人从生活的燃眉之急的斤斤计较中解脱出来的时候，他就会把自己的闲暇有条不紊地用于思索内在价值的问题。"

把护士变成天使的学校

在写于 1854 年 3 月的一封信中，出身贵族的南丁格尔描绘了伦敦一家著名医院中护士的工作环境："情况真是惨不忍睹。护士们睡在病房门口通道的木笼子里，我就像进入了监狱。那里既没有灯光，也没有新鲜空气，昏天黑地。所谓纪律、监督并不存在。由于护理人员数量很少，一大帮病人只靠一个护士护理，使护士们疲劳不堪，哪里有力气工作？她们的礼仪标准、必备的道德心，也每每低到了令人难以置信的地步。"

那是 19 世纪中期，在当时英国人的观念中，与各式各样的病人打交道是一件肮脏、危险的事情。"医院"和"护理"是可怕和肮脏的代名词。医院中的"护士"则名声低劣。南丁格尔，这个外形娇小的女人，内心却有着强大的力量，她相信自己能使眼前的这一切发生变化。虽然她母亲认为，出身贵族的女儿理应在别的事情上有所作为，而不应该浪费时间去当个护士，给病人倒便盆。

5 年之后，南丁格尔在《护理札记》中写道："我们没有更好的语言来表示护理这一词语。"这本《护理札记》后来成了护士必读的经典之作，被医疗卫生界认为是"头等重要的著作"和"划时代的稀有著作"。

这个志在改变"护士"处境的女人，在英国伦敦创建了南丁格尔护士训练学校，第一届招收了 15 名学生。这是世界上第一所正规护校，一种非宗教性质的新型学校，它改变了此后护士的定位，护理开始成为一门科学职业。护士这一职业，由起初"爱你的邻人"的宗教精神，到战争的需要，最终由南丁格尔提升到现代的地位。有人说：是南丁格尔把"护士"变成了"天使"。她首先开展了护理训练，并把这个训练有素的专门职业形象呈现在大众面前。

而在中国，第一个系统地将护士变成天使的学校，是协和。1983 年，1931 届的协和护校毕业生王琇瑛获得了第 29 届南丁格尔奖章。她是获此奖章的第一位中国护士。

建立一所正规护校，推广护士职业化

1916 年，当年轻的协和校长麦克林来到中国时，在上海遇到了后来也成为协和校长的胡恒德。胡恒德当时是上海哈佛医学院校长，正大力宣传应把护士当作一种光荣职业。在当时的中国，护士大多是男性，并且让女人去照顾男病人是一件"伤风败俗"的事。要改变这种传统观念，就必须吸引社会上那些有地位的家庭里受过教育的年轻女性，来从事护士工作。当时，胡恒德正在上海哈佛医学院的教学医院进行初步的尝试，以真正提升女性护士的专业地位。

在中国，发展护理专业所遇到的困难与医学专业并不相同。相比之下，护理更加艰难。经过数世纪中医的探索实践，中国人已能认识到看病的重要性。但人们普遍不认为护理是一个行业，更称不上是专业。医学院招生时，可能会有大量聪明的中国学生报名。但护理专业却必须从零开始，甚至从负数起步，因为中国世俗观念中很难接受女性去照顾男病人、接触男性的身体。要想从有地位的家庭中招收优秀的护理女学生，更是难上加难。

胡恒德提出，真正的护理学的内涵，应该像南丁格尔所描述的，是"担负保护人们健康的职责，以及护理病人使其处于最佳状态"。护士并非只是常人想象的拿便盆、量体温、给病人洗澡……那么简单。一位合格的护士要能观察大便的颜色，有没有寄生虫，有没有血；学习基础护理的第一项操作，就是给不能动的病人擦澡，使病人翻动的次数越少越好，要给病人洗得干净，以免发生褥疮。这项看似简单的工作，如果做得好，便可以促进病人的血液循环。

通过与胡恒德交谈，麦克林更坚定了要在协和推广"护士职业化"的想法。他希望在协和建立一所正规的护校，像当年的南丁格尔一样，进行现代化的护理训练，培养出的护士不只会护理病人，还要全面地了解病人的心理、家庭、职业和社会环境，向病人宣传防病胜于治病，出院后又该如何保持身心健康。

1916 年秋，麦克林、胡恒德和顾临制订计划，要求协和对护士的培养与医学院一样，达到一流的高标准。但由于当时这三个人定的标准太高，竟然在美国也找不到可效仿的模式。

当时，正规的护士教育在中国才刚刚开始，协和的"高级护理教育"则更加超前。因为中文教材极少，教师讲课用的全是英语教材，同时指定了很多参考书，让学生们到图书馆自学。图书馆专门辟出一个房间放护理书刊，每年还要增购补充，提供最新专业资料。

协和护校的第一阶段是从 1920 年到 1930 年。在这个开创阶段，虽然护校的教学要求很严格，但教师编制和学员实习都还不够理想。只有两名美籍专职教员，分别教授基础护理和实习课程；解剖生理学由一位美国护士担任；其他基础课及临床各课由各科医生兼任；学生的临床实习辅导则交给了各科病房的护士长。1923 年，协和护校在纽约州立大学注册后，董事会把"护理培训学院"更名为"护理学院"，希望进一步提升护理教育的现代观念，使之具有与西方顶级护士学校同等的教育水平。

在这段开创时期，继首任校长沃安娜之后，由盈路德（Ruth Ingram）接替。1925 届的王雅芳回忆说，"（沃安娜）校长作风民主"。在学解剖时，一个瑞典传教士的女儿自行观察了带示范标本的显微镜，后来王雅芳同样去做时，美国老师责怪她不该自行观察。王雅芳很气愤，当即离开了教室，到校长沃安娜处告状。校长并未替美国老师辩护，只说老师错了，叫王雅芳原谅她："你将来也要当老师，如果你有差错，是否也希望学生原谅你呢？"

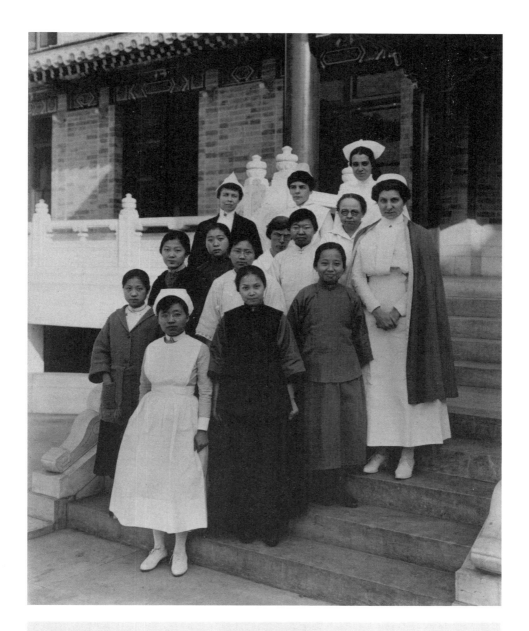

▲ 沃安娜与协和护理学校的师生们。来协和之前，沃安娜是约翰·霍普金斯大学护理部负责人的助理，在接受协和聘请后2个月内迅速招募了12位美国护士，她们于1919年8月抵达北京，后开始学习中文。

1924 年，沃安娜回到美国，成为芝加哥大学的护理系主任，后又重返约翰·霍普金斯大学担任护理学院院长。由于她在协和的突出表现，获得如此评价："（她）在普通教育和专业教育方面，拥有深厚的背景、多个教育和管理机构的履历，具有国际经历并在国际上得到广泛认可。"

接任沃安娜的盈路德出生于中国，是传教士的后代，毕业于美国宾夕法尼亚大学护理学院。除了专业能力外，她有着丰富的中国文化背景，讲一口流利的中文，这更增强了她的优势。她特别强调在公共卫生和妇幼卫生方面对护士的培养。后来的协和公共卫生学教授兰安生评价她是"护理教员中最有才华的一位"。

协和护校的黄金时期

协和护校的第二阶段是整个 20 世纪 30 年代，这是协和护校的黄金时期，校长是胡智敏（Gertrude E. Hodgman）。她毕业于约翰·霍普金斯大学医学院护士学校，曾担任耶鲁大学护理系主任，后来去法国、叙利亚等地从事护理教育，领导公共卫生、红十字会护理工作。在 1932 年，胡智敏向基金会提交了一份协和护校报告，说毕业生人数在缓慢增长，从 1924 年第一届的 1 名，增长到 1930 年的 9 名；1932 年 7 月，8 个班级中共有 39 名护士毕业；在 35 个积极从事护理行业的女毕业生中，有 11 名在协和担任了教育或护理的职务，还有剩下的一半人，从事公共卫生或助产工作。

胡智敏像前两任护校校长一样，宣传护理是女性的正当职业。她拜访中国北方的优秀中学，与学生和家长讨论。为维护高级护士教育的水准，她除了保持与燕京大学原有的协作外，还与金陵女子文理学院、齐鲁大学、东吴大学、岭南大学建立了协作关系，设立护预系，扩大护校学生来源。同时，她努力充实课程内容，增加了公共卫生护理实习课，由东城区第一卫生事务所的护理主任安排护校学生们去北京的学校、工厂、家庭和农村，进行治疗、护理和卫生宣传。教学内容变得更丰富，教学质量也进一步提高了。这个阶段，愿意学习护理的人日益增多，大学毕业生报考护校的也大有人在，"招收来的学生水平，往往比所要求的条件还要高"。胡智敏在 1971 年回忆：护理学生的素质与医学生不相上下，"优秀、尽责、勤奋，并且非常聪明"。

胡智敏一直坚持高标准的教学方针，这贯穿了她的整个职业生涯。她在晚年自述："许多人讨厌我，他们害怕看到我。"她在协和工作期间，将护士教育按最高水准办学的信念从未动摇。后来当林可胜、刘瑞恒和兰安生提出，协和护校及医学院应更注重数量以增加学生人数时，胡智敏和护校教员们站在了以协和内科主任狄瑞德为代表的另一派，坚持质量重于数量（具体背景见第五部分）。

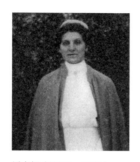

沃安娜（1919—1925）

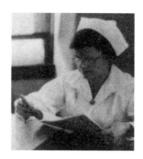

盈路德（1925—1929）

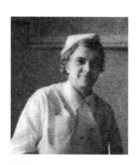

胡智敏（1930—1940）

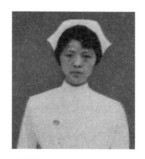

聂毓禅（1940—1952）

▲ 老协和时期的护校校长及其任职年限。

协和护校如何培养学生

协和护校的校训是4个字：勤、慎、警、护。设定的培养目标是：造就有良好文化教育水平和具有较高医疗保健知识的护理骨干。校徽为金质，长方形，中为蓝底，上有龙头，龙口下镶有珍珠一颗，珠下为金色"北京协和医学院"缩写英语字母"PUMC"字样。两边金底上刻有"勤、慎、警、护"4字。学生毕业后才能佩戴校徽，他们的姓名和毕业年份刻于校徽背后。

协和护校有统一的服装，蓝衣、白裙、白领、白袖口、白鞋、白袜、白色燕尾帽，衣裙下边一律离地 10 英寸[①]。

护校的校歌是老协和的护校毕业生江贵兰编写的，原为英文。过去，每当开学和毕业典礼时，同学们都要合唱（大意）：

姑娘们佩戴金蓝争辉的证章
勇敢坚强，扶助弱幼病伤
倾听，为患者解除身心疾苦
我们面前是一条艰难曲折的道路

（副歌）欢乐呀，纵情地歌唱
协和同学奋发图强
救死扶伤，让爱的花朵开放
忠于祖国，护校精神永放光芒

真诚热情，为他人着想
神圣的职业赋予我们力量
蓝衣白裙是忠诚和荣誉的象征
中华护士先驱勇攀高峰
（副歌重复）

除了在学校及医院内部，协和护校也有机会在校园围墙之外提供人道主义的护理服务。在协和学生内部的刊物上，有一篇文章如此写道：1925 年 12 月在南苑战斗中，"有一个特殊的机会，可以在战地医院为伤员服务，这给了我们在普通医院无法得到的独特的护理经历"。后来汉口发生洪水灾害，随后又爆发了霍乱，通过兰安生的努力，护士学生前往汉口提供援助，帮助照顾病人，并采取卫生预防措施来控制疫情扩散。

---

① 1 英寸约等于 2.5 厘米，本书中由于史料居多故保留大部分原英制单位。——编者注

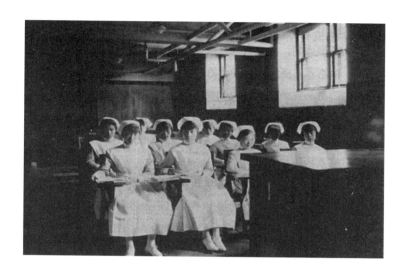

◀ 协和护校的第一批师生。

对大部分协和护校的学生来说，最有趣和受益最多的是在第一卫生事务所的经历。当时事务所的护士长麦克凯比（Anna McCabe）曾如此描述中国家庭对护士态度的变化：

> 当初，两名护士一组，身着制服，走进社区，挨家挨户解释来访的目的，有些人饶有兴趣地倾听，有些人漠不关心，另一些人咆哮着要她们离开自己的房子，叫她们"洋鬼子"。

> 如今在示范区，人们称为"青年卫生劝导员"的护士成了大伙儿的朋友。许多家庭翘首盼望她们到来，因为她们知道孩子生病时该怎么处理；当某人胃痛或牙疼时该去哪里就医；去哪里找助产士帮助接生；当助产士或医生到达时，应该在家里做好哪些准备……

后来到协和学医的叶恭绍，在天津的中西女校上学时就听说了协和的事情：

> 有的同学读完初中，就到隔壁的妇婴医院去学护士。有时我也去找她们玩。在医院里我看到门诊病人，有的满脸脓疮，看过门诊后再出来，就包扎得干干净净，换了一个人似的。这给我留下了深刻的印象……中西女校的毕业生，即考上协和医学院护士学校的聂毓禅，在中西女校时就是个佼佼者，她上协和后，有时回母校给我们讲协和医学院及协和护士学校的情况，使我对医生、护士职业有了更多的认识。

叶恭绍回忆中提到的聂毓禅是协和 1927 年的护校毕业生，后来成为第一位担任协和护校校长的中国人，比前三任的任期都长。太平洋战争爆发后，她以超越常人想象的坚韧精神，带领护校众人完成了一场"男人都难以完成的迁徙"，把协和护校迁到了成都，顽强地维持专业护理培训的生命力。

协和护校从 1920 年招收第一班学生开始，到 1952 年停止招生，共培养了 260 多位毕业生，平均每年不超过 20 人。在这批学生当中，后来担任过医院副院长、护理系主任、护校校长、护理部主任等职务的占 27%，另有 18% 当过护士长或护校教员。护校还为其他医疗机构的护士开办过培训班和进修班。在 1933 年，19 位护校教师中没有一位是中国人，但到 1941 年，22 位在校工作人员中有 18 位是中国人。

1925 届的协和护校毕业生王雅芳这么总结协和护理教育的特点：协和护校不仅侧重于疾病治疗和护理，还注重病人的身心健康。学生们的课程中设置了心理学和社会学，要求护理人员和病人接触时要有和蔼的态度，使病人感到温暖，"三分治疗，七分护理"，常使药石成为多余。

据王雅芳回忆，在她上二年级时，每天早上 7 点到 9 点是两个小时的晨间护理实习。她第一次到病房晨间实习时，分配到一间有 8 个病人的病室，其中一名是不能动的病人，需给她擦澡，更换衣被；有两名虽然能自己擦澡，但需给她们换被铺床；其余是自理病人，只需要给她们铺床。医院的床垫很厚，都是方角，外面的罩角也要铺成方角下垂，看上去整齐美观。所有这些工作必须在两个小时之内完成。因此，每天都是争分夺秒，行走如飞。以至若干年后，她走起路来别人仍赶不上。

教基础护理的老师一开始就对学生们说："无论你们多么年轻，病人的年龄有多大，在病房里，你们就应该像母亲对待孩子一样爱护病人，关心他们，照顾他们，而且要把你们学到的知识无遗漏地运用到工作中。"

在护校学生的学习生活中，"个案研究"尤其令人难忘。学习理论后，她们在内科、外科病房实习，各做一例个案研究。从一位病人的入院后护理，到出院后的休养安排，自始至终负责到底。首先要对病人做细致的了解，包括他们的性格、爱好、饮食情况、家庭成员关系，此次生病的详细经过和医生的治疗方案，然后制订详细的护理计划，提出每一阶段的观察及护理要点，掌握每一项治疗中药物使用后可能会出现的副作用，做好保健宣传和出院指导。出院后，还要根据病人情况联系疗养院，或介绍给卫生所的地段护士，或请医院的社会服务部来协助解决。

协和护校希望每一位从这里走出去的护士，都像南丁格尔一样理解其工作目标："担负保护人们健康的职责，护理病人使其处于最佳状态。"在"勤、慎、警、护"的校训之下，从协和走出了中国最早的护理专业骨干，在更高层次上定义了护理学的专业水平。

第二部分
好医生如何诞生

　　协和的内科大查房已延续了
90多年，5大步骤今昔一致，主
旨未变。它为什么能够坚持如此
之久？有组织者的良苦用心和理
想主义的坚韧，有参加者对"学
问是命根子"的唯一价值认同，
也因为它紧扣住了医学发展和医
院管理的规律。它最终体现的是
老协和的气质：自省、专注和慈
悲，以及老协和面对今日医学困
境的继续努力——以病人为中心
的多学科联盟。

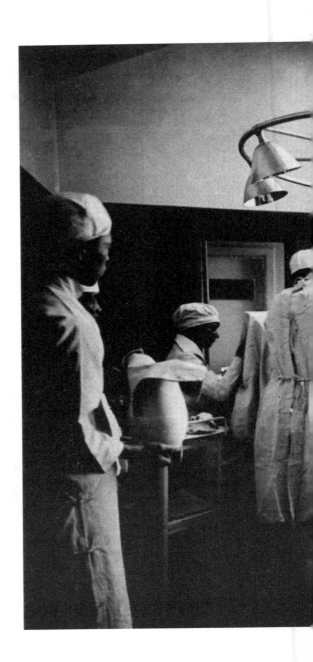

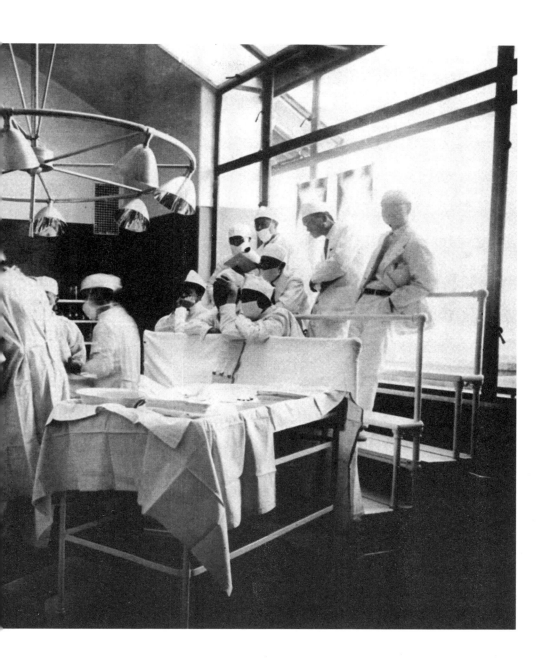

准备一颗人文心、一副科学脑

在协和自办医预科的阶段，林巧稚参加的那场入学考试，后来经常有人提起。

1921 年夏，林巧稚从鼓浪屿动身，赴上海报考协和的医预科，那届只招 25 名学生。最后一场英语笔试时，一位女生突然中暑被抬出考场。林巧稚放下试卷就跑过去急救，结果她原本最有把握考好的英语却没有考完，以为自己这回必定落榜了。可是一个月后，她却收到了协和医学院的录取通知书。原来，监考老师给协和医学院写了一份报告，称她乐于助人，处理问题沉着，表现出了优秀的品行。协和校方看了报告，认真研究了她的考试成绩，认为她的其他各科成绩都不错，于是决定录取她。

后来，协和医预科教育的大部分转入燕京大学时，入学考试内容"有些像现在的智力测验"，"题多，要求敏捷，英文要求较高"。协和毕业生张之南回忆他在 1949 年的英文考试内容之一是，要求用英文写出《桃花源记》，"需会背原文，又能译成英文，中英文都要好"。

从协和开创之时，就特别强调医学生的生源质量，学生要先读完医预科。医预科是 1910 年"Flexner 报告"中提出的建议：医学生入学前要有至少两年的大学基础，学习过物理学、化学和生物学。为了让更好的学生学习更高级的课程，原计划两年的医预科教育在学校开张时延长至三年，以保证学生在进入医学院学习前打下扎实的基础。其课程包括：生物、化学、数学、物理、中文、英语和现代欧洲语言。这些课程如有可能，应在综合大学里完成。

但在协和创办的那个时代，中国的综合大学还达不到协和期望的医预科水平，不能提供充分的医学基础教育。为了从一开始就保证高标准，协和做了一个决定，即自办医预科。

自办医预科招聘的第一位教授是物理系主任斯狄弗勒，他此前一直在哥伦比亚大学讲授物理课。化学系主任是拥有芝加哥大学化学博士学位的威尔逊（Stanley D. Willson）。生物学系负责人帕卡德（Charles R. Packard）在哥伦比亚大学获得了博士学位。英文教师富路德（L. Carrington Goodrich）是传教士之子，精通汉语，后来去了哥伦比亚大学，成为知名的汉学家。

据说，协和在为医预科物色教授时，除了从国外聘请，还试图去找那些"受过很好的中文传统教育，同时兼有现代观点"的中国人。挑选中文老师时，顾临推荐一位名叫胡适的人，说此人在康奈尔大学、哥伦比亚大学留过学，是哲学博士，中西兼通。胡适虽然最终没有进入协和医预科教授的队伍，但后来却进了协和的董事会，参与决策协和事务。马鉴成了第一期医预科的中文老师，后来他成为燕京大学中文系主任。

有人曾评价，协和是一所"其标准之确定无视所在国的实际社会和经济条件"的医学院。胡适将协和比喻成"一所独轮手推车式的国家里，飞机式的学院"。自办医预科毕竟是权宜之计。为追求协和的高标准，基金会不仅要为协和医学院本身投入巨资，也需要每年拨款资助中国的 13 所综合性大学，以提高这些大学的医预科教学水平，这些大学包括：上海圣约翰大学、金陵学院、南京大学、湘雅医学院、南京的国立东南大学、清华学校、南开大学、燕京大学……直到 8 年之后，这些大学达到了协和要求的水平，协和才停止自办医预科，改从这些学校招生进入协和医学院。

在协和自办医预科期间，共培养 205 名学生，有 100 人进入协和，其中 84 名完成了协和接下来的 5 年医学课程，拿到了医学博士学位。自办医预科学校的最后一任校长回顾自己在北京 5 年的历程，着重提到医预科学生的能力："学生整体上都很强……同学之间的成绩几乎不分伯仲。"严格的医预科教育，从一开始就成为协和办学的一大特点。

协和医预科停办后，一部分老师调往燕京大学任教，大部分教学设备也都送给了燕大。燕大医预科成了协和医学生的主要来源，逐步占到协和每年招生总数的三分之二。

在燕大的医预科生活

这时的燕大校长是司徒雷登，他有着生长于一个双重世界的特殊生活经历：由父母和一小群讲卫生的白人长老会传教士所代表的小世界，以及由"可爱、愉快，但并不怎么讲卫生的中国人"组成的大世界。对他来说，这两者间有密切的关系。而燕大的大财主便是洛克菲勒基金会，在 1936—1937 年，基金会的资助占到燕大年度总预算的五分之一。

燕大与协和的合作持续到 1951 年。燕大的医预科一成立便成为校园的焦点，医预科学生"人数少、质量高"，被称为燕大"精华"。燕大对这些学医的学生有个规定：至少要选修人文科学的入门课程。在当时的燕京大学，学生们有机会沐浴在大师们共聚一堂的浓厚学术氛围中，比如听梁启超的弟弟梁启雄讲《史记》，听聂崇岐讲《中国通史》，听沈乃璋讲《普通心理学》，听赵承信讲《社会学基础》……曾在燕大就读的雷洁琼，回忆燕大教授们的教学方法："我选修的是东洋史。东洋史不讲课，按翁先生（翁独健）指导，自己到图书馆查阅和浏览书籍，做读书卡片，学期末上交评分。教学法与众不同，既传授知识，又教给做学问的方法，一举数得。"在生物学界享有盛名的胡经甫，在讲无脊椎动物时，不许学生们记笔记，要求学生全神贯注听讲。他一边嘴里说，一边画，既条理清楚又引人入胜。听过他课的学生，都印象极深。

这些在综合大学的学习经历，使得医预科学生耳濡目染大师们做学问的方法，沐浴在浓厚的人文氛围中。那时的燕大校园是他们的精神殿堂。

当时学校规定："医预科期间，学生必须读完中文、英文各 192 小时，生物 384 小时，数学 96 小时，化学 544 小时，物理 384 小时，还有经济学、社会学等社会科学。"在结束医预科学习后，需要通过入学考试，并参考医预科时的各门成绩和老师的推荐语，最后决定是否被录取进协和医学院本部。协和的张之南教授回忆，当年考试过关后"还要经过很特殊的面试，教授请考生到家吃饭，边吃边谈，谈家庭、志向、对一些社会问题的看法等，一律用英语对答。在此过程中，了解考生的举止、言谈、表达和英语会话能力"。

人文心和科学脑

有人会问，在正式跨入医学院之前的医预科准备，究竟有多重要？是不是浪费时间？也许对于医学生来说，在正式接触医学之前，非常重要的是：准备一颗人文心和一副科学脑。

从本质上说，医学这一学科，试图理解的是一个与人类有关的永恒话题：人的自然本性。如同神学和法学一样，都指向科学研究的永恒话题，都需要逻辑学和哲学作为基础。但这三个学科所指向的目标又都超越了科学本身。比如医学，它指向身体健康，它建立在对"人的自然本性"无所不包的知识基础之上。但在"人的自然本性"里，却总是存在着一些未知力量。对于这些力量的来龙去脉，人们可以无穷无尽地解释下去，却永远不可能完全地理解，而恰恰就是这些不确定的力量，给医学研究赋予了丰富的实质和生命。

协和的医预科设置，是一段看似漫长，实则必需的、了解"人"的过程。它的存在，除了教授单纯的事实和技巧之外，还体现了一所真正大学里的教学应该有更多的追求。比如，塑造"整全的人"，实现一种更宽泛意义上的教育。真理的范围远大于科学，科学家必须作为一个人，而不仅是作为一位专家，投身到探索真理的事业中。面对真理的追求，需要那种"整全的人"认真投入，这一点对于医学尤其重要。如同神经学家雅斯贝尔斯所说，自然科学的教育价值是培养精确观察的习惯，单纯就研究主题的教育价值来说，自然科学比人文科学要逊色很多。而人文科学的价值是：它允诺了一种对人类历史实质的领悟，一种对传统的参与，一种对人类潜能之广阔性的认识。

"科学脑"对于当时的中国，更有着非同一般的内涵。19 世纪以来，科学中发展最快的分支是医学，它由系统观察为特点的临床医学、实验室为中心的实验医学融合而成。"科学医学"与"归纳法"在科学研究中的主导角色相得益彰。之前的"演绎法"以承认已知的知识为前提，不能用于发现新知识。自亚里士多德始，演绎法一直受到哲学家的厚爱。英国哲学家、科学家弗朗西斯·培根确立了与"演绎法"对立的"归纳法"。他挑战中世纪的科学概念，强调人类不应从自己的头脑中创造一个世界，应从对自然和事物的观察中得到事实。近代以来，大量的科学发现都是通过严格的观察和实验，并在此基础上"归纳"成为科学理论。

在协和创立之初，当哈佛大学校长艾略特、约翰·霍普金斯大学医学院院长韦尔奇、洛克菲勒医学研究所所长西蒙·弗莱克斯纳等美国最有影响力的医学家和教育家，在批评传教士医学和中国教育时，强调如果要把"科学方法"介绍到中国，就要教中国学生学习如何通过实验室的观察、记录和分析，得出有依据的结论。这些洛克菲勒基金会的顾问们被称为"培根人"，以此与传教士、传统教育从本质上区分开来。

在参加 1914 年 1 月的"中国讨论会"前，哈佛大学校长艾略特曾受卡内基基金会所托对中国进行考察。在他的报告中，谈到东西方思维方式的显著差异：

> 东方人（除了近期的日本）从未运用过归纳哲学。西方在过去 400 年里，正是凭借归纳推理的方法得到真知，取得巨大的进步。与此相反，东方人主要依靠直觉和冥想，而且从权威那里接受生活信念和宗教信仰。

他将西医视为向中国引入归纳推理法的媒介，以训练年轻人的观察能力、如何准确记录事实，然后在对事实的观察和比较上得出正确、有限度的推理等。"西方内科学和外科学，是我们送给东方民众的礼物……在传授归纳和推理法方面，再没有比医学更合适的学科了"。当时中国的学生，缺乏在观察和归纳法方面的教育。以上海哈佛医学院为例，该学院的入学标准很高，学生入学前已在圣约翰大学受过一般教育。当艾略特在上海观察这些一年级学生做实验时，却发现他们不具备最低限度的使用归纳法的能力：

> 他们从来没有在此基础上学习过，从来没有人在此基础上教过他们，他们也根本不知道归纳法是什么。并不是说他们没有足够的化学、物理或者生

物知识去解决我们医学院一年级的科目，而是他们从来没有想到过归纳法。

艾略特建议，必须在医学教育中，贯穿使用归纳法进行科学教育和实验室教育："没有这样的培养，我们就不可能在中国为中国人建立可信赖的医学院。"

1957 年，虽未在协和求学但深受协和惠泽的张孝骞，在建议恢复协和八年制的上书信中写道："医学是一门应用科学，需要极为坚实的理论基础。因此医学人才的培养是一桩艰巨复杂的工作。"他一再强调在复校之后，知识一定要学得宽一点，基础要打得扎实一点。他说，医学是同其他学科，包括社会科学在内联系最多、最密切的一门科学，医学生在进入医学院之前，必须具备严格的基本功。

在张孝骞上书两年后，协和八年制终于在 1959 年恢复了招生，这时的校长是黄家驷。一开始，那些学生对于入校前花三年时间在北京大学生物系读医预科很不理解。每一届新生入学，黄家驷和其他校领导都要亲自去一趟北京大学，以亲身体会告诉学生们：医预科的基础对于一个高级医学人才的成长有多重要。副校长张孝骞鼓励协和学生在读医学预科时，要充分利用北京大学作为综合大学的有利条件，扩大知识面，培养广泛的兴趣，选修一些文科方面的课程。

双向选择，吸收"真正适合学医"的人

作为中国第一所八年制的医学院，协和如何选择"真正适合学医"的医学生呢？从协和医预科的设置便能看出八年学习中前三年的作用：一是在进入医学院之前，打下广泛、坚实的人文基础和自然学科基础，塑造"整全的人"，为日后造就优秀的医学生做准备；二是在医预科期间，协和学生实现了八年中的第二次"双向选择"。

关于协和八年制中的"双向选择"，张之南教授曾详细分析过这样做的必要性：

> 一个人决定学医，可能是多种因素影响的结果，有人是真正出于个人的兴趣和志向，有人则可能是由于家庭的意愿，也有可能是因为羡慕医生的社会地位等。有的学生抱着很大的热情进入医学领域，但是，经过几年学习以后，发现并不符合自己的兴趣和心愿，或是逐渐了解从事医疗工作需要较大的奉献精神，甚至会要求牺牲部分个人生活或家庭生活，要勤奋努力、刻苦

敬业，而自己还没有这种心理准备；有的学生在学医四五年后看到同年进入大学的其他专业的同学中，不少已经毕业工作，有了收入，而自己还要继续学习；有人即使从八年制医学院毕业了，回想四年制大学毕业的同学已经工作了四年，社会地位和经济收入都比自己高，也有些悔不当初。

何况以协和为例，对医学生还要高进（高条件进入）、严出（以严格标准毕业出校），出入的门槛都较高。医学生在校期间会反复考虑以上这些实际问题。

如果仅仅是一次高考就从"医"而终，直接决定八年的学习方向和终身职业，往往会让一些学生不是真正认同未来的医生职业，在学医过程中感到夹生、矛盾和痛苦。

在过去的协和，这样的痛苦和矛盾会少很多，因为有三次"双向选择"：第一次双向选择是由高中考入综合大学的医预科时；第二次是在第三年读完医预科之后，大部分学生考入协和，少部分学生因成绩或健康问题不能进入协和，就在原校继续读一年（多为生物系），然后毕业，获取理学学士学位；第三次双向选择是在进入协和读完一年之后，有些学生同样因健康或成绩不良留级或退学，或由于个人意愿改变，另谋出路。

一所能够实践真正大学理念的大学，能将献身探索和传播科学真理的人们集合在一起。在协和的办学理念中，体现了大学必须要做的三件事：教化"整全的人"、职业训练、科学研究。将任何一件事从其中剥离出来，都会损害大学的精神实质。

协和医预科的设置，从20世纪初就实现了医学教育与综合大学相结合的设想。在医学院普遍"精神缺失"的当今，除了感慨、赞叹协和曾为实现高标准而自办医预科的决心，设置医预科的意义也许更值得我们思考。正如马克思写给恩格斯的信中所说："从前没有看到的东西现在到处都露出自己的痕迹……于是他们在最旧的东西中惊奇地发现了最新的东西。"

一位学生进入协和的求学苦旅

考入协和医学院本部后，便开始了医学生的征途。课程设置与美国先进的医学院相仿，强调实验室教学以及师生合作研究，课堂授课时间很少。

医学基础课

协和的每一学年分为三个学期。第一年的重头戏是解剖、生物化学、生理学。每星期固定有两小时的英语教学，同时兼顾法语、德语或科技中文。日后的泌尿外科专家吴阶平，形象地描绘了自己在协和一年级时的作息时间表，可以看到普遍存在休息不足的情况："早8点从宿舍到学校，12点过后才下课，赶回宿舍午餐，午休不超过半小时，又赶到学校，下午2点开始实验课。虽规定5点结束，有时却拖得很晚。记得有一次，直到午夜1点做出实验结果才罢手。一般情况下，6点晚餐，然后到图书馆自习，晚10点图书馆闭馆，回到宿舍继续学习到12点以后才能休息。考试前更是紧张，有的同学通宵达旦、彻夜不眠地复习功课。由于学习过分紧张，学生的健康状况普遍下降，还有一些同学得了结核病。学校方面为此提高了伙食标准，并补贴了伙食费。"

在上生理学课时，讲课和实验操作的比例为1∶3。一些以大组为单位的内分泌实验，比如用蝌蚪观察甲状腺的功能，要求学生自己在实验室饲养蝌蚪，每天记录蝌蚪的生长情况。又比如在摘除狗的甲状腺后，观察它缺钙性痉挛的实验，不仅需要观察、记录和饲养动物，还要做定量测量，以及在注入钙后观察其缓解情况，最后写出实验报告向全班汇报。每次实验都必须经过老师认可，否则就要在课余时间补做，直到通过。每次实验时，做一次就能通过的人数并不多，多数都要用晚自习时间补做。

老协和流传的说法是："一门不及格必须补考，两门不及格要留级，三门不及格就要扫地出门。"在这里的及格线不是 60 分，而是 75 分。在评定成绩时，平时老师的考察和评估也占不少比重。一门学科的考试，除了进行笔试，还要口试和实验测验。考题不只重知识记忆，更看重融会贯通和思维能力。

比如，协和的生理学教授张锡钧、生化系的窦维廉、生理学家冯德培，每次讲课前会发给学生一张纸，上面写着问题，进行小测验。有的问题不是讲过的，也不是教授准备讲的，而是学生完全不熟悉的问题。1943 年毕业的黄宛，在上细菌学课时，抽到了这么一个问题："病毒的物理化学性质是什么？"当时这门课还没开始，什么是病毒都不清楚，又怎么知道它的物理化学性质呢？他去问导师，导师就告诉他，到图书馆去使用文献资料。结果，他看了近 10 年的 100 多篇文章，写出了一篇综述。

在病理解剖学这门课的成绩单上，除了考试成绩一栏外，还有一栏是分析能力的考核分：5，5 - ，4 + ，4 - 等。在考试时有这么一道题："线绳系在手指上会产生什么后果？"多数学生答：被绑住的手指发生淤血性坏死。结果他们都不及格。老师对这些学生说：只答对了三分之一，因为少答了两条。第一条可能是，当线绳松松地系在手指上，不压迫静脉也不压迫动脉，则没有任何后果；第二条可能是，如果线绳很紧地绑在手指上，既阻断了静脉，也阻断了动脉，则会发生手指的缺血性坏死，即干性坏疽。而大多数学生的回答，仅仅是第三条可能：压迫了静脉血管而不阻断动脉的情况。这个试题，其实是为了考查学生对于动脉压和静脉压的深入理解。

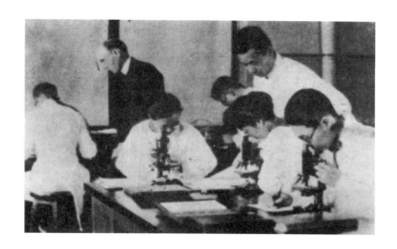

◀ 协和医学生们在组织学课上。

临床课程

上完一年多的医学基础课，开始临床课程，进入各科室学习。一开始平均每天授课四小时，其余时间为实验课或自学。到三年级时每天授课两小时，四年级一小时。有三分之二的讲课时间采用的是临床示教。在三年级时，老师将住院病人带进课堂，用实例示范讲课。四年级时则采用门诊病人来进行示教。

三年级除听课外，要进病房当"临床见习生"。住院总医生给见习生分病例，见习生去问病史查体，写病历作出诊断后，老师进行讨论并做修改。病房的见习生可以参加每天早晨的教学查房和每周的教授查房。四年级时，上课之余去门诊见习，在老师指导下看病。

1942 年毕业的须毓筹记得第一次实习诊断学时，钟惠澜教授亲自当患者，让学生检查他的头、面部。须毓筹和另外两个同学轮流观察、检查，但谁也没说全"病情"。分明是从头发、前额、五官到下颏，都一一检查的，那么到底遗漏了什么呢？这时，钟老师严肃地说："我戴着眼镜，是提示我的眼睛有问题，但你们谁也没有注意，亦未问我为什么戴眼镜，戴的是什么眼镜。做医生就是要全面细致地观察病人！"内科的斯乃博教授，则形象地告诫学生："Don't depend too much on paraphernalia（不要过多地依赖设备）。"他主张看病一定要仔细询问病史，精确地做体检和常规化验，得出比较正确的印象诊断，然后再有的放矢地做心电图、脑电图、放射造影等辅助检查和特殊化验。

内科的临床考试安排在三年级时进行。考试时，老师现场给学生指定一名新病人，要求在一个小时内完成病历询问、体格检查和常规化验，写出病人诊断、鉴别诊断和处理意见。范琪教授当年上学时，分到一名心脏病患者，心里暗喜。当她按时完成考试后，主考老师问了病情，让她说明鉴别诊断和处理意见，各种心脏病的可能性和特点。范琪对答如流，自我感觉很好。但主考老师并未就此打住，而是追问个不停：还有什么别的可能性？她答不上来了。老师还是穷追不舍，她觉得脑子都掏空了。老师问：你是否也应该考虑甲状腺功能亢进的可能性？她当时因为紧张，在询问病情时，根本就忘了询问和甲亢有关的问题。这种经历，很多协和学生都有过。被逼急时，也有学生背后埋怨老师"卖弄知识""故意为难学生"，给老师起各种各样的绰号。

在医本科的最后一年，也就是医学院的第五年，开始进入实习医生阶段，学生们会在各专业科室进行一年轮转。在上级医生的指导下，直接负责 10 个病人的诊疗工作，对病人实行"24 小时负责制"。这是八年学习生活中最重要的一年，因为他们开始真正"管理病人"。无论前一天收了多少新病人，实习医生都必须在第二天查房前完成大病历、拟诊讨论和三大常规。

著名的儿科专家周华康是 1940 届的协和毕业生，他曾经这么白描过在协和内科做实习医生时的每日行程安排："一清早到病房，把自己管的病人看一遍，进行必要的体格检查，并抽空腹血做化验。在主治医生每天查房时，要简要地报告病历和病情，说明自己对诊断治疗的看法，解答主治医生提出的问题，并听取意见。结束后，即修改医嘱，填写特殊检查、化验和会诊单，并进行较急的治疗。午饭后在病人午休时，自己也争取时间做短时间休息。下午继续诊断治疗、操作和化验、收新病人和观察原有病人。白天有空闲时还参加一些业务学习活动。晚上饭后先抽时间看看报纸，再去病房将所有的病人都看一遍，并给一些对症治疗，如镇静安眠药等。然后写病历和病程记录，并读有关书籍。夜间，按病人情况需要，护士打电话到宿舍通知。"

每年 6 月 30 日晚，是协和实习生迁入与迁出的时间。整个宿舍楼有两股人流，一股进，一股出，紧张而有序。新来的实习生放下行李后，就立即换上工作服，开始熟悉自己的工作，并被分上一个信号灯的灯号。除了休假和请假外，实习生白天晚上都必须在医院，医院的各个地方都有明显的信号灯，每个实习生有一个灯号。如果不在岗位上，就会有人打电话给总机要求打亮他的灯号。实习生看到灯亮时，会立即回到岗位。24 小时值班的实习生，既能在医院各处自由活动，又能随叫随到。如果半小时内找不到人，总机报告给院长办公室，第二天就被通知到院长办公室说明理由。

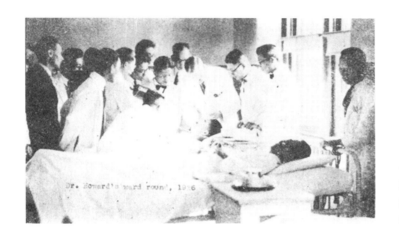

◀ 1926 年，北京协和医院的眼科主任霍华德教授带领医学生、医生们进行病房大巡诊。

深刻磨难、喜获知识，兼而有之

王季午是协和 1934 届毕业生，后来成为中国著名的传染病学家。抗日战争胜利后，他曾受竺可桢之邀，任浙江大学医学院第一任院长、附属医院院长。在《从医学生到内科住院总医师》中，他详尽地描述了自己从一位协和医学生开始成长，毕业后留在协和工作，担任住院医生直至住院总医生的过程。

王季午出身书香门第，中学、大学上的都是教会学校。他先在苏州的东吴大学读过三年医预科，又读了一年大学预备班，1929 年考进协和医学院。在他读书时，从二年级第二学期开始，每周举行一次临床病理讨论会，由病理老师和临床老师一起筹办。三年级时，他开始在病房和门诊见习。最后一年是实习，那时实习生要亲自检验病人的各种标本：痰、胸水、脑脊液……自己检验的结果常常比化验室要快，能早诊断早治疗。

王季午在当实习医生时，曾有多次为找到胸水、脑脊液内的结核杆菌或周围血液内的黑热病的利杜氏小体、疟原虫……花费很大力气，"经常要熬到深夜，但收获也很大"。他在协和实习期间，就有"活科赫"①的美名。有些疾病的病原体，别人找不到，他却能找到。他发现在推血片找疟原虫时，将推片推到载玻片一端，并将推片一端略提起，增大推片与载玻片之间的角度，就可使比重较高的疟原虫集中在载玻片的边缘，变得容易找到，提高了疟原虫的检出阳性率。做完这一年的实习，8 年寒窗结束，回头望去，"自入学到毕业的 5 年中，我的同学中有的被淘汰退学，有的留级，有的从他校插班进来，到毕业时只有 25 人"。

"协和育人模式"的特色之一在于，医学生毕业了但学习之路仍未终止，更确切地说是终身学习。协和医院实行的是临床住院医生制度，每年面向毕业生招聘一次。工作三四年后有机会当上住院总医生。因名额有限，需经过激烈竞争才能聘上。当时的协和医学院崇尚先进的西方医院管理理念，包括"完善的招聘制"和"讲求效率的制度化管理"。在毕业后继续做了三年的助理住院医生后，王季午被聘为内科住院总医生。这是个非常荣耀和锻炼人的职位，在他之前，已有 10 人担任过这个职位，其中有医学大家张孝骞、钟惠澜、刘士豪、邓家栋、谢少文。

王季午认为，协和的八年制教育以及后来三年的住院医生制，强调的是扎实、深厚的基本功和实践经验。协和学生在整个八年学习期间，打好了普通理科基础、医学基础、临床实践基础。在毕业后的四五年，又接受了严格的临床实践，并开始用临床资料对一个医学课题专门进行观察与研究。所有这些在王季午看来，"是培养高级医务人员的必由之路"。

著名心脏病专家黄宛回忆起在协和的几年经历，深刻的磨难及喜获知识的乐趣兼而有之，"令我 40 多年来未能丝毫忘怀"。1986 年夏天，和黄宛同一班的 1943 届协和毕业生再聚。这些老协和人坐在一起，回忆自己的协和生涯，用的题目是"无限依恋忆协和"。在畅叙旧事时，他们提到许多协和的特色，比如上基础课时培养独立思考能力的小测验，临床见习导师制，以及协和传统的教学巡诊和病理讨论会。此外，一个少不了的主题是"激烈的竞争、无情的淘汰"。

① 罗伯特·科赫（Robert Koch）：德国著名医学家，诺贝尔生理学或医学奖获得者，曾发现结核杆菌是结核病的病原菌。

当时，协和为调剂学生生活，促进同学间的交际，每周六晚请几位教授夫人教跳交际舞。宋鸿钊说："同学们因功课紧，去的不多，教授夫人便亲自到宿舍邀请。我和几位南方来的同学，因怕功课跟不上，不愿参加，为避免宿舍灯光外露，教授夫人们来叩门邀请，就把桌灯放在储藏间内，把自己关在里面念书。"

同是 1943 届学生、后来从事公共卫生营养学的范琪教授，她父亲曾是当地有名气的开业医生，当时她自己也觉得学医后当开业医生很好，治病救人。不过，她一到协和就改变了想法。她"看到各位老师在从事教学和医疗的同时，都在进行专题研究，常常在实验室忙碌到深夜。他们联系各自的专业，经常去图书馆阅读新书刊，星期日上午也常去……他们的研究成果，明显地提高了医学理论和实践。"当时，做开业医生可以获得很高的报酬，比留在协和当教员的报酬肯定高得多，但她自述："由于受老师们的影响和协和学术空气的熏陶，在学生时代就逐步明确：毕业后不能仅当一名开业医生。这个想法，在当时的学生中是很普遍的。"

协和育人模式

有不少人概括过协和颇具特色的育人方式。比如，中国科学院院士吴英恺在 2003 年出版的《老协和》序言中提到：协和的特点是小而精，理论联系实际，打好基础，保证人才和事业的持续发展。"过去如此，今后也应如此。"对于如何培养医学人才，吴英恺最看好的是老协和的育才之道。晚年时，他曾几次将协和医院的领导请到家中，探讨老协和的淘汰制、24 小时住院医生制、住院总医生制。他说，过去协和培养 10 个人，准能出两三个名医、名教授，中国需要"五星级"的名医，需要像协和那样的、高质量人才的土壤。

在 2001 年出版的《协和育才之路》前言中，在 20 世纪 60 年代任协和副校长的董炳琨这么写道："（协和）学校历史悠久，几经沧桑，曾三次停办，三次复校，在大环境影响下有过很多变化。它在我国医学界和医学教育界作用最为突现的时期，是 20 世纪二三十年代和新中国成立前后一段时间，其教学风格和特色的形成，也是在这段时间。"

为了能把协和的育人模式提炼、传承下来，在召开第一次《协和育才之路》的编写讨论会时，93 岁的邓家栋来了，89 岁行动不便的吴英恺院士来了，80 多岁的章央芬、冯传汉也来了……总共 19 位。到了第二次讨论时，增加到 26 位。究竟什么是协和育人之道呢？经过这些老协和人或是老协和管理者的共同讨论，除了学生少、条件好、要求严、教师一流、特定的历史环境之外，多年的协和教学形成了一套优良的教学传统，特点是：

○ 强调能力培养，而非死啃书本；

○ 强调基本功培养，未来发展才能厚积薄发；

○ 强调科学严谨，养成认真求实的习性；

○ 强调理论联系实际，在参与解决实际问题中成长，培养创新意识。

与它们相近的另外一个版本则是，强调"三基三严"。"三基"是基础知识、基本理论和基本技能；"三严"是严肃态度、严格要求、严密方法。但与"协和育人模式"相关联的残酷的淘汰制、培养的学生少、学制长、全英语教学……这些在当时和今日看来仍属极端的做法，围绕它们的争议，一直就没有停止过。

备受争议的协和育人模式

协和创建时实现的高标准，可以称为"Flexner 模式"。协和的整套课程全部按照"Flexner 模式"设置，具体元素包括：医学院与教学医院直接挂钩、全职的教学和临床工作人员、4 年的住院医生体系、强调临床和生物医学研究、至少 3 年的医学本科预科，以及研究生培训。

有学者曾做过这样的比较：相对于"Flexner 模式"，北京协和医学院缺少的是一所大学；相对于"约翰·霍普金斯模式"，北京协和医学院缺少的是公共卫生学院[1]。

除了以上缺憾，北京协和医学院可能是"世界上唯一的、建筑设计反映了 Flexner 核心元素的医学院、医院复合体"。尽管它模仿像王府庭院，但花园长廊构成了医院、教学楼、基础研究建筑之间的物理连接。学生、教职员工的宿舍区，与毗邻医学院的校园区，构成了一个居住性的科学社区。

"Flexner 模式"在当时美国诞生的背景是：医学教育的精英主义与平民主义之争得以解决，严格的专业训练最终胜出。"一个国家、一种文明的教育之摆，正荡向另一

---

① 约翰·霍普金斯模式源于德国体系，一个重要元素就是在大学里设立一所医学院，及与之平行的一所公共卫生学院。

个完全不同的国家和文明。"它从美国几乎原封不动地移植到了中国，便难免备受争议。

入学标准？英语教学？

对协和办学模式的争论，甚至早在 1914 年 1 月的"中国会议"就已经开始。为期两天的"中国会议"是关于中国项目的第一次重要会议，洛克菲勒基金会邀请了当时美国著名的医学家、教育家和传教士领袖。

首先是关于入学标准的争论。中国当时医学院以下的教育，不要说是高中教育，就连大学本科的科学教育，都无法培养出协和要招收的合格学生。"上公立学校的学生，得到的是中国的经典式教育；上教会学校的学生，得到的是西方的古典式教育。无论在哪里，都很难看到学生在科学观察和运用归纳法方面得到彻底的培养。"那时，中国的高中没有系统的化学、物理和生物课程，只有对科学的一般性介绍。"这种介绍没有遵循现代科学精神，也不提倡对构成现代科学的组成内容进行敏锐观察，更不是建立在归纳法的基础之上。"

在采用何种语言教学的问题上，也争议颇多。从 19 世纪最后 20 年到 20 世纪最初 10 年，中国的医学院主要用三种语言教学：德语、英语和中文。早期也有极少数用日语的。在"中国会议"上，针对这三种语言的利弊进行了讨论。当时，德国的医学教育体系对东方影响很大，德语是表述医学科学的两种语言之一，另一种是法语。当时的日本东京大学医学院主要用德语教学，去日本学医的中国人受的是德语教育。中国从清朝末期开始，医学教育的学制仿照日本。相比之下，英语在当时主要是商业用语。英语教学在当时的教会、政府高中及大学都很普遍。为了翻译中文里没有的医学文献，跟上科学进步，毕业生必须要受到英语教育。但掌握这样一种陌生的语言，达到能在科学工作中运用自如的水平，难度相当大。当时在中国用英语教学的医学院中，只有三所令人满意，而在生源方面，不及德语教学的医学院。

支持用英语讲课的也有中国人。获得剑桥大学医学博士学位的伍连德强烈呼吁，讲授一门如此精确、发达的科学，一定要用英语。并不是说所有的教会医学院都要用英语，但协和医学院应为中国树立一个更高标准的医学教育榜样。

赞成英语授课的专家认为："受过英语训练的医生所占的比例，对于中国建立以彻底和完善的医学教育背景为基础的医学行业来说，至关重要。这些人在不远的未来，将是教师和领导，不论以后中国对医疗有什么规定，只有用英文培养出来的人，才能给中华民族传授医学的灵魂。"

中文虽然是中国人的母语，但弊病在于，已翻译成中文的医学词汇非常有限，因此用中文讲授医学科学及其最新研究有难度。中文的医学教材和文献无法满足需求。而且中国没有医学杂志，缺少与外界的医学实践和最新进展保持联系的机制。在医学道德伦理方面的中文翻译，也相当不足。中国人到国外深造很难，很少有人受到这方面的教育。中国人有"极强的庸医倾向"，很容易采纳庸医的方法，也很难摆脱迷信观念，所以医学科学教育对中国人极其重要。

韦尔奇在建校之初提到："关键在于把中国人提高为一流的医学人才，每一个建议都必须以此为出发点。"提倡英语教学，与这一教育目标密切相关。在一个医学受到国际性关注的时代，英语对国际性科学交流来说不可或缺。但也有争议：接受英语教学的中国学生，可能会失去与大众的联系，也无法让中国医学进步。韦尔奇说："我们最终的目标，是把中国人培养成医学教员和管理者，最后能够传承下去。"要等若干年后，才可能用中文进行全面而令人满意的"科学医学"教育。

心胸外科的名医吴英恺读的是沈阳的医学院，毕业后到协和，先实习，后当住院医生。他这样描写一个外省青年眼中的协和："这里绿瓦顶白栏杆，找人打灯号，见面说英语，行路带小跑，办事死规矩。"初来乍到，每次查房前他都要一个人在厕所里对着镜子背诵病历，改正自己的英语发音。

在20世纪30年代以前，中国没有统一的医学名词和医学教材。最初的协和教师队伍中外国人占多数，不可能用中文教学。在当时的背景下，掌握好英语，才有可能学到最前沿的医学知识，进行国际交流。当时协和所用的教材、参考书，全是英文。图书馆中的绝大部分书籍和杂志，也是英文。当时的协和课堂、实验室、病人病历、病房巡诊教学和学术讨论……全用英语。即使是中国师生间的日常交谈，也用英语。

对于"完全用英语教学"，不断有人提出异议，认为中国人应该用自己的语言表达和交流，不应让学生轻视自己国家的文化。在 20 世纪 30 年代，中国政府曾指示协和要纠正"忽视中文"的倾向。后来学校也决定要中、英文并重，但直至协和被日军关闭，这个想法也未能实现。

虽然今日的医学生不必连病历书写、师生交谈也用英语，但也许他们能更深切地理解"英语"对于跟上世界医学的进展有多重要。一位协和医生这样描述了林巧稚在协和面对新一代医生查房时的情景：

> 最能让林大夫高兴的是，查房时陪伴她的高级医生必须有如下两个本领：第一，因为林大夫英语太好了，查房时会经常不自主地说出一些英语来，你必须能准确、简要地帮助她老人家向病人解释一下；第二，林大夫有时会找不出一个合适的汉语词汇来表述自己的意思，而她又要求你非常准确地找出这个词，你必须善于捕捉林大夫的思想脉络和表达方式。

2006 年一位协和的年轻大夫参加国际会议回来，他说，最大的感触是中国的英语教育，"语言是工具，如果我们因为语言影响了和世界的沟通，那是非常遗憾的事情"。本来他觉得自己的英语水平比中国大多数医生要好，但在参加国际会议时接触 36 个国家的医生后，却发现与他们的英语相比，自己相去甚远。"且不说那些以英文为母语的国家的医生，菲律宾、南非、尼日利亚，这些国家的医生讲英文是非常的自然，其他一些国家的医生讲英文也比我要流利得多。表达的自然程度让我自愧不如。在马来西亚，从首相到医生，乃至到一个乡村分娩中心的医生，都可以用英文非常流利地表达。而那些来自英文非母语的国家，譬如埃及、伊朗、泰国的医生，也可以讲流利的英文，让我吃惊。"

他非常感谢在协和接受的八年制医学教育，"我们在医学院上解剖、生化、生理、组胚、药理使用了大量的英文原版教材，虽说当时是一个痛苦的过程，却使得我们在两年内习惯了阅读英文，这也为我们后来的医学英语奠定了些基础。但是不利的是，我们学习的都是哑巴英语"。他曾看过协和 1952 年之前的病历，全是英文的。那时的老协和是完全用英语教学的，"但是到了解放以后，我们否定了一切，全改为中文的了"。

漫长的八年制、残酷的淘汰制

对于协和的"长学制",也一直存在争议。

虽然在今天的中国,八年制医学教育已不仅限于协和,但此前对八年制一直有反对意见,甚至1932届协和毕业生严镜清也说:"这八年制真是太长,比起别的学科和别的大学是加倍长,对于一个像我这样的穷学生,这八年更是一个大的负担。"

一位日后进协和学习的医学生,他的学习生涯总共是20年:小学6年,中学6年,再加上大学8年。严镜清分解了他在协和读书时的八年制具体安排,"头三年是预科,后五年是医本科。三年预科主要是学数理化和生物学;还有人文科学,包括文史、社会学、心理学等。医本科的头两年是基础科,后三年是临床科,末了一年是住院实习。如果去掉预科三年(这三年学的从表面看来都与医学无关),再去掉住院实习一年,只剩下四年,学习时间实际上跟专科制一样或相差很少"。

他建议中国"必须增设各类各级别的医学院校,有较长学制的,也有较短学制的,这样,才能满足我国各种类各层次医务工作的需要。至于将来是否有可能酌量缩短学制,而仍能保持教学质量不下降呢?我想,如果能大力充实设备,积极培训师资,用真正懂教育的人员来负责主持教育行政工作,缩短学制而又保证教育质量是可以做到的"。

在老协和的这八年制学习中,还实行一种残酷的"淘汰制"。最明显的淘汰有两次:第一次是报考协和的学生,先读完三年医预科,经过考试,结合医预科的各门功课成绩和老师评语,决定是否能够录取进协和本部,成为医学生;第二次是进入本部后,第一年和第二年因成绩差、身体差等被淘汰的,常占入学时人数的四分之一。这期间,也有因兴趣转移、健康、经济状况和学习情况而退出医学领域的。

惊人的淘汰率,优中选优,伴随的是学习紧张和无形的竞争压力,许多毕业生后来在回忆时都有描述,甚至有一些人用了"磨难"这个词。药理学教授金荫昌在回忆录里说,这甚至是一种无谓的紧张:"在协和,对学生的任何要求都是严格的,曾传说有某生因为考试时答错了用药剂量而被留级一年。为了显示课程水平之高,这种操之过严的措施,据传在协和各科之间大有'你追我赶'的劲头,因而造成学生学习中无谓的紧张。"

在协和，还有一个名词用来形容协和人的紧张生活，这就是"协和脸"。因为协和人学习紧张，压力大，久不见天日。吴英恺初到协和医院时就描述了这张"协和脸"："住院医生的伙食完全由医院供给，一日三餐及两次茶点（下午四点及晚上十点半），质量很高，可惜由于工作过于紧张忙累，大多数人往往是食欲欠佳，甚至'望食兴叹'。那时做住院医生，成日忙着工作和钻图书馆，久不见'天日'，因而面色苍白，当时习惯叫'协和脸'。"

中国著名的泌尿外科专家吴阶平，曾在传记中叙述，自己到协和学医完全是听从父亲的安排。思想开放、早早投身民族工业的父亲认为，社会腐败不能让儿女们从政，而做医生是一种既高尚又稳妥的职业，"要想当一个有本领的医生，必须进协和"。在60多年的时间里，吴家先后有10人在协和学习、工作，成为国内罕见的名医世家。

在吴阶平的文章《用医学生的眼光看协和》中，第一节谈的就是惊人的淘汰率："一进校，压力便扑面而来"。他以自己的经历，描述了从进协和医预科开始到最后成为住院总医生的"宝塔尖"制度："要想进协和，最好先进燕京大学，在医预科学习三年。1933年我考入燕大医预科，全班共有52名同学，到1936年考协和时，却只有15人被录取。进协和那年，我19岁，是全班年龄最小的。一进校，压力便扑面而来。能否在协和读下去，关键是一年级。我们上一班读完一年级后，因学习成绩不合格离校的有4人，留级的有4人。学校的意图是，对经过一年学习表明不适合学医者，早一点淘汰，有利于学生及时转入其他专业。"在叶恭绍教授后来的回忆中也提到："一年级是个难过的关。这关就是生化学和生理学。有这两员'哼''哈'二将把门，许多考上协和的同学，就是因为过不了这一关而留级或离开协和的。"

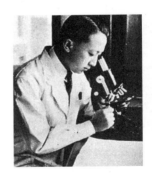

▲ 1942届医学生吴阶平在细菌学实验课上。吴阶平是家族中第三个进协和的人，吴家也是国内罕见的名医世家，他的哥哥吴瑞萍、弟弟吴蔚然、吴安然，分别是儿科、外科、免疫学专家。

吴阶平还回忆说："学校对学生要求极为严格，从专业学习到言谈举止，都必须一丝不苟。每位教师手中有一份附有照片的学生名单，教师很快就熟识了每个同学。平时的实验报告、读书报告或病历记录，都要求记述准确，书写工整，交教师或上级医生批阅。考试制度更加严格，除平时考核笔试之外，有些课程要附加口试。学期终了，教师们要开会，认真评议每个学生的学习成绩、培养前途，并决定优秀生、留级生以及淘汰生名单。"在无形的压力之下，"同学们进取心很强，个个争先，力求学习好，有礼貌，准时，认真，信实可靠。学习再紧张，也注意仪表整齐地出现在教师面前"。

协和的考试，75分是及格线，也是学生们的"生死线"。临床考试只有极少数能拿到90分，85分就很优秀了，成绩不合格的就有可能留级或被退学。这种看上去无情残酷的"淘汰制"，为的是尽可能筛选出可成为医学大家的精品，虽然淘汰标准也未必公允。

对于那些在"淘汰"中生存下来的优秀生，协和的奖励倒也毫不吝惜，以提升他们的荣誉感。在医学生一、二、三年级结束时，每年评选出两名优秀生，免交下一年的学费100元。每年毕业班中最优秀的学生，还能获一笔高达400美元的"文海奖学金"。文海（Walter A. Hawley）是早年协和医学堂的一位美籍教会医生，他捐出全部财产作为对协和最优秀毕业生的奖励。1933届的邓家栋就用这笔奖金还清了上协和欠的债。在1929年，林巧稚也是那一届毕业生的"文海奖"获得者。当时，这笔奖学金相当于一个助理住院医生一年的工资。

在举行毕业典礼时，还会在毕业班的下一届，即四年级的医学生中，选拔出一名品学兼优的学生，担任毕业典礼的司仪。学生司仪手持一根特殊的纪念牌，类似于乌木权杖，外形仿照周朝传统"圭"，象征尊严和权威。周朝的圭是一块白玉，一端有一个"V"字形刻痕。协和的圭，不是玉也没有刻痕，在一端有一个窄金箍，上面刻着学生司仪的姓名。每年都会制作一个新的金箍，在上面刻着当年新一任学生司仪的名字，这对于学生来说是一种极高的荣誉。学校原计划当纪念牌上套满金箍、成为一块亮灿灿的金牌时，保留在学校，作为永久性纪念。遗憾的是，当抗日战争胜利、协和医学院复校后，那块套有9个金箍的纪念牌，再也难寻踪影。吴阶平就曾经担任过司仪，他参加的是1941年的毕业典礼，名字刻在第九道金箍上。他的姐夫陈舜名也曾担任过学生司仪，姓名刻在第二道金箍上。

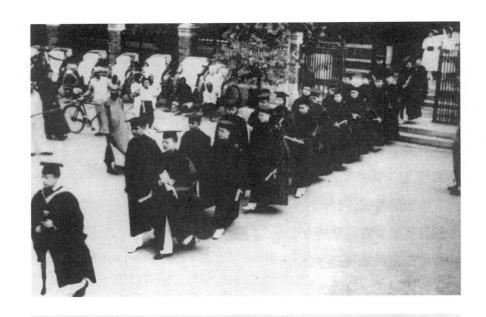

▲ 1941年的毕业仪式中，同学们身着博士服自礼堂走出，吴阶平作为学生司仪走在最前面，手持金箍环绕纪念牌。

　　老协和的"淘汰制"，对很多学生是一种无形压力，对那些能在压力下生存的学生来说，激发的则是竞争，激发的是向上的气氛。在吴阶平上到五年级时，"班上公认，黄国安和我学习成绩最好，我俩相比，黄国安成绩稳定，一、二年级时，名次比我高；我的优势从三年级才开始，提高较快，被认为是突出的。我主动找黄国安，邀他同住一间寝室，他欣然同意。彼此都明白，这一年我俩要认真竞争一下，看毕业时谁能获得优秀生的桂冠。我们相处得十分融洽，在学习上，互相都得益不少。这场竞争后来未见分晓，因为珍珠港事件后，医学院被迫停办，无法按照常规进行评比"。竞争的气氛不只表现在学生、青年医生中间，教授之间亦不例外。一些教授继续留任，另一些聘期满则离开了协和。抗日战争初期，担任妇产科主任的惠特克不把门诊和住院病人放在心上，只顾在实验室搞研究，还挖苦林巧稚："你以为拉拉病人的手，给病人擦擦汗，就能当教授吗？"当他任职期满，协和没有再续签聘约，而遭惠特克讥讽的林巧稚在这一年被聘为妇产科主任。

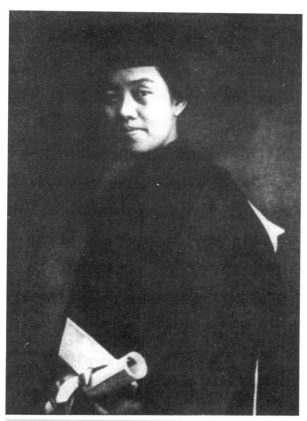

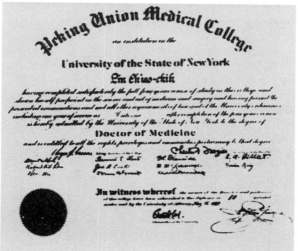

◀ 1929 年林巧稚毕业，获得博士学位，并获毕业生最高荣誉"文海奖学金"400 美元，在当时相当于一个助理住院医生一年的工资。

◀ 林巧稚的毕业证书。

奢侈的生活条件

在协和，学习负担很重，可学习条件也很好，在生活细节上堪称呵护备至。这呵护，从新生入学上路的那一刻就开始了。1924 年的秋天，18 岁的严镜清被协和录取，从上海绕道武汉到北京，到了协和的学生宿舍文海楼，"门房工人带我去看一个布告牌，其中有一张是宿舍房间分配名单，这牌上布告都是英文的。我很快找到我的英文拼音名字，就顺利地住下。两人一间，很宽敞、讲究、舒适"。

宋鸿钊入学时是 1937 年，从苏州东吴大学医预科毕业考上协和，正值抗日战争，南北交通中断。直到 1938 年，他才上了路，但也是绕道上海，坐船到天津塘沽，再去北京。第一次出远门的宋鸿钊正忐忑时，船到塘沽，有人上船来告诉他，岸上有人接。一问才知是协和派来的，怕他上岸遇到困难，帮他办理登岸手续。他被送上了去北京的火车，报到后，注册主任安排宿舍工友组长接他到学生宿舍，房间里的物品一应俱全。第二天，校医通知他检查身体，还准他休息一天以缓解旅途的劳累。抗日战争爆发以后，许多来自南方的同学由于当时汇兑不通，失去了经济来源，学校知道后就借给每人每年 100 元。

老协和人回忆上学时"衣服自己不用洗，由洗衣房洗；房间卫生不用打扫，有工友管；就连被子也用不着叠，早晨起来拔腿就走"。学生宿舍有一个相当大的休息室，有地毯、沙发和几张桥牌桌，有一部很好的留声机和一台很大的两波段收音机。"书架上有当日的报纸，很多英文小说和美国画报《生活》以及《时代周刊》等。晚饭后，大家都愿到这里玩一会儿。另有一个健身房，有许多锻炼身体的器械，不过，同学们功课太紧张了，去的人不多。"

入学时及上学期间，有定期健康检查、X 光透视检查等，诊断治疗及住院都免费。身体瘦弱者可吃免费供应的鱼肝油。学校提倡体育活动，有课间操，缺操的或出操不认真的学生要被低声问姓名。学校里设有网球场和篮球场，冬天有溜冰场。但事实上，大多数学生平时很少参加体育活动。在卢沟桥事变之前的二三十年代，到了周末假日，学校还派车送学生去郊外风景区郊游，以增强体质。

在第二次世界大战以前，协和的学生出版了 3 期《协医校刊》，皆用英文写作，刊登了许多戏剧小组、俱乐部、班级活动、学术论坛的图片。在 1924 年的第一期《协医校刊》中，瑞典籍的护理系学生令瑞雅（Svea Lindberg）描述了协和的圣诞节。节前一周，大家开始准备。在平安夜，令瑞雅走进病房，推开了一扇贴着红纸的门，上面的红色中文表达着圣诞到来的喜悦之情。在病房内，她看见一棵装饰着各种彩色灯泡的圣诞树。每间病房的门都被装饰成供圣诞老人出入的壁炉。下午三四点，在门诊部举办了儿童聚会。孩子们"从厚厚的棉衣中伸出稚嫩的小手，小辫子上扎着鲜艳的丝带"。背景中传来圣诞颂歌，圣诞老人突然从火炉中跳出，给每个孩子发放礼物。圣诞节早上 5 点，护士们唱着圣歌从病房穿过；9 点，圣诞老人再次出现，给每位病人、医生以及护士发放礼物。

　　学生也组织了戏剧社、演说团和歌咏团，还有杂志研究社，可以培养学生科研写作和展示论文的能力。体育活动则以教师足球队、篮球队和网球队为代表。协和的棒球队甚至可以和驻华北美军最强的队伍抗衡。

▲ 《协医校刊》（The Unison, 1931—1932）的扉页，胡适题辞。《协医校刊》会报道学生们紧张学习之余轻松的一面：根据学生平时的非学术成绩，可以获得特设的荣誉学位，比如，授予陈鸿达以"摄影学士"，授予康锡荣以"睡觉学士"，授予钟惠澜"音乐博士"。

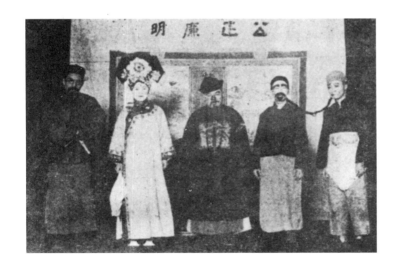

◀ 老协和学生会文娱组的成员在演戏。自左起：程玉麟、聂毓禅、荣独山、钟惠澜、朱章赓。

求质的少而精，还是求量的扩招？

关于协和的宽进严出、培养人数少，也一直存在着不同的意见。

从 1914 年着手准备，到 1917 年开始招收医预科学生，协和坚持"优中选优"，选出真正立志从医的学生。校园里的老师比学生多，是一个稀松平常的现象。协和的老师们已经习惯去带领这支以一当千的精锐之师。从 1924 年第一班毕业到 1943 年，协和共毕业了 310 余人，平均下来每年 16 人。

最初当洛克菲勒基金会计划在远东建立一所协和这样的医学院时，设想是：小规模、高水平。在 1914 年考察团的报告《中国的医学》中，反复权衡了"求质还是求量"的问题。协和医学院在规划时，按每班 25 人、最多 50 人设计，医院设计的床位是 250 张。按照这样的数字，规划了协和医学院、医院的建筑和设备。但在协和办学过程中，不断有人提出：中国人口多，医学人才严重缺乏，以协和的人力财力，应招收更多学生，尽早为中国培养更多的医学人才。

在 1932 年，协和的生物化学教授吴宪估算，中国需 80 年才能达到每 1 000 人有一名医生。当时的卫生署副署长沈克非也算过，中国需 100 年才能培养足够的医生。在 1946 年洛克菲勒基金会的报告中，也提到中国最少需一个世纪才能达每 2 000 人有一名医生。

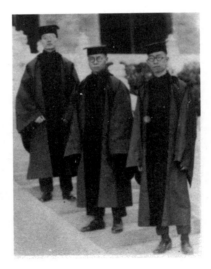

▲ 1924 年协和医学院的第一届毕业生：梁宝平、刘绍光、侯祥川（自左起）。经过 10 年的艰辛努力，换来的只有 3 位协和毕业生，这并未让洛克菲勒基金会感到回报无着，他们仍旧坚持一流的精品办学。

要求协和扩招的压力一直存在。曾在协和教生理学的林可胜，对每班只招收 25 名学生的限额也有意见。他建议根据协和的条件和设备，每班应接收 40 名学生，甚至可增加到 50 名。在 20 世纪 30 年代，国际联盟的医学顾问也提出过这个问题。1939 年，协和医学院董事会曾同意每年招生增加到 40 人。在 1948 年考虑重建协和时，亦决定每年招生至多不超过 40 人。

今天的协和，则未能免受"大学的膨胀"的影响，不得不为争取更多经费而多次增加每年的招生名额。

毕业于华西医科大学的曹钟梁教授，曾于 1935 年至 1937 年在北京协和医院进修，后来任华西大学医学院院长，他如此评价协和的育人模式：

> 我曾到北美洲进修内科、传染病学两年。在国内曾听说协和主要是根据约翰·霍普金斯大学医学院的模式加以改进组成的，因此，我专门申请到约翰·霍普金斯的内科参观学习三个月，着重了解它的设备条件与教学方法。对比之下，我认识到：小而精的特殊条件下，协和所采用的教学方法与取得的教学效果，不仅不亚于约翰·霍普金斯，而且在某些医学理论、实践操作和学生综合素质方面，可能是高于它的。

启发那些"想成为自己的个体"

大约 100 年前,美国的实验主义教育家、哲学家杜威(John Dewey)是"进步主义运动"的最主要发言人。他提倡"进步教育",强调启发和能力培养多于资讯记诵的教育方法。杜威是胡适、陶行知在哥伦比亚大学读书时的导师,蔡元培称他为"西方孔子",1919 年他曾来中国讲学,前后两年多。在给女儿的信中,他描述亲眼见到的协和建筑群:

> 洛克菲勒的建筑显示出金钱的无所不能。在这座满目疮痍的城市中非常突出,仿佛是启发思想的纪念碑,记载着过去的荣耀,同时又不失现代元素。它们跻身于中国最精致的古典建筑之列而无愧。

不是把水桶灌满,而要将火点燃

约翰·霍普金斯大学医学院自 19 世纪末建立后,课程表上就有了解剖学、生理学、病理学、药理学、微生物学……这些医学的新门类,同时,这个学校的教学方法也发生了重要变革。年轻医学生们不再是被动的观察者,变成了主动的参与者。他们接受知识的方式,也从讲座、示范,变成了实验室的具体操作、在病床边见习及实习的病人负责制。在当时,有一种听起来虽偏激但能反映出潮流的说法:以前的讲座是

"一种缓慢而愚蠢的教学方式"，简直"荒唐"。由老师讲述和课本描述的心脏二尖瓣杂音，是无法代替学生拿着听诊器亲耳去听的。真正的实验室操作和病人负责制，使得约翰·霍普金斯的医学生们不是坐在观众席里，而是自己站到了讲台上。这才是真正的学习。给它换一个通俗的说法，就是"在干中学"。而深受约翰·霍普金斯模式影响的协和，主要的教学方法同样是杜威提倡的启发式，重实践，重能力培养。

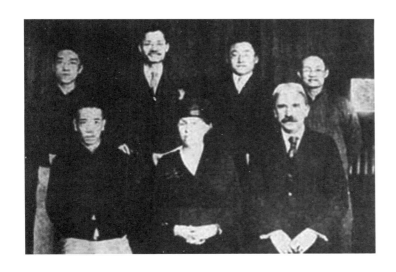

◀ 1919 年杜威访华时的合影。他在《美国与中国教育》一书中说，年轻的中国人"需要西方的知识和方法，以便他们独立地运用它们来发展自己的国家，而不是抄袭其他国家"。
前排左起：史量才、杜威夫人、杜威。后排左起：胡适、蒋梦麟、陶行知、张作平。

剖析当时美国医学教育所包含的先进成分，"实验室操作"是从德国学来的，"床边教学"是从英国、法国学来的。但在这些欧洲国家，只有优秀的高年资医学生才能有学习这样的知识的机会。而约翰·霍普金斯大学医学院希望更多的医学生得到学习的机会。当时掌管教学的内科主任奥斯勒说：坚实的基本功教育，起码要用在 87.5% 的志在成为医生的学生身上，而不仅是用于那些有志于从事教学和科研的医学生。

为什么到了 19 世纪后期，世界能够在医学教育的理念上发生堪称革命性的转变呢？这是因为医学教育家们越来越强烈地意识到，和医学有关的信息，已经可以用"海量信息"和"惊人的聚积速度"形容，以至当时密歇根大学医学院作出决定：图书馆不再把重点放在去购买更多的课本上，转而开始订阅世界上主要的医学期刊。医学生们在医学院里学习的那几年，仅仅是在医学信息大海面上的蜻蜓点水。据说后来成为著名神经外科专家的哈维·库欣（Harvey Cushing）在哈佛大学医学院读二年级时，因为课程表过于拥挤而患上了抑郁症，那是 1893 年的事。在这种情况下，教育不能再是把水桶灌满，而是要把火点燃。

奥斯勒曾如此表达了他对医生这个职业的认识：医学是"一生的学习过程"。与奥斯勒名列约翰·霍普金斯"四大巨人"的韦尔奇，在 1886 年曾如此感叹道："一个脑子里能装下医学界所有确定的事的年代，一去不复返了。"于是，教会学生们怎么面对这些海量信息，怎么处理、归纳、诠释这些信息，显得越来越重要。医学教育需要给学生们建立一种正确的方法：去获取所需的信息，然后评估这些信息，而不仅仅是列举事实。

在奥斯勒的课堂上，医学生们一直在对着病人进行学习。课堂从病人开始，到病人结束。而教科书和老师讲的课只不过是工具而已。医学生们不需知道奥斯勒所教的内科学的所有知识，但是他们要掌握重要的一点，即"为医的原则"。如同著名地质学家丁文江所说：科学的全能，"不在其内容，而在其方法"。

真正的医学院，培养的应是有科学思维的医生，而不是一头扎进琐碎之中再也出不来的医生。奥斯勒将此概括为："把医学生引导到正确的路上，给他方法，教他怎么学习，怎样尽快找出哪些是重点哪些是非重点。"韦尔奇则把这叫作"科学的思维习惯"。医学因为使用"归纳法"而成为"科学"，并取得越来越多的成就。韦尔奇在 1915 年的中国考察之行后说，科学实践对欧美学生很重要，但对中国学生更重要。由于他们长期不用，所以缺乏"精确观察自然现象并对此正确推理的能力"。因此，"我们所做的一切，都应为了培养科学调查的精神，这种精神并非真正缺乏，只是目前处于休眠状态。今天的中国，就像 17 世纪初实验方法尚未被引入各科学学科时的欧洲一样"。

引导到正确的路上，教他怎么学习

在当时的约翰·霍普金斯大学医学院，流传着一位解剖学教授的故事。这位教授上课时，会提供给学生们一具尸体、一个参考书目的书单、解剖的基本要点，以及用显微镜的方法，然后让学生们自学。他对学生们说，尸体就是你们的课本。解剖室从星期一早上开到星期六晚上。学生们可以问老师问题，和老师讨论，教授及其手下的教职人员一直都在。有个笑话流传说，这位解剖学教授的妻子问他，该怎么给孩子洗澡。

解剖学教授答道：把孩子放到澡盆里，让他自己去摸索该怎么洗。在这位教授的学生中，至少有 20 位后来都成了解剖学教授。

在协和医学院的一年级，人体解剖是重点课程。1947 年协和第一次复校后，张鋆教授主持人体解剖课程。在人体解剖的实习课上，4 人一组，解剖一具尸体标本，两人负责一边。实验前，首先要求学生尊重尸体，对每个部位如何下刀，都有规定。这是学生接触的"第一位病人"，不允许随便做切口。

张鋆教授上课从不用教室已有的挂图，而是自己在黑板上一边讲一边画，用不同颜色的粉笔，清楚地展现有关部位的神经、血管的走向及其与邻近肌肉、骨骼间的关系，分毫不差。遇到有双侧对称的情况，他还会展露绝活，两手同时握笔，左右开弓，双手画解剖图，把枯燥的解剖课教得活灵活现。上过张鋆教授课的医学生，有的也练就了画解剖线图的基本功。

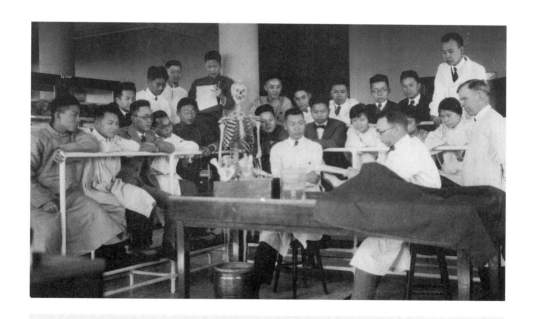

▲ 协和医学生在听老师讲解剖学（1924 年）。

1953 年毕业的张铁梁教授日后回忆："张鋆教授的课讲得非常快，一面在黑板上画着解剖图，一边用英文讲，快得你无法记笔记，其实他并不要你死记，只要你听，课后马上进解剖室，去观察尸体，特别让学生注意发现每个尸体的变异。要一丝不苟地解剖，仔细地观察，做不完晚饭后再做。有人一直做到深夜，而陪伴他的只有尸体。"

有一次的解剖学考试，出了这么一道考题：足球运动员一脚射门时有哪些肌肉起作用，这些肌肉的起点和着点在哪里？一些只知道把解剖学知识背得滚瓜烂熟的医学生们，却答不出。

1935 年毕业的叶恭绍说，上解剖课时，有一件事当时很不习惯："一天，全班 20 名同学都集中起来看示教。不料，教授领进来一个全身一丝不挂的活人，站在我们面前。教授从头到脚在他身上指点着，说明体表和内脏的各个部位。这比用人体解剖图当然更清楚，能让学生更好地理解，但当时却感到很不习惯。我想，这是教授有意识地要求学生习惯于这种教学。"

吴阶平回忆说："一年级的生理学给我留下了深刻的印象。课程是由国际知名的林可胜教授主讲，这门课我学得较好。课程结束时有 8 个同学的口试要由林教授亲自主持。其中 4 名是学得较好的，要通过口试选出最好的；另外 4 名是学得不好的，由他来确定谁不及格。口试的名单按姓氏英文字母排列，我是'W'，排在最后一个应试。口试的时间按规定是 15 分钟，前 7 个人都按时考完，轮到我时，后面已无人等候。林教授的问题接二连三，问得很活，都是生活中的常见现象，越问教授兴致越高。考了接近一小时，秘书来请他到礼堂参加一个追悼会，我如遇大赦，以为这下可以得救了，不料他却说：'你等着，我很快就回来。'他回来后又问了半个多小时才算结束。我疲惫不堪，感到天昏地暗。走出协和东门时，细雨蒙蒙，直到 50 多年后的今天，此情此景仍历历在目。正是这次折磨人的'特殊关照'，更激发了我对生理学的浓厚兴趣，甚至打算作为自己终身从事的专业。读完一年级，我约了三位同学在二年级时选修生理学。生理学课程难，教授严，过去 10 年中，从没有人选修。我们的举动实属罕见。"

林可胜在协和时经常强调青年人要多动脑筋，要有自己的思路。有一天他问一位学生："你是否经常想问题？你晚上在床上是否常因想问题而睡不着觉？"一位会引导的老师能让学习充满乐趣。在林可胜之前，生理学由一位英国教授讲，他既不善讲课

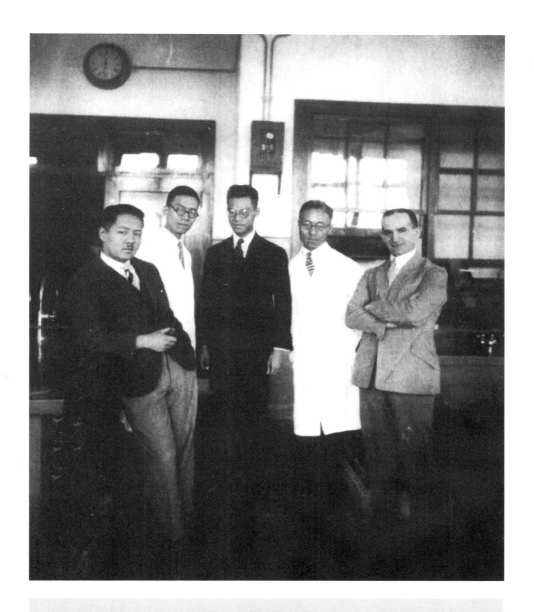

▲ 1934 年的林可胜（左一）与生理学家们在实验室里的合影。出生于新加坡、在英国接受教育的林可胜风度优雅，后来当选为美国科学院外籍院士。

林可胜在 1924 年来到中国任协和医学院生理学教授，抗日战争爆发后，组织协和的学生成立医疗救护队，之后在汉口建立了"中国红十字会医疗救护总队"。

又不擅长实验示范，考试常出难题，评分苛刻。但自林可胜来了之后，学生眼中的生理学开始变得有趣起来。

1920 年，吴宪来协和教生物化学。在教学中，他能游刃有余地跨越不同学科，进行原理"混搭"：他用胶体化学的原理讲蛋白质性质，用热力学原理讲能量，用动力学原理讲酶学，左右逢源。有一次，在安排学生测定血、尿成分实验时，为说明膳食对代谢的影响，将学生分为两个大组。一个组的学生素食三天，另一组则吃高蛋白膳食三天，在最后一天留 24 小时尿，测定尿 pH 值、血糖含量。

在一次神经内科学课上，学生们更是通过教授的表演领教了什么是癫痫发作。这位教授便是冯应琨，他在黑板上写出"癫痫"两个字，问同学们是否见过癫痫发作。同学们回答没有。突然间，教授倒地，四肢抽动，口角吐出白沫，吓得同学们都站了起来。教授站起来拍打着衣服上的尘土说："这就是癫痫发作。"

跑向图书馆的海洋

在老协和，课堂讲授时间常不超过学时的三分之一。1932 届毕业生、新中国成立后的北京市首任卫生局局长严镜清回忆说："在协和讲课少，每堂课后有加倍或更多的时间做实验。自己领取设备和仪器，按照指导进行操作、观察、记录等。这样很费时间，但领会比较深刻，也能记得真切。这样的教学方法，不但在预科时如此，在医本科也是如此；在基础课如此，在临床课也是如此。这使人领会到，书本上写的以及老师课堂上讲的，都是从实际事物中总结归纳出来的。"

在图书馆中进行的学生独立阅读、信息的收集提炼，也从一开始就作为大学课堂教学的补充。20 世纪 20 年代至 40 年代，协和医学院图书馆的藏书堪称亚洲第一。在日本侵华、学校停办期间，美国的洛氏驻华医社也未停止给协和图书馆订杂志，帮助续订补齐。协和图书馆不仅有英文藏书，还有法、意、瑞典、日本、荷兰等其他外文书，有西洋医学史专著和外国著名医学家传记 900 多种，各种疾病史料 400 多册。在中文书中，有不少难得的传统医学书籍版本，比如 1268 年重刊本《补注释文黄帝内经素问》、明初楼英著《医学纲目》等。有人对协和医学院的医学藏书做过估价，总价值 200 万美元。比金钱更重要的是，协和图书馆构成了这家医学院"最重要的知识财富"。

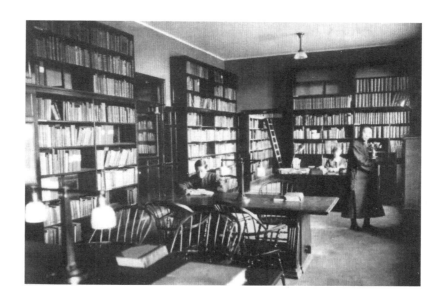

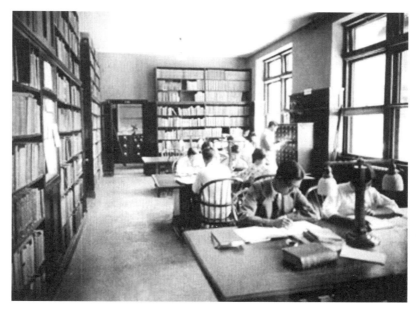

▲ 协和图书馆和阅览室。图书馆藏有 1665 年创刊的《英国皇家学会哲学会刊》、1824 年创刊的《柳叶刀》、1827 年创刊的《英国医学杂志》、1883 年创刊的《美国医学会杂志》、1887 年创刊的《中华医学杂志》等，这些从第一期就开始收藏了。

一位协和毕业生在回忆文章里写:"图书馆里十分安静。大家都习惯于轻脚走路,小声说话。这是一个很好的查找资料、看书、思考问题的地方。我们当学生的时候,不少时间是在这里度过的。"1943届的协和护校毕业生李懿秀,形容学生时代跑图书馆,那可真是"跑",而不是"走"。因为每堂课,老师都会留下几本参考书作为课后阅读,先去图书馆的可以先"抢"到。因此下课或者从医院下班后,不少人不回宿舍,直接跑向图书馆,晚上差不多都在图书馆读书,直到10点闭馆。

微生物学家谢少文在上课时会给出题目,要求学生自己去图书馆查资料,写综述。谢少文对医学生说:多去图书馆少买书,书籍内容经常更新,最好的办法是多读新上架的书,掌握最新知识和提取信息的方法。吴阶平回忆说:"在微生物学课程中,谢少文副教授要求每个学生写一篇医学综述,分配给我的是《胎盘抽出液在麻疹预防中的作用》。我广泛搜集资料,认真编制索引卡片……当时我只把它作为一篇作业来完成,直到几年后我才省悟,'作业'本身恰恰是次要方面,而通过独自撰写'综述'的实践,对学生进行查阅文献、编写卡片、分析综合等基本功的训练,才是这一教学环节的主要目的。"

叶恭绍回忆当时的内科主任教授狄瑞德(Francis Dieuaide):"每次讲课以前,他的秘书都把与该堂课内容有关的文献写在大黑板上。我们总是提前去抄,唯恐上课后再抄就影响听课。下课后还要尽快去图书馆查阅,同学们都争着去找,以先睹为快。通过查文献,确实受益匪浅:一是扩大了视野,二是学会了查文献,充分发挥了图书馆的作用。"

浓厚学术气氛中的启发式教学

1964年,张孝骞在中国医学科学院、协和医学院做了报告:《在临床工作中学习和应用〈实践论〉和〈矛盾论〉的体会》。这场报告一直被协和人谈论至今。在张孝骞的医学教育思想中,特别重视激发学生的主动性、培养自学能力、掌握正确的思维。在他看来,课堂讲授虽属必要,但不是主要。讲授只应介绍核心内容和基本知识,更重要的是启发诱导,突出重点,解难释疑。比如,老师可在临床实践中提问,大查房中进行启发和讨论,有计划地抛出一些问题,让年轻人去思考、去解决。

　　叶恭绍回忆四年级时，内科主任狄瑞德查房，到了病人的床前，他先要翻病历，然后叫四年级学生汇报病人的情况。狄瑞德教授认为有研究价值的病人，还要仔细询问，并和大家讨论。对学生提问题的范围不仅限于已做过的检查和治疗，还要讨论鉴别诊断、病人对治疗的反应，以及对病人的预后怎么看。"每逢遇到这样的病人时，我们这些四年级的'大夫'真是又惊又喜。惊的是如临大战，前一夜无论做了多好的准备，第二天仍常常被狄教授问得瞠目结舌。幸亏还有各级主管医生、住院医生在场，可以帮助讨论。喜的是通过一次查房，增加了不少理论和实践的知识。"

　　启发式教学还贯穿在对住院医生的教育上。1956 年毕业后留在协和心内科的教授吴宁日后回忆："那时，我们做住院医生，每天读书都要读到深夜两三点。第二天给上级汇报病历时要在 5 分钟之内讲完，为了这 5 分钟，常常前一天晚上得看很多资料，背很多数字，病人的一切情况都得烂熟于心。对于年轻医生，近乎到了严厉的程度。但是每次我听像史轶蘩这样的上级大夫查房，都会深受触动。他们的问题永远是启发式的，每个问题和问题之间，贯彻着自己清晰的思维。有时，他们为了给我们提问，隔夜就开始准备，就是为了让我们能够学得更生动，印象更深刻。"

　　"我至今还记得有一次，史大夫查房时问了我们三个问题：一个心力衰竭的病人，经过你的治疗后，你怎么判断他的病情是比进病房时好还是坏？有什么具体的现象能够说明？你应该怎么做？我们七嘴八舌地说开了，说实话，这样的问题我自己都没有深入思考过。然后，只见史大夫走到病人床前，把原本垫在病人背后的两只枕头，轻轻地抽掉了一只，询问病人的感觉是否仍然感觉舒服。病人点了点头。史大夫回过头来跟我们说：'这就是比入院时情况好转了，原来不能平卧的，经过治疗可以平卧，这个简单的现象就能说明病人的病情经过治疗有所缓解。'她这么一个抽掉病人枕头的动作，我至今还记忆犹新。"

　　但如何实现真正的启发式教学？这是 1964 年张孝骞报告中提出的问题，今日看来仍有现实意义。并不是所有的医学机构都能收获"启发式教学"带来的果实，实施"启发性教学"有一个必要条件：在医院创造学术气氛。晚年的张孝骞对"文革"后学术气氛不浓、不注重临床实际的现状极其担忧，他在 1984 年 10 月 30 日的日记中写道："学术气氛日渐衰退，何以为四化服务……" 1985 年 6 月 25 日他又写道："据云，明日为住院医讲课，又无大查房，学习气氛冷，不重视临床实际，如此下去，十分堪虑。"

在 2007 年的《医学与哲学》杂志上，一位叫王婷的心理学硕士研究了《协和育才模式与创造性人格》，她在研究了协和的教育内容与教学形式之后，发现其中体现出来的开放性、灵活性以及自我能动性，有利于培养医学生积极的人生态度、高度的自我肯定评价、强烈的内在动机、自主的认知风格以及丰富的情感，可促进学生创造性人格的形成。创造性人格是个体创造力的个性特征。而传统的灌输式医学教育方法、单一的考核形式，严重束缚了临床医学生的创造性人格。

"大学是高等学府，并非高中"。大学里的学生是一些个体，他们需要具备的最重要因素不是通过考试得到表面上的高分，而是活跃的头脑、领会问题并提出疑问的能力、对思维方法的掌握。他们在大学里学到的，取决于最终在多大程度上能转化成实际的观察、实际的沉思和对周围世界的理解。

在老协和，那些优秀的个体进入校园，具备来自内心的主动性，他们希望明晰自己，明晰职业内涵。这些学生不是作为整体的一群人，不是资质平凡的一群人，而是一些冒险"想成为自己"的个体。他们接受的教育与传统中国学问如此不同——是苏格拉底式的讲学，加上与老师之间互动密切的良师益友关系。在这里，他们得到启发和塑造，最终获得了能力，成就了自己，向着医学世界里的高远目标前行。

师道，照亮校园

奥斯勒在《行医的金科玉律》中有这么一句话："在我的记忆里，每一位老师的言传与身教，无不真诚而鲜活，在黑暗中为我们点亮一盏明灯。"他还说，如果有机会的话，能够跟大师接触，接其薪火，受其光照，或许会从此茅塞顿开。

老协和对于进入本部的学生实行"导师制"。因为学校规模小、学生少、师资力量雄厚，在学生初入临床打基础时，"导师制"的高度个体化教育形式，实现了"因材施教、精雕细刻"，同时在一对一的接触中，导师还以自己的个人影响力将学生的心智渐渐唤醒。据说在情况与"老协和"相仿的规模小、定位精英教育的美国普林斯顿大学，在本科生时期也实行导师制。那些"真诚而鲜活"的师道，照亮了这些名校的校园，是年轻人前行的明灯。

1942 年毕业的须毓筹，在协和本部二年级的导师是谢少文，三年级的内科导师则是王叔咸。谢少文早期攻内科，后改为细菌学，既有丰富的临床经验，又有渊博的基础医学知识，讲课深入浅出、易懂易记。"二年级时我学写医学论文，谢老师是我的导师，他教我查资料、记笔记、做卡片、列论文提纲，随时回答我的问题并对我指点……我当时的论文是《猩红热的预防》。我查阅了许多参考资料，写了初稿，此时正值谢老师要出国考察。临行前，他逐字逐句地修改我的初稿，逐段地批示，最后给了一个启发性和鼓励性的评语。"

而她在三年级的导师王叔威，"博学多能，医术精湛，医德高尚。他经常带我去病房检查分配给我的病人，核对我写的病历，复查体征。发现问题时，让我进一步询问病史，重新写病历。核对体检时，仔细而严格地教我视、触、叩、听的正确方法，启发我纠正自己的错误。他经常教导我要整体地看问题，通过现象分析内在的病理机制；在一个病人身上，最好用一种病解释所有的主要症状和体征，但必须实事求是，不得牵强附会。当他为病人做检查时，处处体现了对病人疾苦体贴入微的关心和严谨的医疗作风。他严肃而慈祥，鼓励我提问，他说：最好的学生，应该是最会提问的人。他希望我问得他答不出来。但当我提问后，他往往不是直接地解答，而是反过来问我几个启发性的问题，或给我指出一些参考文献，让我自己找答案。偶尔他会谦虚而坦率地说：抱歉，让我回去查查书，下次答复你"。

学徒式 + 苏格拉底式

在德国的精神病学家、哲学家雅斯贝尔斯的《大学之理念》中，提到大学中存在的三种教育模式：一是经院式，二是学徒式，三是苏格拉底式。

在学徒式中，学生感觉到的是一种独一无二的个性力量，师傅的人格以一种不可思议的力量对他们施加着绝对的影响。在苏格拉底式中，教育是一种"助产术"，帮助学生发掘他自身的潜能和力量。他被唤醒，意识到自身的潜力，他的前进动力不是来自外界，而是源于自身。在自我觉醒的过程中，浮现出来真实的自我。

在雅斯贝尔斯看来："教授和学生之间的结合含有某种苏格拉底式的平等意味，双方所看重的是标准的一致，而非权威上的等级。真正决定一个人权威的，是非凡的才智，而非无知的平庸。我们在一起生活和工作，听命于一个共同的职责，彼此召唤以期达到思想与技巧的最高境界。我们的敌人是自鸣得意的满足和庸俗的姿态。我们有一个基本的欲望，那就是接近那些为我们所崇拜的人。对那些以自身存在对我们产生巨大感召力的伟人的热爱，引领着我们飞升。"他认为，在大学里，有两样东西从根本上将老师和学生整合为一体：一是共同的召唤；二是持续不断的压力，要求人们不辜负这一召唤的期望，证明自身的能力。

协和的"导师制"既有苏格拉底式的"助产术"，也有师徒式中"师傅的人格以一种不可思议的力量"起作用的成分。

一位儿科教授曾如此指导一位协和三年级学生。当时是春天，有位患儿有上呼吸道症状，高热，呕吐，皮肤有散在淤点，白细胞达 8000/ml，中性粒细胞占 85%，涂片可见革兰氏阳性双球菌。

　　教授：患儿得的什么病？
　　学生：化脓性脑膜炎。
　　教授：估计什么细菌引起的？
　　学生：肺炎双球菌引起的脑膜炎。
　　教授：为什么？
　　学生：春天发病，有上呼吸道前驱症状，皮肤有淤点。
　　教授：脑膜炎双球菌应该是革兰氏阳性还是阴性？
　　学生：阴性。
　　教授：但查到的是革兰氏阳性菌，如何解释？
　　学生：不知道。

教授让学生尽早亲自给患儿做一次脑液涂片检查。第二天，师生又开始讨论。

　　教授：有何发现？
　　学生：查到了革兰氏阴性双球菌。
　　教授：为什么革兰氏阴性菌能染成阳性？为什么会出错？如何证实？临床上像不像肺炎双球菌脑膜炎？

学生无语。教授最后告诉学生：这个患儿得的确实是双球菌性脑膜炎，必须用磺胺嘧啶治疗。

在生动活泼的一问一答中，老师是活灵活现的科学探索的精神所在，老师助产了学生的思考，学生被唤醒，他可以看到老师身上如何为医的朴素形态，渐渐自觉地发掘自己的潜力。这位循循善诱的教授，就是著名的儿科专家周华康。

关于协和医学生的导师，一件常被学生们提起的事情就是初写病历时，连改十几次才能通过，最后常常被改得面目全非。张安教授是 1943 届协和毕业生，他对当年写的第一份病历记忆犹新：写完后，交给导师钟惠澜。钟惠澜用红笔批阅，最后，通篇已经没有几个字是原来的了。但三份病历下来，钟教授的批改越来越少。

1953 年秋，胡天圣在协和医院内科见习，邓家栋是他的导师。每两周，内科住院总医生都会交给他一个病人，他问病史、体格检查、化验检查、写好病历后，交给导师，然后由导师安排时间进行个别辅导。第一份病历完成后，他应约来到邓家栋办公室。邓家栋说："你的病历写得很好，我们到病房看病人去。"在床边，导师向病人询问出了一些胡天圣没问出来的病史。当时这个病人有两个重要阳性体征：脾大及心前区有杂音。这令胡天圣的脸上火辣辣的。

邓家栋为病人体检后说："脾刚可触及，你作为医学生，就能摸到，这很好。请你听听心前区有杂音，形容给我听。"

胡天圣听了三次，没能听准确。邓家栋鼓励道："再听听，我相信你能听出来。"听完第五次后，胡天圣说："这是二尖瓣闭锁不全吹风性辘辘样杂音。"

邓家栋说："对啦，回办公室去。"回到办公室后，他表扬胡天圣："今天对你来说是个良好的开端，我看了表，不到 5 分钟，你终于听对了杂音，这比叫你跟着我听 10 个不同病人的杂音还强，因为这是你自己琢磨出来的。希望你继续努力，百尺竿头，更进一步。"胡天圣后来成了中国著名的眼科专家。

吴阶平在上协和本部四年级时，内科学习以看门诊为主。一般要求每天上午看三名病人，包括必要的化验。诊断之后要请教师复核。有一次，他看了一名肺结核病人，从病史、体征到病程都很典型，他自以为认真记录了病史，查明了体征就够了，便去请教师复核。那天负责复核的教师是朱宪彝副教授，朱教授审阅了病史，复核了体征之后，问他有没有查痰，曾否查到抗酸杆菌。吴阶平回答，没有查痰。

朱教授严厉地说："你现在是四年级学生，就想简单化。明年做实习医生，一定更简单了。做了住院医生，还要再简单。到主治医生，自然更加简单了。"

　　吴阶平回忆说："这顿劈头盖脸的批评使我无地自容。也正是这次，使我开始懂得了一个医生的主观分析不能代替客观实际的道理。直到今天，每当我谈到医生的成长道路时，总是再三地提醒青年们，要认真区别主观分析和客观实际之间的差别，并把它看成能否自觉成长的要点之一。"

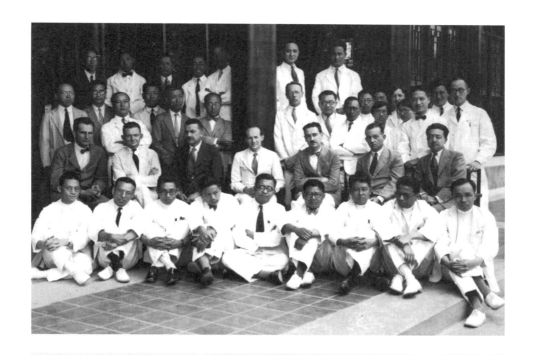

　　▲ 1930 年 6 月，协和医院内科工作人员合影。
二排：内科主任狄瑞德（左四）
三排：张孝骞（左一）、李宗恩（左六）、诸福棠（右一）、朱宪彝（右二）
前排：谢少文（左四）

游于圣人之门者难为言

　　在奥斯勒看来，一个高等学府的关键要素，"全在于人，在于人所珍视并传授的理想"。协和实行的"导师制"，折射的是这个学校期望提倡的师道。观于海者难为水，游于圣人之门者难为言。在真正的大学里，大师云集，老师拥有着强有力的灵魂、令人追随的风范，他们结成对抗那些来自社会的庸俗力量的堡垒，开创着新声音，成为一个社会的精神制高点。学生在与老师一对一的对话、交流中，渐渐被触动、唤醒、成形。

纽曼（John Henry Newman）在《历史的素描》中说："师道的影响力在于，某些方面可以使一所高等学府形同多余，但无论如何，学校绝不能少了师道的影响力。有师道才有生命，若没有，也就一无所有了。如果师道对学生的影响力失去了应有的地位，用不着其他的因素，学校也就形同支离破碎，陷入危殆，遭到淘汰。少了师道的影响力，一所学校也就进入了北极之冬，只会沦为一所冰封、石化、铁铸的大学。"

协和的"师道"不仅限于导师，还在于照亮校园的其他老师，有时他们的一句话或一场讲座，就能将年轻人心中的火点燃。比如，在吴阶平回忆协和的文章中，有一节叫作"有准备的头脑"，讲述的是协和内科教授斯乃博（Isidore Snapper）、外科主任娄克斯（Harold H. Loucks）对他的影响：

> 斯乃博教授是我最佩服的学者之一，他知识渊博，善于表达。他讲话和分析病例时，总是中心突出，层次清晰，逻辑性强。他那场题为"有准备的头脑"的演讲，紧密联系实际，旁征博引，说服力很强，至今我都记得，可以说是终生受用。联想到自己四年级当"器械员"时的一次实践，更是体会深刻。

> 1940年我在四年级时，曾担任"外科代理实习医生"，这个职务可以极大地发挥学生的能动作用，我很珍惜这个机会。在手术台上，实习医生做"器械员"，也就是位于手术者、第一助手、第二助手之后，职责是术前准备器械，术中为手术者及助手递送器械。看起来是一个很不重要的角色。

> 有一次外科主任娄克斯做一个大手术，患者正是我分管的病人，所以由我来担任"器械员"。为此，我做了认真准备，不仅参阅了《外科手术学》的有关篇章，还到病案室翻阅了主任过去做同样手术的所有记录。我认为，只有熟悉手术的步骤和术者当时的意图，才能及时递出需要的器械。手术进行得十分顺利，我这个"器械员"配合得也很默契。最后，做手术切口缝合

时，主任回过头来问我："大夫，你以后准备专修哪一科？"我回答说："准备修外科。"他和蔼地说："我意识到你应该学外科。"这是对我的嘉奖，也给了我极大的鼓励。斯乃博教授的演讲，更深化了我对"有准备的头脑"的理解。我当时就暗下决心，处处要做有心人，利用一切机会学习，毕业 5 年后，一定要超过一般毕业 10 年的医生的水平。

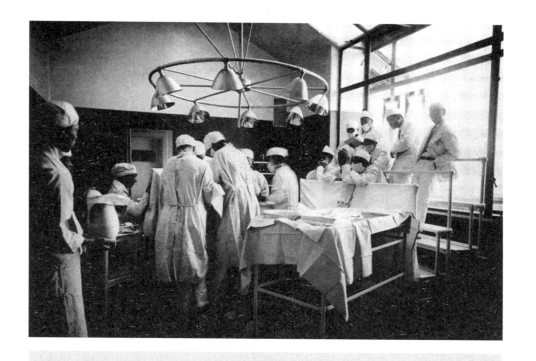

▲ 北京协和医院的外科手术室，洁净无菌，每逢重要手术会有不少观摩者。

协和妇产科专家杨秀玉曾说，影响她作出一生中职业选择的，是林巧稚第一次给她们上课时的第一句话："受精卵比米粒还小得多，在母体内遨游一周，就长成一个孩子出来，这里面有多少奥秘需要探索。"这一句话，激起了一个女医学生对生命的好奇。就在那一瞬间，杨秀玉决定了，要去妇产科。那时的杨秀玉，是协和医大八年制的六年级学生。

据说，林巧稚从美国芝加哥访问回来，在老协和的阶梯教室 10 号楼 223 室讲演，用英文演说近两小时，却唯独没有一个"我"字。1964 年来协和的妇产科大夫郎景和感慨道："何止是讲演，她的 82 年生命历程，也只有妇女和儿童，唯独没有她自己。"

有一次，钟惠澜教授巡视张乃峥管的一位斑疹伤寒患者。"他突然问我：传播斑疹伤寒的虱子的学名是什么？我无言以对，众目睽睽之下感觉非常窘。他申斥说：'你就满足做一个能开处方的医生吗？你不该有点预防观点，知道点流行病学吗？怎么才是一个真正好的内科医生呢？'钟惠澜教授的严厉是出名的，那次我虽冒了一头汗，但对那虱子的学名终生不忘，也使我知道了一个好的内科医生该是怎样的。"张乃峥回忆说。

另一种师道：重视教学

1933 年来到协和医院实习、后来成为院士的吴英恺多次谈到，一个人能够取得成功，需要具备三方面的条件：一是名牌学校，二是名师指导，三是个人努力。在协和，在每一代人的努力下，师道的真诚和鲜活，一方面在于传承，在最大程度上保证了它相对持久的生命力，另一方面也是重视教学的气氛。

在 1939 年，吴英恺已经是人人艳羡的协和医院的外科住院总医生，他被挑选参加了食管癌治疗研究组。在查阅了 30 年来有关食管癌外科治疗的所有文献后，他认为，最新成就当数美国芝加哥大学报道的"经左胸腔切除食管癌并在胸内做食管胃吻合术"。当时的外科主任娄克斯同意他的观点，他们选择了一位食管下段癌患者，准备进行这一手术。手术前夕，娄克斯患了重伤风，他对吴英恺说："我相信你能胜任这一手术！"年仅 30 岁的吴英恺鼓起勇气接受了这一安排，并参照文献里描述的做法，成功地完成了中国第一例这种类型的手术。

后来吴英恺也成为协和的老师。早年与吴英恺一起工作过的大夫都会提到，查房时他那出了名的"严"：病床必须是洁白平整的，小桌布必须是重新换过的，外科病人皮肤上不能有胶布的痕迹，住院总医生对于自己管理的几十个病人从年龄到红细胞、白细胞计数等必须对答如流。他要求年轻的外科大夫，切皮是一条完整的直线，缝合每一针必须均匀流畅。

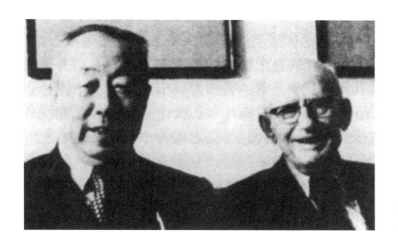

◀ 吴英恺与娄克斯在 1979 年的合影。吴英恺在 1943 年曾放弃美国优越的生活及工作环境回国。

　　王爱霞在 1956 年从上海第一医学院医疗系毕业后，来协和医院工作。那时的严师中，张孝骞是最典型的代表之一。王爱霞描述："张主任查房时的严厉会让学生吓得直哆嗦。他常就某一个疑难病例或他感兴趣的病例突然发问。在张老手下做住院总是一点都不能偷懒的，内科所有病床的疑难病例情况都必须了如指掌，对各项化验检查结果倒背如流，这样才有可能不被张主任问倒。"

　　王爱霞那时"虽然经常挨老主任骂，但感觉那个阶段的自己成长进步最快"。她有空就到病房看病人，仔细查体，不漏过任何细节，拿证据说话，语言简约精练……王爱霞的这些好习惯就是在那时的严格要求下形成的。她是在年轻时就受到张孝骞欣赏的、为数不多的几位才女之一。王爱霞后来也成了一位让学生又怕又爱的严师，她给学生上的第一课是"要把病人的生命看得最重"。在她管理协和内科期间的一些住院医生、住院总医生，现在都已成为协和内科的各专科骨干，他们有的当年看见王爱霞就像老鼠见了猫一样绕道走，有的现在提起来还总说"真可怕"。

　　现在已是普通内科主任的曾学军说过："她有敏锐的临床观察力，总能抓住问题的关键，然后一针见血地解决问题。她会透彻地讲清楚整个事情的过程，即使没有犯错误的同学也能从中学到经验和教训。"曾学军清楚地记得有一年的除夕夜，王爱霞带来面粉和馅儿，在感染内科的实验室桌上铺了张白单子，和住院医生们一起包起饺子。除了严厉，王老师其实还很慈爱。

在老协和，不论是医学院还是医院，都充溢着师道。医疗、科研和教学的结合，是这个"医学王国"里一个至高无上、不可替代的原则。最好的医者、科研人员，同时也应是首选的教师。这位教师也许在教学上并不特别优秀，但他能引导学生接触到真实的求知过程，引导学生接触到科学精神，而不只是接触仅凭记忆就可传授的僵死结果。对于学生来说，教师是生动的医学科学探索的精神所在。在和他一对一沟通的过程中，学生可以看到求索精神和知识存在的朴素形态。

林巧稚特别重视教学。她每天早晨和住院总医生巡视产科病房时都要问，昨天生了几个，叫了实习医生没有？为什么没有叫？如果在查房时看不见实习医生，就要问他们去哪儿了。有一次，她甚至拿了一个手术标本去找已经由妇产科转到内科实习的学生，让他看病人的手术标本。那时的协和教师选择很严，讲课的大部分是教授，少数是高年资讲师。新教师要预讲，有的人讲几次才给通过，而有的高年资讲师（相当于副教授）若讲得不好也不能上讲台。

在1957年张孝骞建议恢复协和长学制的信中，有一段提到"教学相长"："有人问，恢复医学院会不会妨碍研究工作？从教师的时间上来说，教学诚然是个负担。但只要安排得当，并且多发挥讲助人员的力量，教授在主持教学的同时，应当能够用很大一部分时间从事研究。过去'协和'不就这样做过吗？从教师本身提高来说，通过备课、授课及与青年学生的接触，一切教学人员都可以收得教学相长之效，这与研究不仅没有矛盾，而且能相得益彰。中国科学院的科学家都乐于在高等学校义务任教，就是这个缘故。科学家的修养应当建立在'博'与'渊'的基础上，而这样的基础，不是仅仅通过比较局限的研究就可以打好的。"1959年恢复八年制后，身为副校长的张孝骞所领导的协和内科特别重视教学，他要求给每个学生配一名副主任医生作为"导师"。

协和的导师，究竟要"导"什么

历史上的"协和导师制"在一对一的教育中，发挥了"助产术"和"人格影响"的双重教育作用。协和医科大学在2005年恢复了中断多年的本科生导师制，为所有进入临床阶段的医学生指定了导师，指导不仅限于学术范围内。类似的导师项目在哈佛大学医学院也可见到。如今，导师制是否仍能够弘扬"真诚而鲜活的师道"，是否仍能照亮协和校园？在 2005 年第一期的《协和院报》上，有一篇文章提到：希望重新建立一个有协和特色、协和水平的导师制，而不是建立一个随便什么学校都能轻易做到的形式上的导师制。文中提出了这么一个尖锐的问题：协和医科大学的导师究竟要"导"什么？

> 导师制就是要通过导师的言传身教和潜移默化，把协和的优良传统点点滴滴地渗透到医学生的血脉和心灵中，成为指导他们终身医学实践的基石和准则，使他们成为具有协和特有作风和气质的人。
>
> 导师究竟要"导"什么？我个人认为，主要是导人生的追求和价值观，导精神和品德，导工作作风，导思维模式，导对科学对事物的洞察力，并通过对学生的指导，使学生看到导师的思想境界和人格风范，引为终身的榜样。给导师一个学生，就像是给雕刻家一块玉石，让他把玉石雕琢成一件精致的艺术品。因此，导师制的成败，不仅受导师经验和技巧的影响，更重要的是取决于导师对自己职责的认识以及对协和传统理念的理解。
>
> ……
>
> 现在时代不同了，教学模式改变了，学生人数和思想状况改变了，教师的组成和价值观也在改变。在这种情况下，协和的导师制究竟应该怎么办？我认为，协和导师制的主要任务仍然应该是把协和的教育理论、文化传统、作风精神通过导师的言传身教和潜移默化传给年轻一代，使协和的生命得以延续并永葆青春。

像身处的这个大环境的每一种演变一样，今天的协和师道已与往日很难相比。不过，还是有一些年轻人，仍然在协和被感动、被触动、被提升，希望自己有一天也可以成为那么好的医生。比如，一位刚来协和的年轻人，参加了一次协和消化内科的大查房后在博客上大发感慨：

> 下午专业组查房，消化科真的是大牛云集，而且美女云集。虽然 15 号楼来报病历的研究生被骂得很惨，但当时我怀着"不要对挨骂抱有偏见"的思想认真听取了教授们的训话，深切感受是：真的是句句在理，让人心服口服。

心想这样的骂多挨挨，进步会很快的吧。不知道是不是因为不是在骂我的缘故，抑或是对大牛们的敬仰如滔滔江水，挨骂的难受早就冲走啦。

给我们上UGIB^①的那个老奶奶，当时老是拖堂的，今天去才觉得好厉害啊，实在很仰视她。反应巨快，思路巨清晰，分析病历的特点，抓住一个很复杂的病的关键点一说，我就觉得一个没头脑的病例就豁然开朗了……然后对那些国际上最新的进展、动态都了解得很清楚，一直讲到别的教授都问她"你在哪去学的这些新东西啊"，真是"活到老，学到老"的典范。对病人也很负责任。有一个病理，病理科不愿意出报告，她就一直教育主治医生们，把病人的病情搞清楚，治好才是最重要的，还自己去把那个病理拿来要亲自去找病理科看。结果最后发现其实病理科已经看过了，然后继续教育我们照顾病人要仔细……当时感觉他们真的好为病人着想，那么忙的专家还要亲自跑病理。实在是，高山仰止啊。

还有号称协和四大美女之一的Kmm，那个温柔啊。给病人查体好标准，而且特别体贴病人。我还看到她先查完一个怀疑有肝炎的病人以后专门洗了手才去查下一个病人。如果医生都是这么好的，估计病人都会喜欢我们去查体的……难怪人家是专家呢。

还有好多专家都给我留下深刻印象，就不一一说了。进医院之前，总是听好多人说进了医院会好失望，会和想象的差异很大，都会对以后要不要当医生很动摇。结果自己一来分到消化科，就觉得超乎想象的好啊。好想好想有一天我也可以成为那么好的医生。

① Upper Gastrointestinal Bleeding 的简称，即上消化道出血。

毕业之后的"宝塔尖"

在 20 世纪初，"住院医生制度"是由欧洲传入美国的新生事物。这一制度后来很快植入世界各国的医生培养体系之中，这是因为临床医生一个职业的特殊性。医生所服务的是生理或心理失去健康状态的人。要想服务于人的健康，所需的本领仅靠在医学院的学习是不够的，更多的是实践。一个年轻人选择了医生这个职业之后，他连带选择的也就是"终身的学习"。而在学校的学习结束后，必须至少花三到五年的时间，在一个良好的、真实的医疗氛围中，在有经验的医生指导下，对病人"全面全程负责"：随叫随到，不论日夜，及时掌握病人变化，在实践中逐渐趋向成熟。这段时间，就是每个年轻医生应该经历的住院医生阶段。

住院医生制度的最初提出者，有一个说法是 19 世纪末德国柏林大学的兰根伯克（Langenbeck）教授，后来由美国的外科教授霍尔斯特德引入到约翰·霍普金斯大学医学院。协和医学院的第一任外科主任，就是这位外科教授当年培养的住院医生。作为最优秀的医生培养经验，住院医生制度在协和自然也落地生根。

张之南教授在思考协和本科教育时，曾说："所谓精英教育不是说学生毕业时就是精英，而是指本科毕业之后，在一定的条件下，可以继续提高发展，成为某一行业的优秀人才。这就要求有良好的继续教育。"北京协和医院作为协和医学院的教学医院，

"除要积极参与本科生的教学之外，搞好继续教育也是义不容辞的必然任务，首要的是加强住院医生培养制度及其实施"。

在报告《在临床工作中学习和应用〈实践论〉和〈矛盾论〉的体会》中，张孝骞提到："首先要学好临床基本功，要锻炼观察能力，养成全面观点，掌握临床思维方法。只有基本功过硬，才能真正深入临床实际。"他强调在医学生毕业之后，应该"有一个扎扎实实的住院医生培养阶段"。直到晚年，他在 1979 年 1 月 4 日的日记中仍写道："上午上班，交班会后与方圻、陈敏章谈了医院今年关于医疗质量和培养住院医生的看法，希望他们对此能影响院领导，起一定的作用。大略 3 条：1）住院医生 24 小时负责制一定要彻底施行，因而 15 号楼 4 层必须用来做住院医生的宿舍。2）现在护士人数太少，为了提高医护质量，护士必须增加。等护校的毕业生来不及，可多招收护理员，在工作中培养。3）本年度招收的研究生作为住院医生培养。"

住院医生期间的"基本功"

在现代教育理念中，注重的是三大要素的有机结合：知识、能力和态度。"医院即学院"，协和医院采取的住院医生制度体现的是医院中的教学方法：在干中学。这时的住院医生具有双重身份，既属于医院编制的正式职工，但从成长角度看，又是一个需要进行毕业后教育的学生，一个处在将知识转化为能力的学习阶段的学生。

在老协和，住院医生的吸纳不仅有本校学生，比如林巧稚、诸福棠，也接受其他医学院校的优秀毕业生，比如张孝骞、吴英恺，形成了泛意义的"老协和"。那些来自其他医学院校的毕业生，不管做过几年临床，都要先担任一段实习医生，再转为住院医生。他们虽不是协和毕业生，但在协和做过住院医生和住院总医生的人，和那些经历过协和医学院教育的具有等同的协和意义，领会的是相同的理念和精髓。

虽然老协和以"严格"著名，但在执行住院医生制度时却不拘一格。可以接受住院医生训练的，并不局限于临床医生。微生物学家谢少文教授就在协和医院接受过临床住院医生、住院总医生的训练，他讲的微生物学深入浅出，紧密结合临床。在抗美援朝期间，他出任了反细菌战的首席专家。在住院医生阶段打下的扎实的临床医学基础，使他能在微生物学领域走得更远、更广。可惜在今天，临床与基础的结合已没有昔日的紧密，对于基础科学来说，住院医生是一种看上去奢侈的培训。

老协和的住院医生制度，可以不局限在同一个专业，可以跨学科担任住院医生。林巧稚曾要求妇产科的骨干，必须要有内、外科的基础。她曾经派尤娴玲到内、外科各做半年住院医生再回到妇产科做住院医生。病理科主任胡正详则把手下的年轻骨干派到内、外科做一到两年的住院医生，以使病理学和临床医学结合得更加密切。

所有的这些形式，说的都是三个字：基本功。在谈论医学成才之道时，老协和人邓家栋提到："我主张临床医学要有宽广的专业基础。我在做住院医生期间，有机会轮流到内科各专业组的病房工作，接触到广泛的各种内科方面的病例，后来才以血液学为我的专业。在我多年的临床实践中，我从不后悔在内科其他专科所花费的时间，因为血液学与内科各专科都有密切的关系，较宽广的内科基础对我从事血液学是很有好处的。"

住院医生的日常

那时的住院医生常年住在医院中，医院几乎就是他们所有的生活空间，虽然条件很好，但任务繁重，也基本没有业余生活，真正是：必须在年轻时就耐得住寂寞。从协和住院医生制度在后来的政治运动中受到批判的猛烈程度，也能看出它的特殊之处。比如，在 20 世纪 50 年代后期，协和住院医生制度被认为是"重业务，轻政治""24 小时负责制是不人道的""引导青年走白专道路""激烈的人才竞争助长了资本主义思想"。到了 60 年代初期，重新评价老协和的工作制度，开始恢复住院医生制度。到了"文革"时，再次中断。

旧时协和的住院医生宿舍，设有文娱室，有英文的书籍报刊，一台大收音机，还可以打桥牌。院内有 5 个网球场，冬天有滑冰场。小礼堂周日上午有礼拜，有时有文艺演出。住院医生宿舍为双人间，住院总医生则为单人间，有电话，每人一张写字台、一盏台灯。屋内有壁橱和柜子。每人发 4 件制服，裤子 7 条，包括内衣、手帕。统一由医院洗衣房浆洗。夜间将皮鞋放在门外，第二天早晨上班时，已有专人将鞋上油打光。

除了这样的生活条件外，在协和的环境之中，"协和三宝"保证了住院医生的学习质量，保证了一定的病床数、图书阅览、病案资料。在此之外，最重要的是来自高年资医生、教授的指导和教学。

当时，住院医生很少有结婚的。每年 6 月末 7 月初，是结束住院医生任务的时间，也是年轻医生选择结婚的时间。那时的协和还有一条硬性规定：女医生不能在担任住院医生期间结婚，以免耽误工作。

吴英恺在 1933 年 7 月初从沈阳来到协和医院外科做实习大夫，以后又接着做助理住院医生。他描述："医生个个白衣笔挺，皮鞋光亮。宿舍楼道里有电话，24 小时有服务员，不分昼夜接电话找人。每日三餐，伙食丰富，下午 4 点和晚 11 点还有两次茶点。夏天常供应冰激凌。宿舍楼有文娱室，院内有 5 个网球场，生活条件可称高矣。只是工作紧张，任务繁重，不折不扣的 24 小时负责制，行踪要便于找到，外出要请假并找人代理，有事找你（电话及灯号）半小时找不到，第二天院长就要找你问话。这样的事情一年发生一两次还可以，太多了下年就有被解聘的危险。"

吴英恺回忆说，年轻大夫的平均每天工作时间在 12 个小时以上："做实习医生负责 20 名住院病人的基础医疗工作，做助理住院医生要管理三四十名住院病人，每天既要早晚两次巡诊，还要有事随叫随到。此外，每周上午参加三四次手术，下午 5 次门诊，还要挤出时间上图书馆查阅文献和期刊。"

最令他犯怵的是一星期一次的全科大巡诊，如果选择自己的病房，就得准备好几天，因为巡诊报告、病历报告、回答问题全得用英文，"当时我的英语远不如协和毕业生熟练，只好先做准备，将病历简要写好，先在小屋里熟读，达到不用稿子应答"。他把病人的主要 X 光片选出来，贴在窗子上。做住院医生"真苦真累"。在这样的高强度工作下，吴英恺刚到协和工作还不到 3 个月，就体检发现肺部有活动性肺结核，当时叫"肺痨"，只好到西山疗养院疗养。

在张乃峥做住院医生时，"一周休息半天，每两周休息一个整星期天，其他时间除宿舍外，都花在病房、门诊、图书馆和实验室，此之谓 24 小时值班制。我从做住院医生起即开始做实验室研究工作，白天忙于临床，晚上把收集来的血标本做血清学研究，直至深夜。我的第一篇科学论文，也是钟惠澜教授认为最得意的论文之一（黑热病补体结合试验，后被国际上称为钟氏试验法），这是在我做完第二年住院医生时完成的"。在他做住院医生时，一个人管十四五个病人，主任巡诊时，"病历挂在病床前，报告病历、回答病情全凭记忆，唯恐有疏漏。勤奋锻炼了记忆力和精练扼要的表达能力"。

基于实践的住院医生教育

对住院医生的教育方法不同于在校学生，也不同于职工。在协和，主要采取的是结合实际工作进行讨论的形式，或是认领一个问题，进行文献和病例检索后综合分析并做报告。林必锦说："我们对于这种学术座谈会印象深刻。我离开协和以后，曾遵循这种方法，继续进行学习。天津早年没有图书馆，我就常常托人到协和图书馆代借书刊，两星期后又托他代还。我就是用这种方法自学的。"

老协和经常会有各种学术报告，比如内科的斯乃博教授在 10 号楼 223 室讲课，总是座无虚席。生理学家坎农和卡尔森教授、胸外科前辈埃乐斯教授都到协和来做学术报告。医院内一有尸检，全院各处的灯号就会打出"444"，医生们看到这个灯号，就去看尸检结果。在太平洋战争爆发前，医院的尸检率达到死亡例数的半数以上。

住院医生还参加各种类型的查房，这是实际学习的好机会，具体包括：1）责任医生查房：直接负责病人的实习医生、住院医生定时查看自己所管的病人；2）病房主治医生查房：每天例行查房，检查病情，检查住院医、实习医的工作，提出修改意见，结合实际病例进行床边教学，是言传身教、影响下级的重要一节；3）住院总医生查房：在全科范围内重点查房，通过查房指导住院医、实习医处理危重和疑难病人，结合病例床边教学。也可以是科内跨病区的查房，不同病区的住院医相互学习；4）科主任查房、科内大查房：结合病房实际，进行专业内的诊疗方案的讨论教学。要求在科主任查房时，住院医生哪怕是头一天刚接班，也必须熟悉病情，流畅地把病历背出来；5）全内科或全外科等全院性大查房：对特殊病例、跨学科病例的讨论，以进行教学。

除了查房之外，还有各种临床讨论会。比如术前、术后讨论会，出院病历讨论会，死亡病例讨论会，疑难病例讨论会。在这些讨论会上，用随诊的结果和手术结果来检验自己原来的判断是否正确，总结吸取教训。

全院的临床病理讨论会也是理论联系实际的学习好机会。张孝骞曾在他的日记中多次提到"临床病理讨论"（简称CPC）：

1983年3月2日：下午CPC，一例罕见的嗜酸细胞性肠炎，生前诊为淋巴瘤。病变主要在小肠，肠壁浸润增厚，引起狭窄（生前有不完全性肠梗阻），蔓延至系膜，也有黏膜溃疡。此外肝、脾、膀胱、淋巴结都有嗜酸细胞浸润。未提及心、肺情况。

1984年10月10日：下午参加全院CPC，一例肺腺癌，已有广泛转移，有两次脑栓塞（都是中脑动脉栓塞），第二次发生后死亡。栓子来源为非感染性心内膜炎的赘生物。诊断过程比较曲折，病理改变相当典型，很具教育意义。医大学生首次参加CPC，我做了简要说明，着重在CPC的重要意义，并略谈了CPC的创建历史。

1984年12月26日：下午参加全院CPC，一例胰岛瘤病人，血清VID，Somatostatin，前列腺素（PGE），胰高糖素都高，特别是生长抑素，患者有腹泻、低钾、胃酸缺乏综合征；同时血脂升高，胆囊增大，又似与胰高糖素有关。患者死于肝转移，肝内上述激素含量更高。此例，临床和讨论会水平都很高，我建议及早写出登中、英文杂志。

住院医生除了"学"之外，还有带教实习医生的任务，在"教"中又增加了"学"。作为教学医院的协和医院，"治病救人"和"教书育人"是并行的两个永恒主题。谈到协和育才之路，方圻教授和戴玉华认为："出成果"和"出人才"这两个是紧密联系在一起的，只有重视"出人才"，才能不断"出成果"。老协和对住院医生的教学工作要求也很严，要负责给实习医生改病历，床边带教如何采取病史、体格检查和如何进行各种技术操作。晚查房是住院医生的教学园地，这时，他要结合病人提问、讨论、讲解，教给实习医生如何值班、如何处理紧急情况、如何开医嘱。

在住院医生这个培训阶段，那些积极参与、认真思考的医生，成长就会很快。在技能之外，他们还开始进入病房的管理角色，开始技能之外的交往、协作、医护配合。

宝塔尖端的住院总医生

住院总医生是协和住院医生"宝塔尖"制度的尖端，责任最重，工作最辛苦，锻炼也最全面。这是一个令人羡慕的职务，在一年的任期之内，他是直接在科主任领导下工作的，帮助科主任安排全科教学，包括教学巡诊、临床示教、临床病理讨论会，安排全科大巡诊，陪同主任去各病房会诊，负责指导全科的助理住院医生和实习医生。在这一年中，他能全面提高业务和医疗行政能力，是科主任的得力助手，人称"下班后的主任"。

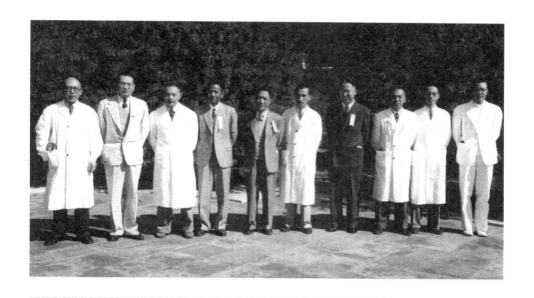

▲ 1949 年历届内科住院总医生合影。左起：张孝骞、刘士豪、谢少文、吴朝红、朱宪彝、邓家栋、马万森、朱贵卿、张安、方圻（按任职年次排列）。

在 1937—1938 年担任内科住院总医生的王季午说："作为住院总医生，不但对自己要以高水平严格要求，以身作则，做出表率，而且对各级住院医生和实习医生也要加强指导和培养，使整个医生队伍呈现出高水平的阵容。"

在 1936—1937 年担任内科住院总医生的邓家栋回忆：在内科每周一次的大巡诊之前，"住院总医生要从各专业组①、各病室选出具有某些特点的病例，经主治医生同意、内科主任认可，先行公布"。

"当我还是住院总医生时，大巡诊后常要陪送内科主任狄瑞德教授返回办公室，在办公室他总要问我对大巡诊有何评论，实际上也是在考验我。针对我的意见和问题，他会说出他的看法。他对会上的发言者，特别是青年医生，例如报告病例的实习医生和参加讨论的其他人的表现，有表扬，有批评。这对我常常也是很有教益的。"

1933—1935 年，在协和妇产科当过两年住院总医生的林巧稚大夫日后说：住院总医生的生活真是辛苦、劳累，但正是这种严格的训练"使我在以后的几十年中，能够自如地应付繁重的临床工作"。

曾任外科住院总医生的吴英恺说："任住院总医生的第一年，工作负担沉重，但也确能得到全面扎实的锻炼和考验。经过这一年，在临床外科训练上来讲，真好比过了黄河，越过了长江，无论急病、慢病的处理，总是胸有成竹，手有技巧，成为一个既有独立工作本领，又有发展前途的外科医生。"

后来，吴英恺在自传《学医行医传医七十年》中传授自己的为医经验："外科医生学习的重点之一是手术。我在做实习医生、住院医生的年代，对自己做手术的欲望不大。但在做器械士及第二助手以至于后来担任第一助手时，我注意术者如何决策，如何一步一步地操作，从中看到、学到许多基础原则和技术方法，特别是在发生意外困难时，如何突破难关，化险为夷，其中学问很大。对于较复杂的病情，我在初学时期多请上级医生手术。当我做完住院总医生的时候，我个人的手术记录在同年代同行中可能是为数较少的一个。但是担任主治医生时，我在手术方面，不但感到困难较小，而且经我手术的病人，不管是胃肠肝胆手术，还是乳腺、甲状腺手术，患者恢复之顺利和并发症发生率之低，使同行们感到惊异，也得到科主任的格外信任。从中我悟出一条，多看、多思、多帮，最后达到多能。"

"学手术不掌握规律，不练基本功，只想多当术者，早当术者，违反了学习和实践

---

① 那个时期，内科包括现在狭义的内科、儿科、神经科和皮肤科。

的规律，其后果是手术原则掌握不准，技术操作不精，终身不能成为上乘的外科专家。"对于吴英恺的这条经验，如今一些年轻医生并不能理解。

演变至今的"住院医生培养制度"

被列为"协和三宝"之一的住院医生培养制度，因为各种原因，如今已经名不副实。病房里一位病人有情况，到处找值班住院医生，但找了半天没见人影，后来只见那年轻的住院医生提着包，风尘仆仆地赶来，一问，原来是出门办住房贷款了。一位老协和人有点无奈地说："这也不能全怪罪医生，时代在变，制度在变，人们的价值观也在变，对医生职业的理解也在变。"近年来的协和医院在住院医生培养中也曾经有过一些努力，比如，恢复住院医生 24 小时负责制，但因缺乏管理、考核措施，难达预期效果。

在 100 年前，协和在中国率先提倡的住院医生制度，是为了培养具有临床思维的真正医生的起点。但今日有些医院在复制这一制度时，已走上了变质的道路。一位来自其他院的年轻住院医生在网络上叙述了自己的经历，他把住院医生归为"新一代的弱势群体"。在他眼中，住院医生制度"美其名曰是要提高医学生的实践能力，但这种医院和医学生的关系不是劳动合同关系，不是师生关系，其实质是某些大医院为了招募廉价的劳动力"。

实施宝贵的住院医生制度不是仅仅恢复、复制形式，而是真正珍视医学生毕业后从知识向能力转化的关键教学过程，它需要的是老协和"医院即学院"的大理念和环境条件，也需要强有力的客观物质保障。

内科大查房，90多年一贯制

　　20世纪80年代初，张孝骞已经80多岁了，但他仍认真参加每一次内科大查房。自从他在20年代进入协和医院做一名住院医生以来，这个习惯已经刻进了他的生物钟。在这里，他一次又一次刨光了自己的"临床思维"，成为大师。这位以"做学问"为命根子的医学家，为了坚持协和的"内科大查房"历经坎坷，其实他全力捍卫的只不过是一种他曾经体验过的"学术气氛"。

　　在中央文献出版社出版的《张孝骞》一书中，收录了张老从1979年至1986年的443篇日记摘要，其中提到内科大查房10多次，几个细节尤其令人难忘：听说取消大查房后的痛心和愤怒；参加了一次高质量大查房后的兴奋；大查房前指导学生做好病历准备等。

　　由于全院行政上的安排，1979年12月25日的例行全科巡诊被取消了，张孝骞非常生气。在这天的日记中，他写道："上午情报所约定为我查房拍制电视片录像，8：30到院，正值李邦琦、金兰等与总值班开朝会，闻本周三又因评比工作停止举行大查房，不禁不能抑制，盛怒之下，又不择言。到病房后又大发牢骚，虽然讲了一些临床工作方法，有似对牛弹琴，但仍有语病。事后追悔不已而且影响心脏，期前收缩频繁，下午休息了二到三小时才平息。夜间只睡二到三小时（服两次睡药），真是何苦！

当然有不平之气，但发泄是取祸之道，奈何！可能已有精神病了！今天圣诞节！"

1981 年 1 月 21 日，星期三："科内学术气氛差，据余光明统计，今日大查房本科大夫只到 10 多人，其余为进修生，两者合计也不过 30 多人。星期三下午没有好好利用，领导亦熟视无睹！"

1985 年 6 月 25 日："……据云明天住院医生讲课，又无大查房！学术气氛冷淡，不重视临床实际，如此下去，医疗质量，人才培养，十分堪忧。说话无人听，只得任之！"

1985 年 8 月 6 日的这篇日记，记录的是大查房前的准备：上午赴院与鲁重美① 复习病历。明日大查房将讨论一例诊断不明的患者，做了一些阅读，仍苦于解释几个似不相关的体征在一单一诊断上，初步考虑白塞氏病的可能性。

1985 年 8 月 12 日，张老被诊断为肺癌。这是目前所见日记中最后一次关于大查房的记载。

2004 年，北京协和医院内科主任沈悌应《中国医学论坛报》之约，以"病例讨论有恒为贵"为题介绍了协和的内科大查房。他写道："协和内科大查房"已走过了 80 个春秋，虽人事更替，内容更新，却没有变味。协和有许多宝贵的传统与制度，并逐渐为其他医院所认同而推广，其中一项就是内科大查房。

协和一景：内科大查房的程序

"大查房"最早称为"大巡诊"，英文是"medical grand round"。最初医生人数少，在病房的病人床边，即可容纳全部医生的巡诊。当时，北京协和医学院 1940 届学生林俊卿还以一幅幽默的漫画描绘了当时的内科大巡诊场面。

后来，协和内科医生越来越多，内科大查房的地点从病房转移到了能容百余人的老楼 10 号楼 223 阶梯教室，一直持续到 1995 年。

---

① 鲁重美是张老的研究生，现任协和医院党委书记。

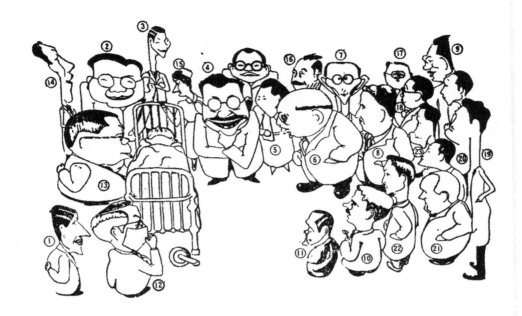

▲ 传承至今的内科大查房，始终是协和内科的盛景。1940届的林俊卿用漫画描绘了当年内科大巡诊的壮观场面，题为《1940内科G-3病房大巡诊》。
① 朱宪彝（内科）② 刘士豪（内科）③ 李洪迥（皮肤科）④ 傅瑞思（皮肤科）⑤ 郁采蘩（内科）⑥ 斯乃博（内科）⑦ 诸福棠（儿科）⑧ 麦考里（儿科）⑨ 谢志光（放射科）⑩ 希尔（神经精神科）⑪ 许雨阶（寄生虫科）⑫ 董承琅（内科）⑬ 钟惠澜（内科）⑭ 张光璧（内科）⑮ 美籍护士长 ⑯ 魏毓麟（神经精神科）⑰ 许建良（放射科）⑱ 王叔咸（内科）⑲ 范权（儿科）⑳ 王季午（内科）㉑ 美籍医师阿斯布兰德 ㉒ 卞万年（内科）㉓ 邓家栋（内科）。

　　到了今天，内科大查房场面更加壮观。内科各专科医生几乎全部到场，同时还会邀请放射科、病理科、检验科、外科等科室参加，有时还有基础学科的同仁和外院医生出现，各病房的护士长和护士也会参加。每次参加查房的人数多在100人以上。从前的时间是每周三上午，现在则变为每周三下午。下午3点，协和内科的医生们从各个病房陆陆续续赶到会场，从主任到住院医生、实习医生、进修医生、高年级学生，称得上是洋洋大观。如果晚到就可能没座位，查房一般持续两小时。

"做学问"是老协和人的命根子，而协和的内科大查房是协和的典型一景，也是现世罕见一景。国外医生到协和访问时，凡是出席了"协和内科大查房"后，无不惊叹，因为在美国也很少见到如此高水平、如此热烈的临床病例讨论的景象：几百名协和医生集思广益，百家争鸣，为一个病人会诊，解决病人诊治中的疑难问题。而那些被查房的病人，真正感受到了张孝骞所说的"以病人为中心""向病人学习"。1939 年邓家栋去美国时，曾参加过哈佛、约翰·霍普金斯、芝加哥和斯坦福等大学医院的内科大巡诊，虽然做法和风格与协和不尽相同，但热烈的场面相近。

90 多年来，协和大查房的重要程序基本分为五大步骤：

第一步是选择病例。住院总医生从内科各专科选出有特点的病例，经主治医生同意、大内科主任认可，先行公布。邓家栋回忆："所选的病例是较复杂和疑难的，或是罕见的病例，或在诊断和治疗中有不易解决的问题，或有某种新的经验教训值得学习和重视。"简单说，多属疑难重症、诊断不明、治疗无效，需经多科会诊、跨学科思维才能解决的。

第二步是准备病例汇报。负责这个病人的住院医生要精心准备病历摘要，各种化验检查、影像学检查、病理检查结果，要"特别熟悉病人的病历、诊断和治疗过程的详细情况，并准备提出当时尚待解决的问题"。主治医生则准备在大查房会上做中心发言，他需要悉心思考、阅读文献，为病例诊断与治疗提出充足的依据，征求本专科资深专家的意见。

第三步是病例汇报。住院医生完整、扼要地汇报完病人病史后，病人被带到大查房现场，在大内科主任现场指导下，各级医生对病人进行体检和病史询问，然后主治医生进行中心发言。

第四步是自由讨论。这是大查房最精彩的部分，各科室之间，相互提问和解释。申请大查房的专科医生先发表自己的看法，包括鉴别诊断、治疗意见，以及国际上治疗这类疾病的进展。其他科室医生，对与该病相关的问题作出解答。放射、超声、病理、检验科等科室医生，对检查结果发表自己的意见。甚至包括必要的基础课教授，每个人都可提出自己的见解。有时各持己见，难以统一，但多是因学术见解而起，洋溢着一种学术自由的探索气氛。

　　"10 楼 223 教室查房时，前两排就座的都是老教授，后排是青年医生。但这并不意味着只有教授才有发言权。相反，主任们会随时站起来点名让年轻人发言，同时也鼓励大家提问题。所有的讨论都结合病人的实际，不是脱离实际的泛泛空谈。病人身上为什么会有这样的现象，以后它将怎样变化，总之关于病人的所有问题你都可以问个为什么，可以称得上是一场生动的考试。"著名血液学专家张之南教授谈起他所经历的 20 世纪五六十年代的协和大查房时这样说。

　　第五步是大内科或专科主任总结性发言，表明自己的见解，并指示下一步的诊治措施。一时未能解答的问题，可进一步观察检查，或从外科手术的手术发现给予回答。如病人不幸死亡，则可能从尸体检查中得到答案。如有新的资料，在以后的大查房时做追随报告。这五大步骤坚持了 90 多年，每一个环节都认真严格到了无以复加的程度，绝无后来学术沾染上的浮躁、作秀、走过场的色彩。

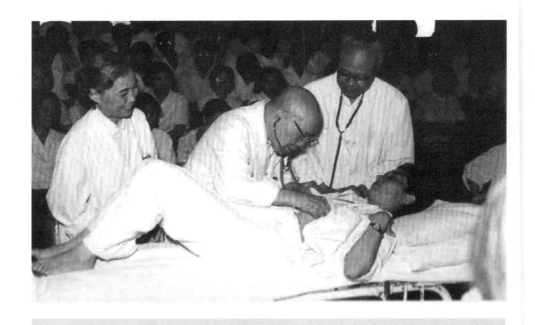

　▲ 20 世纪 80 年代的内科大查房。地点在能容百余人的老楼 10 号楼 223 阶梯教室。
　左起：金兰、张孝骞、方圻。

头脑的争论和交锋

在邓家栋担任内科助理住院医生时，曾有一位男性病人，30 多岁，因"心力衰竭"而数次入院，每次经短期卧床休息、治疗，即可恢复。每次诊断都怀疑他为"动脉硬化性心脏病"，但他年轻，不仅无梅毒、风湿性心脏病及心肌病证据，也无明显的动脉硬化体征。那时除了 X 光和心电图以外，还没有其他检查方法。他的心力衰竭的原因一直是个疑问，心肌病的诊断无法肯定。

有一次在晚间巡诊时，邓家栋用听诊器听到病人的心尖区有如二尖瓣狭窄的典型的舒张期杂音，次晨，主治医生前来查房却没有听到，邓家栋自己再听时也听不到了。他怀疑可能是自己听错了，但过了一天，他又听到了同样的杂音。于是，他把检查经过如实地记在病历日志中，作为一个悬而未决的问题。病人出院几天后又再次入院。一次他在床上坐便盆大便时，突然死亡。后来尸体检查发现，左心房有一黏液瘤，有蒂。这瘤因为有蒂的关系，可能在某一时间阻碍了血液从左心房流入左心室，起了类似二尖瓣狭窄的作用，因而出现典型的杂音，但在另外一些时间瘤体离开，类似二尖瓣狭窄的情况又得到解除。这就可以说明，为什么杂音有时可以听到，而有时又消失了。关于这个病例的报告，后来曾在《中华医学杂志》英文版发表。

在一次内科大巡诊时，这一病例被提了出来，对到会的各位医生都很有启发。内科主任狄瑞德并没有责备他们未能在病人生前诊断出来，因为这种病例在国内外都很少见，但他强调，"我们任何时候都要实事求是，相信自己的观察和事实，不要从主观臆想出发，先入为主，轻易否定客观事实，只有这样才能不犯错误"。

在医学渐渐走向专科主义的今天，大查房更像一次传统的回归。"大查房"的"大"字，不仅体现在参加的医生数目多，而且涉及了各个专科的医生的"大视野"和"大思维"。它体现的是，面对疑难病症，各科力量的联盟整合。从顶尖专家到年轻医生，甚至医学生，都怀着医学热情，被激发起求知欲，悉心思考对病人的诊断和治疗。方圻教授说："在大查房中，常常是病历摘要一下来，很多位教授就跑图书馆，然后在会上争论交锋，这种学术空气反映了一种强烈的求知欲。"张之南教授说："大家从各自临床的角度出发，阐述的是临床经验与思维方法，所以许多人宁可牺牲自己的时间，也要赶过来听大查房讨论。"

在从前的内科大查房的客人里，还有一些做基础研究的协和老教授，他们都是经受了严格的临床训练之后转去做基础学科的。比如，微生物学家谢少文、中国内分泌学奠基人刘士豪。谢少文是在做完内科住院总医生后，转而研究微生物的，而刘士豪则在内科做到了教授，才转任生化系主任。他们两位参加大查房，总是能分别从细菌学、生物代谢的角度去分析病理、生理，增强了医生们对疾病的基础与临床之间内在联系的理解。

张之南教授剖析这种现象时打了个比方："《新英格兰医学杂志》（NEJM）的 SCI①点数非常高，为什么全世界的医学者都喜欢读？因为它是由基础研究者讨论临床问题的一本杂志，协和内科大查房与 NEJM 所倡导的基础与临床相结合有异曲同工之妙。"这些在查房时提出的跨学科建议，真正实现了各科之间的碰撞和整合，最后绘成了一幅关于医学的完整图画。每一个参加大查房的医生，眼界都会在这里被迅速打开，并在短时间内了解各领域的进展。这对今日医学的"专科主义"和"管状视野"缺陷，是有益的补充。仅举 2001 年协和内科大查房为例，在提交大查房的病例中，有 16 例诊断不明，查房后 10 例获正确诊断，27 例疗效不佳者有 16 例在查房后病情改善或治愈。

2006 年 4 月，《健康报》的往事版上刊登了一篇文章《"老协和"的大查房》。有人读过这篇文章之后感慨：一直想知道协和医院的辉煌品牌是如何铸就的，感谢《"老协和"的大查房》一文，让我们从中找到了答案。

在这篇文章见报一个月后，当时的上海市南汇区中心医院院长便向各科室发了一封关于《"老协和"的大查房》的公开信，向全院各大科主任推荐了这篇文章，建议认真阅读，"学其法而不拘泥其方"，创造出适合自己科室的大查房之路。后来，这家医院的内科、外科、骨科相继开始实行大查房新模式，虽然"在深度和广度上有待更深的挖掘开拓"。

唯有时间的积淀，能说明传统的厚重和坚持的力量。协和的内科大查房已延续了90 多年，五大步骤今昔一致，主旨未变。它的生命力如此顽强，令不少业内人惊叹，

---

① SCI（Science Citation Index）：世界著名的科学引文索引系统。

并被它背后散发的力量所震动。它为什么能够坚持如此之久？有组织者的良苦用心和理想主义的坚韧，有参加者对"学问是命根子"的唯一价值认同，也因为它紧扣住了医学发展和医院管理的规律。它最终体现的是老协和的气质：自省、专注和慈悲，以及老协和面对今日医学困境的继续努力——以病人为中心的多学科联盟。

在"熏"的气氛中成长

一个世纪前，英国思想家怀特海认为，进入大学的学生状态应该是："在中学阶段，学生伏案学习；在大学里，他应该站起来，四面瞭望。"进入协和的年轻灵魂，在协和育才模式里，得以用科学的思维突破束缚、自由观察世界；而身边许多大师营造的浓厚学术气氛，则赋予了他们内在的崇高和自律，天长日久，人格得到塑造，变得完整。曾经的协和，许多老师是"大"师，他们聚集在协和，形成了一种独特的气氛。身在其中，耳濡目染，久而久之，气氛上身、入心。有人说："协和的学生不是教出来的，而是熏出来的。"

细分起来，协和的"熏"有三重意义：

○ 一是"一对一"的精雕细刻，有"能把学生领进门的师傅"。协和曾经有导师制，不仅导医术，还导医德；

○ 二是大师聚集在一起，形成浓厚的为医文化和学术气氛，是"领进门后的修行环境"；

○ 三是气氛的保障，一套严格的制度和系统，保证相对的自由和独立。

张大夫是北京协和医院的内科教授，她毕业从医整 30 年了。她从北京医科大学毕业后就选择了位于东单三条的北京协和医院。从住院医生一步步做起，一直到今天，兢兢业业。她曾经教育 5 岁儿子的方法，听上去很特别、新颖：她给儿子找了一位正在协和医科大学读书的学生，让这位大学生在课余有空时和自己的儿子一起相处，做儿子的表率。

张大夫说，她的这种教育方法并不是自创的，是从老协和那里学来的。"我 80 年代来协和时，就是上级带下级，上级给下级做榜样，一代带一代。你会真切地感觉到协和老教授身上那股浓烈的、特别的治学和治病的态度。这样的教授，天天生活在你身边，你不由得就给自己找了一个榜样，然后朝着那个方向努力。这是一种日积月累、耳濡目染、潜移默化的作用，是一种难得的氛围。协和有点像一个独立王国，一直维持着这样的氛围。"

1940 年的协和毕业生周华康回忆："一次主任教授查房，查到一个肾盂积水的病人，内科的著名欧洲教授斯乃博大夫问我，是否摸到了病人的肾脏，我说没有。他又问是怎么摸的，我做给他看。他说，肾脏是不容易摸到的，必须两手配合，左手放在腰部，右手放在肋下，当病人深吸气时，左手上托，右手下压，就可能触到圆形的肾脏下端。教授边说边示范，手把手教我具体怎么摸……他在很多医生面前花时间教我摸肾脏的方法，就是为了教育大家，查房时不要脱离病人、高谈阔论，要结合病人，抓好基本功。"

张之南教授在思考协和的医学本科教育时，提到"教书育人、提高素质"的最有效、最易被接受的方式，是结合日常工作和学习中的事例。老师的身教和言教、旁人的言行举止、周围的环境气氛，都会对医学生产生影响。他的这席话，说的就是"熏"这个字。那些成长中的年轻人们，"从身边的人人事事，一点一滴地感受到什么是对病人的关心、爱护和同情心，什么是奉献和敬业"，而不是上思想课、学口号和标语。

他回忆："比我高一班的一位同学天生长着黑黑的络腮胡子，林巧稚大夫告诉他，不刮好胡子不得进病房。因为，医生的仪表反映了对病人的态度和尊重。老协和规定不得穿硬后跟的鞋，因为走路声音大。有一次我班几个同学被叫住训话，因为在医院走廊中边走边大声谈笑。在协和，当你注意到人人走路都很快、说话都很轻时，你也自然地会规范自己。你看到，老师对病人谈话时，总是面带笑容、亲切地握着病人的手，体检时手那样轻，还时时问病人痛不痛、有什么感觉。你看到，抢救病人时，早就该下班的人都主动留了下来帮忙。"

"老师的模范作用，别人的所作所为，所处环境和氛围，无不对学生的健康成长有极大影响。"

第二重"熏"的意义

1940 年毕业于燕京大学研究院，后到协和药理系进修的金荫昌，其学业因 1942 年日军侵占停校而中止。虽是短暂的一年半时间，却让他获得了对协和的亲身感受和对第二重"熏"的意义的理解。这一年半里，他既是药理系的进修生（研究实习员），又是协和的学生，有着不同于其他协和学生的独特视角。"在协和学习的短暂阶段里，奠定了我毕生从事药理学与科研工作的基础。"

然而，他一开始并不太认可协和的教学方式。他曾认为协和的教育不过是给学生施加压力而已。"由于我在协和聆听'真传'不过一年半的时间，当时认为这里的教学，除了给学生以压力之外，并没有可取之处。"

"这里的学习和研究工作，远比在燕京大学做研究生时紧张，主要是精神上紧张。在医预科常可听到一些协和轶事。"他举了一个极端的例子，说一教授来到实验室，看到某学生拿吸管的手法不正确，便指着他，一阵大笑，然后离去。他刚一转身，某生也跟着大笑了一场。期终，某生便被除名了。

协和的学生实验，大多数人要做到很晚。虽然金荫昌之前在燕京大学曾负责过生理课实验，他的化学实验技术也算是训练有素，但在协和的那段日子里，他做实验时，也不得不战战兢兢，时刻警惕着类似传说中那样的教授的"突然袭击"。

"我听过不少名教授讲课，他们各有不同的风度和方式，不拘一格。有的提纲挈领，有的仔细讲解，有的口述板书的提纲，无所增补，有的只讲自己拿手的科研项目，像是做学术论文报告，有的甚至是拿着讲义照本宣科。哪一堂后都需要学生用课余时间，甚至常要开夜车去消化，才能学到手。"当时来到协和的金荫昌并不觉得协和有什么过人之处，但有一个问题直至后来仍在他脑内萦回，那就是：为什么协和能培养出那么多高质量的人才呢？

"这个问题我几十年中一直在不断地思索。后来我逐渐体会出一些道理，那就是：师傅应有很好的专业素质，才能把学生领进门；门内也必须有浓厚的学术空气，才是一个很好的'修行'环境。协和在这两点基本上是够条件的。"

这个很好的修行环境，就是浓厚的学术气氛，就是"熏"着协和年轻人长大的气氛。1950年，金荫昌教授和妻子从美国旧金山又回到协和的药理系。自那时起，他就一直在这里担任并主持药理系的科研和教学。1982年，他用三个月的时间访问了美国的约翰·霍普金斯、哈佛、加利福尼亚旧金山医学中心等7个医学院的药理系。有30多年教学经验的他，更体会到"协和能够培养出高质量人才的原因"：

> 协和与这些学校的课堂教学方式、方法不完全一样，但却有共同或相似的地方，即课程安排要把学生的知识领到专业的前沿，并且使学生有一个自己寻求知识的学术环境。这中间的关键便是教师对专业不断地进行科研，寻求前沿的知识。自己不会寻求专业知识的教师很难带领学生去寻求知识。而且，只有在一种浓厚的学术空气中，才能培养学生们向科学知识前沿迈进的精神。可以说，科学研究以及由此而锻炼出来的师资专业素质，是教学的灵魂。老协和值得我回忆的地方可能也就在这里。

相似的描述，在吴阶平的回忆中也有："我在协和一、二年级时，虽有个别科目学得较好，但总的来说，成绩平平。三年级开学不久，我因患肾结核，动了手术，休学一年。那时，协和的学术空气十分浓厚，定期开展学术活动，其中有属于教师阶层的活动，有属于医学院的活动，有属于各门学科的内部活动。医学生有权自由参加各类学术活动。我充分利用了这些机会，虽然对很多具体内容并不理解，但耳濡目染，得之于心的东西却不少。例如：研究工作中的科学态度，客观评价前人的贡献，有条理地分析和归纳实验结果，论据充分地阐明观点以及预测学科在某一领域中的发展等。我听过许多著名专家的精彩报告，在他们的启发下，我又阅读了一些享有盛誉的外科学者的传记。这一切大大提高了我的学习兴趣，也教给我不少思考问题的方法。三、四年级开始临床实习，这个阶段主要不是靠死记硬背，而是要理论联系实际，靠思维能力。我学习得比较主动，成绩突飞猛进，出乎教师和同学的意料，一下子名列前茅。"

大学教育不是一项孤军作战就可以完成的任务。它是一个潜移默化的过程，最终是为了获得一种意义深远的自由。它是在参与大学学术生活的过程中产生的，而这首先需要的是学术氛围。

协和创办之初，对于学术活动就非常重视。1921—1922 年的协和年报中，载有中国解剖学和人类学会在新校门前拍摄的第一张照片。1922 年协和成立了实验生物学与医学会北京分会，总会在纽约。对于中华医学会及《中华医学杂志》来说，协和教师贡献颇多。1926 年，在协和教授林可胜、吴宪的倡议下，成立了中国生理学会，第二年创办了《中国生理学报》。

协和医院的学术空气，经过时间的冲刷虽已稀释不少，但到今天还在尽可能地保留。在这里，每周三下午的学术活动常常是安排得满满的。有成果报告、综述讲座、新进展学术交流、病例讨论、研讨班，还有国内外著名学者的专题报告。2006 年，一位去协和就诊的病人在博客中写道："在医院的楼群中，随处可见学术研讨会的海报、宣传材料和协和院报。"

气氛和制度的保障

除了大师以及修行环境之外，在《大学之理念》这本书中也提到不可忽视的第三点，即制度保障："我们要珍惜作为一种制度安排而存在的大学……不管大学的制度有什么缺陷，它毕竟是理念得以实现的场所。它可以向我们确保一个学者共同体的存在。"

虽然对大学来说，"最关键的是它要依靠人，而非制度，因为制度说到底不过就是一个物质前提而已。评判一所大学优劣的标准，就是要看它能不能吸引最优秀的人才"。"一旦理念消失，那剩下的只有干瘪的成规了。举足轻重的东西，不能通过制度性的指令被强行捏造出来。当一种制度试图把应该自然而然产生出来的东西勉强复制出来的时候，事情总是会变得危险起来。真正重要的贡献，只能由那些长年累月不间断地将自己的心力倾注于真理探索事业的人作出。"这段话，也许可以诠释协和制度与大师之间的关系。

在一份美国军情报告中，曾如此描述北京协和医学院："一个西方组织和效率的案例，可以令外来者充满骄傲……中国医生和护士出诊频繁、干练。显然是一个出色的管理系统。"

在老协和时代，有一本著名的协和"绿皮书"，是一套严格的医院规章制度和各种技术操作规程，体现了当时医院标准化管理的高度。当时，每个病房都有一本厚厚的活页夹，封面上印着"Hospital Routine"（医院常规），这是一本医院工作运转大全。这套科学管理制度和规章条例，比之于当前国外最先进的现代化医院实不逊色。协和妇产科主任郎景和认为，使一个人成功的是天分加努力，使一群人成功的则是科学的系统，郎景和把它称作"协和标准"：

> 老协和的不少规章制度一直被作为"样板"和标准被其他医院所效法，"文革"中曾以"繁琐哲学""形式主义"遭到批判。其实，这些规矩是科学之法，有的甚至是用鲜血和生命换来的经验教训！这些年，医院健全和强化了制度建设，重新编撰了各种常规，并严格检查执行情况。一次导尿术，有20个步骤，虽然细碎，却不可有些微疏漏紊乱，为的是培养无菌观念，减少感染。看护士早晨铺床，可当作一种艺术表演；窗户是开成一条线的，水壶嘴是朝着一个方向的——培养素质，方便舒适于病人。人们是这样建设协和的，协和又是这样陶冶一代一代后来者的。

按照现代人力资源的理论，一个机构成功的三个核心元素是：人、组织、文化。曾任协和医院副院长的1970届协和毕业生李学旺，这样阐述协和文化："协和文化是什么？就是协和的医疗管理制度和程序，以及由对这种制度、程序严格遵守过程中，不知不觉养成的为人、为事、为学的态度。"

协和的发散意义

协和建校不久，迅速成为亚洲医学院的佼佼者，"它拥有最高的科学水平和研究方法，影响着从东京到孟买的所有高等教育机构"。协和医院成为最受信赖的医院：孙中山在协和医院度过了生命中最后的几个星期；蒋介石、宋美龄定期飞往北京到协和做体检；张学良在协和医院治疗过大烟瘾；梁启超从 1926 年到 1929 年去世止，前后近 10 次住进协和……

从 1924 年第一届毕业生到 1943 年，协和共培养了 310 多人，平均下来每年 16 人。单用数量一种参数，无法估量出真正的协和育才内涵。这平均每年 16 人的精品产出，意义已经超越了狭义的"协和"，真正具备了"发散意义"。

科学精神和科学方法的"西化标准"

这发散意义之一，便是建立了科学精神和科学方法的"西化标准"。李泽厚曾说，新文化运动表现了"某种对自己民族文化、心理的追寻和鞭挞，表现为某种科学主义的追求，即要求或企图把西方的近代科学作为一种基本精神、基本态度、基本方法，来改造中国人，来注入中华民族的文化心理中"。

五四时代知识分子所追求的"新文化"，与洛克菲勒的专家们希望影响中国的理念十分吻合，即通过介绍西方科学精神、科学方法来改变中国传统的思维方式，并以这样的精神和方法指导中国进入现代化。协和强调"高标准"及科学研究，正是为培养这样的西化知识分子领袖，给中国知识界树立一种以科学精神为指导、以"归纳法"为方法的教育模式。这得到了五四时代知识分子，特别是胡适、丁文江等的认可。

　　来自中国最有影响力的知识分子的支持，加强了洛克菲勒基金会在中国工作的信心。1928年，国民党南京政府要求，所有外国控制的教育机构需要有中国人进入董事会。协和最早的中国董事成员包括：胡适、清华大学前校长周贻春、著名地质学家翁文灏、在美国受过教育并任北洋政府总理的颜惠庆、曾任民国政府驻国际联盟大使和驻美大使的伍朝枢，南开大学校长张伯苓……而先后担任董事会主席的4位中国人都具备很强的西方教育背景：施肇基是20世纪上半叶代表中国政府出使英、美的主要使节，金叔初曾任南洋公学校长等许多职务，周贻春和胡适自不必说。

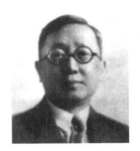

施肇基（1926—1929，1944—1946）

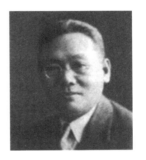

周贻春（1929—1939）

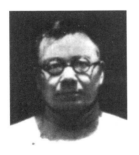

金叔初（1939—1944）

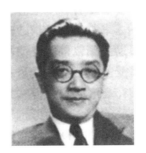

胡适（1946—1949）

▲ 先后担任协和董事会主席的4位中国人，及其任职年限。

协和第一届学生在 20 世纪 20 年代毕业，在 30 年代成长，在 40 年代进入壮年，到了 50 年代成为医学界管理和教育的领军人物。就是这些协和毕业生，成了日后医学科学界的精英，成了大中华地区引领医学进步、教育现代化的领袖。在协和之前，中国第一代现代医学科学家和医生都是"归国学生"，比如吴宪，从小接受儒家经典教育，最后获得世界顶级大学的学位。协和培养的是第二代医学科学家，无须再把儒家背景与现代教育叠加。他们接受的教育已经大多步入现代，而且不是在海外，就在中国。他们比前辈们更加西化，至少是更现代化，也更自然。尼古拉斯（Heinrich Necheles）是协和 1924—1932 年的生理学副教授，他如此描述学生们：

> 他们绝大多数来自相对富裕的家庭，许多家庭思想西化。几乎所有学生都在现代化的中式或西式学校（还有一些教会学校）受到了现代影响；只有少数有过出国的经历。

如下几例可以说明协和医学院的学生背景，他们都具有精英和西化的性质：

○ 1927 年毕业的袁贻谨，其父在 1911 年革命后担任国家法庭大法官，曾留学日本 7 年学习法律，后在湖北汉口讲授西方法律史，并积极参与监狱法和其他司法程序的改革；

○ 1931 年毕业的容启荣，是 1854 年耶鲁大学毕业生容闳的曾孙；

○ 1940 年毕业的曾宪九，是曾国藩的曾孙；

○ 1940 年毕业的周华康，是周贻春的儿子。周贻春毕业于哈佛大学，长期担任协和医学院董事。

有几位学生是例外。比如，1925 年毕业的姚寻源，来自一个农民家庭，之前一直做地毯工，是土生土长的直隶人。在教会的资助下，他得以继续念书。多年后，他的同学袁贻谨依然记得这位大学同学的"满手老茧"。1929 年毕业的陈志潜，来自四川华阳一个社会底层的旧式学者家庭。由于隔绝的环境，那里没有正式学校，他在 10 岁以前对外部世界知之甚少。从记事起家中就没有断过重病人，除了父亲和他弟弟，其他家人都在陈志潜童年时去世。

协和创办之初的设想是：培养一些新型知识分子，让他们在改变中国传统思想文化上起到杠杆作用；中国医学界能像美国那样对社会改造产生影响。以协和为代表的改造中国文化的努力，超越了医学的领域。在著名的中西医论争中，北京协和医学院有着重要的"发散"意义。发散意义之一在于，协和展现出来的西方医学教育体系，远比中医的严谨，每一个角度都在凸显"科学思维"。协和的医学教育和研究，向中国人展现了西方医学的严密与科学性。

协和对中国人自身健康，比如传染病、寄生虫病、营养缺乏等问题的研究贡献巨大。麻黄碱的研究是通过发掘本地药物，对现代医学作出的最大贡献。以协和为中心开展的对原始"北京人"的研究，也具有划时代意义。如果希望在医学领域有重要发现，只能通过科学地学习和掌握科学研究方法，建立在扎实的医学教育基础上。所有这一切，要以"科学方法"为基石。如果没有优秀的教师、严格的入学标准，中国学生将很难掌握中国传统文化中不具有的那种科学思维。长时间的、有系统的、归纳法式的实验室教育，塑造了学生的科学思维方式。协和培养的第二代医学科学家，就像罗马神话中的两面神杰纳斯，通贯东西，既可介入又可远离"适应与吸收"的过程。

培养推动中国医学发展的领袖

发散意义之二在于，协和培养了一批推动中国医学发展的领袖。

协和作为一个网络的关键节点和通向重要专业、管理岗位的持续通道，一直持续发挥着作用。协和毕业生担任领导人的职业格局，在1930—1940年开始变得明显。分析他们在1937年的职位，足以证明洛克菲勒基金会最初的出发点：协和是在为中国培养医学领袖。

到1937年，协和的56位毕业生中，有10名是医院主管或院长、省级卫生管理厅厅长、市级卫生管理专员；11名是医院、医学院或者国家卫生管理机构的科系领导；21名是医学院校的教授，其中14人留在协和任职襄教授或副教授。在这56位毕业生中，有42名都任职于中国的重要岗位，比如医院院长、省或市级的卫生管理部门以及医学院教授等。留在协和的，到了1940年之后，成了协和的核心教员。

有研究曾把协和毕业生与济南齐鲁医学院毕业生的职业分布情况进行比较。齐鲁是教会联合兴办的医学院，用中文授课，大概是最好的教会医学院，从1915年到1934年共有313名毕业生，他们在1935年的职位与更富有、条件更好、更精挑细选的协和毕业生形成了鲜明对比。最引人注目的不同是在教学领域，仅有9%的齐鲁毕业生成为教师，协和的是51%。齐鲁有38%的毕业生个人行医，协和只有6%。

有很大比例的协和毕业生进入了教学与公共卫生领域。协和人更多服务于医学机构，包括医院、医学院、公共卫生管理机构。1924—1933年毕业生选择的医学专业，排在第一位的是内科，第二位的是公共卫生。1941年协和停办后，毕业生中仅有10人私人开业行医。

再举1949年时中国各地医学院院长的教育背景为例：

北京协和医学院	李宗恩	协和医学教授
上海医学院	P.H.Chu	协和药理学教授
北京医学院	胡传揆	协和毕业生（1927届）
湘雅医学院	凌敏	——
贵阳医学院	朱懋根	协和毕业生（1932届）
浙江医学院	王季午	协和毕业生（1934届）
岭南大学医学院	周寿恺	协和毕业生（1933届）
国立国防医学院	卢致德	协和毕业生（1929届）
华中大学医学院	Cheer Shoe-nan	协和医学教授
武汉医学院	范乐成	协和毕业生（1936届）
青岛医学院	穆瑞五	协和毕业生（1925届）
重庆大学医学院	陈志潜	协和毕业生（1929届）

第二次世界大战期间，协和被关闭，一群毕业生迁到了附近的天津，由他们领导的几个机构，被称为"小协和"。朱宪彝（协和毕业生，1930届）是天津医学院院长；金显宅（协和毕业生，1931届）是天津肿瘤医院创始人及院长；施锡恩（协和毕业生，1929届）创办了天津第一家泌尿学实验室，包括中国首批血液透析实验室。

在上海，协和毕业生大多汇集在上海第一医学院（现复旦大学上海医学院）。放射学的荣独山（1929届）、微生物学的林飞卿（1932届）、外科的熊汝成（1936届）都先后在中山医院当了很长时间的院长。

在广东，李廷安（1926 届）当过岭南医学院院长，汤泽光（1929 届）成了夏葛医学院院长，这些机构组合起来成了 20 世纪 50 年代的中山医学院，由陈国桢（1933 届）担任副院长和教务长。

1949 年之后，有四分之一的协和毕业生离开了中国大陆。曾在国民政府国家卫生署工作的数位迁到台湾后，创建了"国防医学院"。1970 年初，大约有 20 名协和毕业生，包括几名护士活跃在台湾的医学机构。其他则加入了世界卫生组织，或在美国继续从事医学工作。

在北京，许多医学院、大医院的负责人都来自协和：阜外医院的吴英恺、儿童医院的诸福棠、皮肤病研究所的胡传揆、妇产医院的林巧稚、积水潭医院的孟继懋……中华医学会的许多专家也来自协和，中国的主要医学杂志多由协和毕业生创办主编。

1950—1980 年，尽管在反右、"文革"时期遭受迫害，协和毕业生仍在中国的医学教育与研究领域起着主导作用，他们担任着中国主要医学院的院长、系主任、医院院长以及医学专业期刊的创办人。在 20 世纪 50 年代，中国 12 个主要医学院的领导都是协和毕业生或前教员。40% 以上的协和毕业生都是医院的管理者。他们并没有接受过正规的医院管理培训，他们的医院也远没有协和医院那样的条件。比如，中国热带医学奠基人钟惠澜（1929 届），建立了北京友谊医院，并在这所医院建立了北京热带医学研究所。

1958 年成立中国医学科学院时，其 8 个研究所中的 6 个都由协和毕业生担任领导。中华医学会也是以协和人为主要骨干。1962 年出版的《中华医学杂志》，其 26 名编委中有 19 名是老协和的教师及毕业生。1955 年当选的 9 名生物医学院士中，有 7 名是老协和的教师及毕业生。

超越协和校园围墙

协和发散意义之三在于，提高中国民众的健康，除了培养坐堂医生之外，预防医学、公共卫生的措施也举足轻重。老协和很重视公共卫生事业的开创，培养了一批公共卫生人才。他们的发散意义已非简单的坐堂医生数目所能比。最具有"协和特征"的两个公共卫生概念是（详见第三部分）：第一，将公共卫生融入对医学生的教育中；第二，县级卫生保健三级网服务体系。协和对中国卫生保健事业最卓越的贡献当数后者——1929年毕业的陈志潜所创建的定县模式，打造了中国最初的"三级卫生保健网"，诞生了中国最早的"赤脚医生"。虽然在1951年之后，因为多种原因，协和对公共卫生的影响开始削弱。与民国政府有关的大多数重要人物都去了台湾或世界卫生组织，比如刘瑞恒、林可胜、朱章赓等；一些相对年轻的协和公共卫生系毕业生也在世界卫生组织工作。

发散意义之四在于，协和培养了2 000多名进修人才，数目相当于本校毕业生的7倍。甚至在20世纪30年代，教育部正式指示协和建立"医学进修学院"，后因抗日战争全面爆发而搁置。

为医学传教士和中国医生开办继续教育课程，是协和一项重要的贡献。很多教员和研究员坚持参加协和的短期研究生培养项目，协和还邀请客座教授给研究生授课。从一封刊登在《山西汾州教会医院杂志》的信件中，可以看出这些课程的影响力：

> 国内可能意识不到，有一个地方对中国医生进行专科训练，从而使教会医院临床得以专科化。这对教会医学是多么大的福祉！这样，病人可以得到更加专业的治疗，医院的名声会更好，员工管理工作的许多难题得到解决。中国医生的效率大大提高，可以分派给他们承担额外的责任。这还意味着虽然越来越多的中国医院在兴起，教会机构仍可以长期受人尊敬。另外，医生还可以通过邮件获得专业实验室诊断，还可以在北京接受短期和长期的毕业后教育。

很少被提及的发散意义之五在于：在协和工作后返回美国的医生和教授，也大多成了美国医学界的领袖。他们向周围的人及公众提供了大量关于中国的信息。很少有人能想到，协和同时也成为培养美国医学界领袖的沃土，护理学院也培养了同样重要的领导者。这些人，使得协和成为国际医学教育领域的成功典范。

一个古老的命题：如何做一位好医生

　　晚年的吴阶平，经常在各大医学院做一个演讲：如何做一位好医生？这是一个古老的命题。吴阶平把自己的思考凝结成演讲内容，成了许多医学新生的指路航标，意义可类比于 100 年前奥斯勒对约翰·霍普金斯大学的那些医学生们的演讲。

　　奥斯勒在 1903 年演讲《行医的金科玉律》时这么说："行医是一种艺术而非交易，是一种使命而非行业。在这个使命当中，用心要如同用脑。"而他在此前 10 年出版的《医学原则与实务》，早已是风靡全世界的医学教科书。他说过许多和医生职业有关的妙句：

　　　　从每个病人身上，才可以看到医学的奇妙与特别，而不是从病人的表征上来寻求这些。
　　　　要从生命的诗句上来鼓舞我们每天例行的诊疗工作。
　　　　要从日常病房工作中接触的平凡人身上，感受他们的爱和喜悦，他们的忧伤与悲痛。

　　晚年的张孝骞支持协和医科大学新开的"医学概论"课程，亲自为那些刚进本科的学生讲课，其中就包括这个古老的命题：如何做一位好医生？

60 年行医经验第一条：戒、慎、恐、惧

哈尔滨医科大学内科的傅世英教授，从盛京医科大学毕业后，于 1950 年来到北京协和医院，在张孝骞身边进修了两年多的心血管内科学。在这两年多的时间里，他学到的不仅是张教授的精湛医疗技术，更为他的严谨治学精神和医德所感染。傅世英日后回忆这段岁月："不仅使我的医疗技术上了一个台阶，也使我明白了许多行医做人的道理。"

在今天，因为价值体系的边界日渐模糊，如何成为一位好医生这个问题，似乎需要分解成三个更具体的问题：如何做一位医生？如何做一位好医生？如何做一位医学家？但在老协和，其实是一个简单的问题：如何做个好医生。

如何做个好医生？张孝骞对这个问题的演绎是"戒、慎、恐、惧"。"如果说我行医 60 年，有什么经验可谈的话，这 4 个字大概可以算作第一条。对每个医务工作者都能适用。"他对临床医学的定位是"服务医学"，以病人为中心，向病人学习。在张孝骞看来，为病人诊断和治疗就像公安人员破案一样。千万不能满足于一次诊断，更不能认为成竹在胸。他说："在病人面前，我永远是一个小学生。这不是故作姿态的谦虚，而确实是经验之谈。不管我们如何想办法使自己的诊断符合疾病实际，都只能是在一定条件下，对某一阶段病情的认识。"

20 世纪 50 年代后期，有一名中年外国人到协和医院求诊。病人入院时症状非常紧急，气喘、心痛、呼吸困难，很像心脏病。张孝骞给他诊断过，虽然觉得心脏病依据不足，可一时也下不了结论。后来，他病情稍有缓和，便要求出院。不久，他突然休克，抢救不及，去世了。做尸检，发现是肺动脉栓塞所致。这时，张孝骞才明白，发生栓塞的原因是由于他患有静脉炎。但当初问病史时没有问出来，也没有去翻他的老病历。"这个例子，我曾向许多人谈过。要求一个医生不犯错误是不可能的，但重要的是能从错误中总结经验，吸取教训，绝不能固执己见。既要勇于坚持真理，又要勇于修正错误。对自己已经做出的诊断结论，一定要用怀疑的眼光，多问几个为什么，并且随时准备在新的事实面前改变原来的结论。"

一个病人痰中带血，下肢浮肿入院，化验结果是，尿中有红细胞。主管医生诊断

为肺-肾出血综合征。张孝骞参加了会诊，在对病人做了初步检查后，也同意这个诊断，并且拟定了治疗方案。张孝骞回到办公室，但放心不下，唯恐诊断中会有疏漏。经过反复思考，第二天，他又到病房为病人做了一次检查，发现病人的腿部静脉有点异常。根据这个线索追踪下去，果然证明病人患的不是肺-肾出血综合征，而是移形性血栓静脉炎。这种静脉炎，造成了肺、肾等多种脏器损害，给人一种假象。"疾病好像是一个小小的宇宙，情况是千变万化的。"

许多在协和以及从协和出去的人，听过张孝骞"向病人学习"这样的说法。这种说法用张孝骞的话表述就是："医学不像其他学科，可以通过定律进行推导，通过公式进行演算；同一种疾病在不同的人身上有不同的表现。可以说，每一个病例都是一个研究课题，因此，在病人面前，我们永远要当小学生。"医学虽属于自然科学，但却带有社会科学的成分。构成疾病的因素十分复杂，因为人不只是生物的人，每个人都有特定的经历、不同的生活环境和素质。

1927届的协和毕业生诸福棠和1933届的吴瑞萍等一起，曾在第二次世界大战期间的1942年开设了北平私立儿童医院，在1952年无偿交给政府后，筹建北京儿童医院并担任院长。诸福棠在协和师从儿科专家威奇（A. Ashley Weech）。与时任住院医生的诸福棠共事，让威奇感受到了最大的学术满足感。威奇后来回到美国，在哥伦比亚大学、辛辛那提医学院事业有成。多年后，威奇回忆诸福棠时，说他是"十分聪明的学生和科学家。在我的从医生涯中没见过几个住院医生会因为担心患儿受苦而夜不能寐，诸福棠是其中之一"。

1984年，在面对一位研究协和历史的外国学者时，诸福棠说：

> 你必须理解，我们学院的座右铭是科学济人道。我们的许多校友都极力不辜负这个座右铭。在一个人口达10亿的国家里，无论我们是社会主义者还是资本主义者，这都是我们生活的信条：科学济人道。对我个人来说，就是儿童健康的改善。这并非易事。

1953届的协和毕业生、在协和工作多年的呼吸专家罗慰慈，在1987年的《协和青年》中写道：老协和人说"协和精神"，很简单，就是服务病人、奉献自己。吴英恺在《老专家谈医学成才之道》中提到行医之道的第一点就是真正关心病人："毕业后，到了北京协和医院，医生层次多，工作要求细，实习大夫、住院大夫每天至少要看两次病人，主治大夫至少看一次病人，科主任也照样天天看病人，有的星期日上午还来看病人哪。病人的情况吃得透，问题解决得快。新中国成立后的50年代和60年代前半期，医生关心病人的热情和深度是令人难忘的。"

妇产科专家杨秀玉认为，一个好医生，必须从每个病人身上体会，今天这里体会到一点，明天那里体会到一点，加以集合提炼。她举了协和妇产科绒癌如何突破的例子：现在大家都知道，绒癌化疗在使用5-氟尿嘧啶时，需大剂量静脉匀速滴注8小时。但是怎么发现的这个方法呢？实际上是从病人那里学到的。最初，给病人做化疗，用的都是静脉推注，像打针一样把药水推进去，由于是静脉推注，所以剂量不可能上去，同时病人的药物反应强烈。后来，有一次查房，一个病人无心地说了一句：今天护士给她推得很慢，所以她感觉比较好，反应也轻多了。宋鸿钊立刻把全病房所有的医生护士叫到一起开会，后来经过研究，把静脉推注改成了静脉点滴，又找到了8小时点滴是最佳化疗时间，副作用最小，效果最好。把推注改成点滴后，大剂量化疗才成为可能。

1965年，杨秀玉所在的绒癌组有一位曹姓病人，呼吸没了，只有心跳，那个时候没有呼吸机，医生就用麻醉机代替呼吸机，医生得不停地捏麻醉机的皮球，1分钟捏16下，所有的医生轮流捏，一直捏了72个小时，终于病人有了自主呼吸。病人康复以后，到甘肃当了赤脚医生，成了劳模。他一直觉得自己这条命是医生捏回来的——事实也是如此。什么是好医生？好医生在那时的标准就是为了挽救一个普通患者的生命，连续72个小时捏皮球。

培养医生，而非诊疗机器

张孝骞说："病人把生命都交给了我们，我们怎能不感到恐惧呢？"搞临床离不开泡病人，他成天泡在病房里，非常强调在临床工作中接触病人，强调掌握第一手资料，经常教育青年医生正确对待书本知识："书本知识到底是间接经验，其中不少仍需要实践的检验，有的甚至不可靠。在医学的发展过程中，旧的理论被推翻，新的知识加入，新陈代谢，永无止境。所以书本无论多新，总是落后于现实。尽信书，不如无书。"

　　在黄家驷的房间里，长年挂着他从国外带回的一幅画的复制品，这是卢克·法尔兹在 1887 年的作品《医生》。老协和医生常说一句话："大夫的时间属于病人，不属于他自己。"林巧稚说："我是一辈子的值班医生。"方圻说："大夫决不会只做 8 小时工作。"一切为了病人，这是老协和认为选择了医疗为职业，就自然应该做的事。他们当中不少人放弃了自己的兴趣爱好、婚姻与家庭。

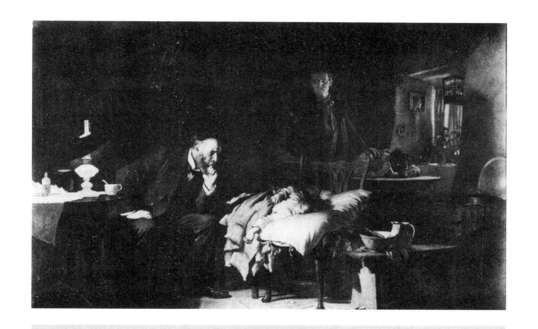

　　▲ 卢克·法尔兹在 1887 年的油画作品《医生》。在黄家驷的房间里，长年挂着他从国外带回的《医生》复制品。画中，医生专注地守在垂危病孩的床前，旁边的父母忧心忡忡。

　　一位协和的老教授，读了一位协和学生去美国加州大学旧金山分校交换后回来的感想。在字里行间，老教授读到了这位年轻人对于美国诊疗时高度发达的技术化、程序化的艳羡之情。协和式的自省，使得这位老教授提出：美国医学诊疗的高度技术化、程序化就一定是现代医学最好的治病方式吗？值得我们全盘模仿吗？我们似乎应该有自己的出路。他说的出路，就是：协和是在培养医生，而不是培养现代医学的诊疗机器。

以培养医学精英为定位的协和，为什么它的毕业生，最后没有"高高在上"，反而成为一位位散落在各地医疗部门、真切服务于民众、赢得敬重的知识分子呢？生活在医疗这个行业里的知识分子，即使身为精英，也必须贴近这个职业指向的对象——病人，必须贴近大众，去解决如何与社会产生联系的问题。他既不能躲藏在自己的世界里，也不能丢弃自己作为知识分子精英的原则。医学知识既用来改进现实情况，也完善了自我。

回想 19 世纪，年轻的奥斯勒在欧洲留学后返回加拿大，开创了"床边"教学理念。这与当时北美盛行的照本宣科教育形成了鲜明对比。他受宾夕法尼亚大学医学院的邀请，在这里推广床边教学，约翰·霍普金斯大学医学院一成立，他就受聘为内科主任，主管临床医学的教学。在他看来："如果没有书本做导读来学习病人的临床症状，如同没有航海图来导引海上航行。但如果没有从对病人的观察中学医，只读书本，就好比学习航海，却从来没有出过海。"在约翰·霍普金斯大学，他结合德国的住院医生制度和英国的实习生制度，构造了美国最新的医学教育体系，提出了临床教育三部曲——由病人开始、自病人引申、于病人完成。正是这种教学方法，造就了后来约翰·霍普金斯大学医学院的盛名。而身为"东方约翰·霍普金斯"的协和，在以"世界第一流"为定位时，也借鉴了这样的床边教学方法。等医学生进入了实习医生和住院医生阶段，曾经的 24 小时值班制，更保证了医生和病人在一起，向病人学习。

伟大的医生不仅治病，还治患病的人

"以病人为中心"这一句话，还有更深的含义，类似于"好的医生是治疗疾病，而伟大的医生是治疗患病的病人"。

"19 世纪末专家主义的升温，部分是公众要求，部分是医学供给所推动。科学的精髓依靠更多的是专家而不是全科医生，这对那些绝对相信发展奇迹的病人而言，是一个有力的吸引。"[①] 一位伦敦医院的外科医生在 1879 年感慨：无情的大众不会相信一个样样通的医生。但专科化使得一个擅长治肝的医生不擅长治胃，当然也不擅长治肾。"那些来自农村的病人们，咨询了四五个不同的医生，一个检查他的全身情况，一个看耳，一个听胸，再一个检查喉咙。"但专科化仍在继续。另外一位伦敦医生赫宁汉姆

---

① 引自《剑桥医学史》。

（Wilmot Herringham）说："发展到无人境地的新近知识的散兵线，总是向外辐射，并分解成更小的小组。"一方面，精确的观察和治疗需要不断更新的设备，而连续不断的发明需要专业的技术，比如喉镜。另一方面，发明也需要专门知识，比如心电图仪。

1882 年，维也纳的一位叫作诺瑟格尔（Herrman Nothnagel）的人在就职演说中提到："我再次重申，医学治疗的是有病的人而不是病。"人们在他的这席话中发现了新的哲学思想，他也因"成为病人的朋友"的观点而著名。他对维也纳总医院的住院医生强调，重视记录病史，因为记录一份长而详细的病史，医生就有机会与病人建立一种亲密友好的关系。差不多的时间，在德国也有医学家强调：医生检查和治疗"病人"，而不是"病例"。

张孝骞后来主要的专业虽然是消化内科，但是他在诊治病人的过程中经常能诊断出其他方面的疾病，有些还属罕见病例。难怪有人说：张孝骞不是消化内科专家，而是内科学家。他面对的是整体的人，而不是自己专业领域的病。1980 年 10 月 16 日，张孝骞在日记中写："上午在 8 号楼 2 层病房看两例病人。又看一门诊病例，系肝硬变，由于门肺静脉分流，有严重的缺氧，表现为紫绀，呼吸困难，Hb18g%，氧分压 40mmHg，动脉血氧饱和度 70%。当向有关人员说明病机，并给了有关文献。"

1981 年 1 月 21 日："下午参加大查房，一例脉管炎，原因不明。我认为，可能是 Still 氏病（青年性类风湿关节炎），但有嗜铬细胞增多症，不太像，也有人提出寄生虫病。"

在今日，"做人"已是一个不怎么被提及的词，它和素质、品德这些类似的词一样，被今人视为过时的八股。但在说到医生这个职业时，"做人"却是一个不得不提的话题。"医学有两座高峰，一座是学术高峰，一座是医德高峰。"从医生的职业角度来看，这个职业与"整全的人"有关，和整体的人类生活境况有关。倘若，疏于培养我们对整体的感受力，疏于向我们展示知识的广阔视野，疏于训练我们从哲学的角度思考问题，那么这一职业的训练必然是没有远见的，也是不彻底、不人道的。

早期的德国医学王子胡费兰（Christoph Wilhelm Hufeland）曾经说过这么一句话："只有一个真正的君子才能成为一个真正意义上的医生。"一位叫休斯顿（William

Houston）的医生在 1936 年提出，对病人的心理感受的评价正是医生区别于兽医的所在："医生工作高于兽医水平的那一部分，可适当地称作心理治疗，其中医生的人格是治疗剂，病人的人格是发挥作用的客体。心理学认为需要花费许多时间同病人交谈，对病人情况有一些知晓。"

吴瑞萍在协和担任儿科第一住院医生期间，儿科还没有从内科分出来，仅有两名住院医生。有一个 10 岁的女孩，拟诊为颅内肿瘤。为了明确诊断，上级医生提出应做气脑造影术。但这种造影术有一定危险，可能会发生意外，需要和家长谈话告知这种风险。家长听完后不同意做，并决定出院。但就在家长办理出院手续时，女孩的病情急转直下，迅速恶化，昏迷不醒。这可能是因为颅内肿瘤引起颅内压增高而发生的危象。

在采取了一系列抢救措施后，女孩最终还是去世了。家属因此怀疑医生未经他们同意，私下进行了造影术，和医生争吵不休。吴瑞萍耐心地向女孩的父亲解释了近两个小时，说明发生这种突然变化的可能性和原因；医生绝不能做、也绝不会做违反院规和法律的事情，如果不信，可以通过尸体解剖来查明有没有做过这种造影。女孩的父亲终于表示相信，不再深究，但也不同意进行尸检。

事态到此，本已平息，但这时女孩的姑妈又来到病房大哭大闹，非说是院方害死了女孩。这位姑妈前一天来病房看女孩，因为当时不是探视时间，所以值班护士不让她进来，便争吵了起来。当时护士没有耐心解释，态度有些过激。姑妈得知女孩死亡的消息后，赶来质问：为什么前一天不让探视，才过了一天，小孩就死了呢？正在姑妈哭闹时，女孩的母亲到病房取剩下的东西，她说，她亲眼看到主管女孩的医生，在整理遗体时，不住地流眼泪，可见医生是富有同情心的，对工作也很认真。如此这样，才说服了哭闹的姑妈。

这件事使得吴瑞萍深有感触：医生的耐心解释、富有同情心和对病人不要态度，这三点是处理医患关系的必备条件。

吴英恺的一生经历过中国知识分子的艰辛和悲伤，虽多有坎坷，但对医学矢志不移，一生主持创建了 3 所医院、2 个研究所，5 个心胸外科，并在 1955 年当选第一批中国科学院院士。他曾说："学医不难，学成良医则不易。"

有人问吴英恺，好医生的标准是什么？他回答："好坏医生的分水岭就在于为谁服务和如何服务。新中国成立前，我在协和医院工作，当时的外科主任是美国人，他一辈子没有做出什么大的学术贡献，但他工作勤勤恳恳，每天来得最早，走得最晚，关心病人，关心全科工作，了解所有工作人员的情况。这样的医生就是好医生。"他在开创安贞医院时，为医院提的院训是 4 个字——公、勤、严、廉。在他看来，这就是做医生的标准。"公"就是公私分明，至少是先公后私；"勤"就是勤学、勤干；"严"是学术上的严谨，工作上要严格，做事要严密；"廉"就是廉洁，不得以医谋私。

如何做一位好医生？这个古老的问题，从有了医生的那一天起，就伴随着那些希望深切理解医生这个职业的思考者。吴英恺的"公、勤、严、廉"，张孝骞的"戒、慎、恐、惧"，是老一代协和人对如何做一位好医生的回答。"以病人为中心""向病人学习"这样的话，虽然听来简单朴素，但在今日医生的实践中却步履维艰。医学改变了世界，医学也改变了医生和病人，变化的世界同样也改变了医生和病人。但是医生面对提供医学的对象——病人时，一切理论都应该回归最初的本质，去思考一个最朴素的问题：如何做一位好医生。

第三部分

从"贵族医学"到"民众医学"

　　从这天起，这位协和医学院的高才生将要脱掉"白大褂"，换上"灰长衫"，把从协和课堂上学到的知识，运用在农村这片更广阔的试验场。继"协和精英"走出医院走进胡同之后，开始在更大范围内关注民生，从城市走向农村。日后中国大力搭建的农村三级保健网，从这里迈出了第一步。

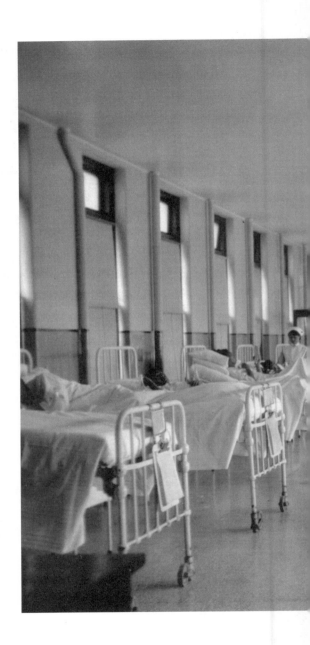

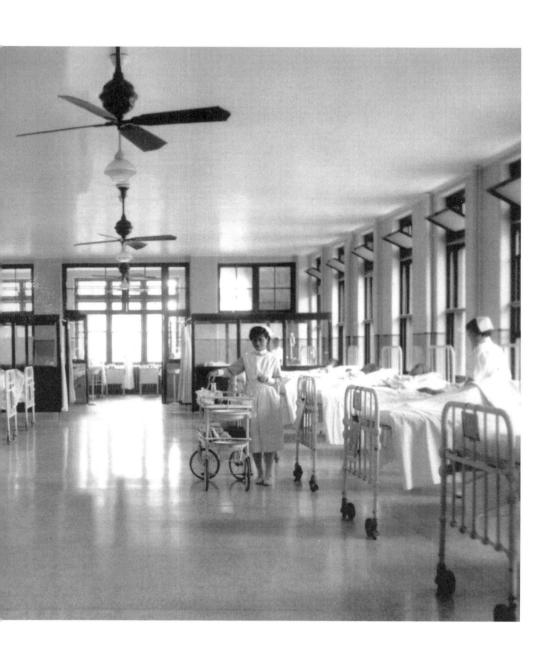

医学"布尔什维克"

　　1921 年，洛克菲勒基金会派约翰·格兰特（John Black Grant）来到中国，之后，他成了协和医学院的第一位公共卫生学教授。他在中国出生、长大，有一个中文名字叫"兰安生"。他一生中与洛克菲勒基金会有关的工作年头，加起来超过 40 年。对其一生的经历，有一句精辟的评论："集中了 20 世纪上半叶许多流行的公共卫生关注点和意识形态。"

　　20 世纪初，兰安生的父亲曾作为医学传教士来到中国。毕业于密歇根大学医学院的兰安生父亲，由浸礼会派到中国宁波，主持一个教会小医院，兰安生就出生在这里。后来兰安生回忆：

　　　　当时的宁波与 25 年前发生明治维新时的日本非常不同，完全是中世纪的情景，没有任何进步的迹象……那里有一个简陋的小医院……我父亲不久就发现他需要助手，当时中国没有现代意义的医学院，所以我父亲跟其他教会医生一样，挑选了三四个聪明的年轻人，给他们一些技术培训，包括英语课程，这样他们就可以阅读教材，同时包括一些临床的和门诊的实习。

　　在父亲的"贵重"医学物品中，包括一本"奥斯勒 1891 年出版的被视为医学教程圣经的教材"、一架显微镜。当医院病床不够时,父亲会把病人带到自己家里,有一次,甚至把自己的床让给了病人。父亲对兰安生说:做医生不是单单为了赚钱和治好几个病人,医生也应多关心社会问题。但在当时贫穷、尚未发展的中国,父亲未能完全实现自己的价值。有一次,父亲半带无奈地对兰安生说:自己在中国的工作,有点像"下水道不停地往外溢水,而我在不停地拖地板"。

1916年,从密西根大学医学院毕业的兰安生,被招聘到洛克菲勒基金会工作。他一开始就表示很想去中国工作,希望沿着父亲的脚印走,超越父亲,把"下水道"修好。但在1916年,协和还只是一个渐渐露出雏形的计划而已。基金会给了兰安生两样东西:一个大愿景,如何把针对疾病的特异性行动,扩展成为整体的、有组织的、多目标的社区行为;一个机会,自己任选一个基金会即将开始的项目。

那时,基金会正在开展美国的钩虫病防治,于是他去了美国的北卡罗来纳州,参加防治运动。一个月后,他因为表现出色,开始和州卫生官员一起工作。这段工作经历,使他初步领悟到公共卫生的关键在哪里。

在此之后,兰安生去了波多黎各、中国江西萍乡等地参加钩虫病调查。在江西萍乡有水的地下矿井作业的工人中,85%的人都感染了钩虫病。兰安生开始琢磨工作思路,"在中国发起强化公共卫生教育,使公司负责人有基本的公共卫生意识,建立一个卫生中心模式,并努力推动全国公共卫生立法"。

有了两年实地工作经历之后,兰安生去约翰·霍普金斯大学的公共卫生学院学习。当时,洛克菲勒基金会希望找到一位合适人选,可以为协和医学院提供公共卫生服务。当基金会向兰安生的老师征求意见时,韦尔奇评价兰安生"能干、有激情、勤奋努力,性格有趣而吸引人",他有一些初出茅庐的年轻人难免的缺点,但这并不重要,"他熟悉中国并希望在那里发展,这是非常宝贵的","我倾向于认为他将成为一个强有力的管理者和组织者"。

1921年,兰安生30岁出头,以副教授的身份抵达协和医学院,前后工作了近17年时间,成为中国公共卫生教育与社区公共卫生事业的奠基人。

60% 有效的本土运动，强过 100% 效率的西方运动

第一次世界大战后，全世界的公共卫生学刚刚起步，开始在医疗上发挥作用。英国在 1919 年设立了卫生部，建立了一套新系统：把那些基层的医疗中心和当地的医疗设施中心、区域里的教学医院相联系，一起提供预防和治疗的服务。在约翰·霍普金斯，兰安生沐浴着来自韦尔奇、亚瑟·纽肖尔姆爵士（Sir Arthur Newsholme）的光芒，尤其是后者，深刻地影响了兰安生后来的"国家医疗"信念，亚瑟·纽肖尔姆爵士曾是参与英国公共卫生运动的主要人物，这一运动促使 1919 年英国卫生部成功建立，他是英国"国家医疗"思想的倡导者，被韦尔奇邀请到约翰·霍普金斯大学，领军公共卫生学院。

兰安生打算把世界上最发达国家的大胆想法，应用在当时的中国。而当时的中国，并没有任何一个可以实现这些想法的基础元素：普遍贫穷、缺乏卫生设施、系统不健全、文盲泛滥、政府不稳定、没有任何现代的医疗保健系统……

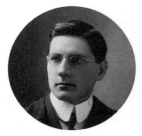

到达北京协和医学院不久，兰安生就带着一路风尘，直接去见当时的中国领导人，畅谈自己勾画的蓝图：一个全面的、由政府管理的医疗系统。他的急切，甚至引起了基金会一些人的异议，说他太冒进，操之过急地想实现自己的职责，让他们感觉不太舒服。

▲ 兰安生是协和医学院的第一任公共卫生学教授。这位看上去高大、憔悴、高度近视以至游泳都得戴着近视眼镜的年轻人，睿智自信，不太爱说话。

兰安生调查了当时北京公共卫生的力量，最后得出的评价是——坐井观天。显然，这个国家没有完善的系统来对付主要的社区疾病，比如伤寒和天花，而婴儿的死亡率也相当惊人。面对落后、混乱的公共卫生现状，他开始了锲而不舍地为医学社会化努力的历程，起点就是协和医学院的公共卫生课程，以及一座破庙改造的"卫生示范区"。他在中国 17 年，打上了深深的医学"布尔什维克"的印迹，在西方关于协和的描述中，这一称呼几乎成为兰安生的独特代号。

年轻时参加钩虫病防治的工作经历，让兰安生体会到公共卫生的关键之处，首先

是三个字——本土化,具体说来有两点:一是对本地情况的敏感性,哪怕是细微的差异。在美国北卡罗来纳州的钩虫病防治经历,让他意识到和当地人的沟通、相处有多重要。在了解当地人的基础上,才能进一步处理反对意见。二是有效的公共卫生措施,一定要建立在本土化的基础上。用兰安生的话说就是:"在州这一级别的卫生官员很多,但除非你深入到下面的社区,否则很难得到结果。"

他钻进中国图书馆,和中国人交朋友,进行着自己对这个国家的深入勘探。后来,西方人评价兰安生时,这么描述:"当时很多西方人在中国工作,只在自己圈子里社交。但是,兰安生常常和当地中国人共饮交谈。"兰安生的女儿也回忆说:"时常有中国朋友来家里做客。他们亲切地叫我爸爸'大鼻子'。"

1922 年,兰安生写道:"在中国的外国人,总是在中国用外国人的方式思考,并且认为这是唯一值得去做的事情","但其实在中国的外国人,并没有任何行动能够让中国人采用他们的方法"。他认为,支持本土的卫生运动才是更好的选择,"60%有效的本土运动,强过 100%效率的西方运动"。这句话成了影响协和人对公共卫生医学定位的"兰安生式名言"之一。如同协和那一片宏伟建筑群的特点"中西合璧":扎根在中国基础上的西方医学。

在当时的中国,收集基本的死亡数据,是一项颇具挑战性的工作。因为在当时那个年代,解剖是被禁止的,尸检几乎不可能。兰安生没有像一些"水土不服"的外国人一样,浪费时间去抱怨这种根深蒂固的中国文化传统,他想出的绝妙解决方法,可以从一个侧面鲜活地反映其高度"本土化"的做法。他让民间那些做棺材的人提供死亡原因。但做棺材的人用的是通俗的民间叙述,兰安生就自己做了一个对照表,一边是民间叙述,一边是对应的医学名词。比如,民间说的"妖风",在医学上对应的名词则叫"肺炎"。

如灯塔一般的公共卫生领袖

在一本关于洛克菲勒基金会、北京协和医学院的学术书中,作者评价兰安生有着"灿烂而综合的思想","体现了他非同寻常的智力弹性"。在 20 世纪 20 年代,兰安生创立的卫生事务所和农村卫生实验区,专门为协和医学院的医学生、护士学生提供教学现代公共卫生学。当时，世界各地还没有人能去完整地、系统地实践这些。

步着这一思想轨迹，在 20 世纪 40 年代，兰安生去了印度，成立了印度卫生和公共卫生研究所。50 年代，他去了巴黎，领导欧洲地区的洛克菲勒基金会国际健康部门。后来，他又参与了捷克斯洛伐克的战后公共卫生建设格局重建。

一位与兰安生共事 20 年的上司形容他是"极有能力的人，在中国和日本的人缘无人可比，是洛克菲勒基金会培养出来的最优秀的管理人才之一"。中国著名经济学家何廉，把民国时期的社会医学成就归功于兰安生的领导，称他是现代中国的"公共卫生精神"。

晚年的兰安生因为黄斑变性而失明，在临终前短暂的清醒时刻，他与他的妻子对话：

兰安生："亲爱的，你在吗？"
妻　子："我在这儿。"
兰安生："眼睛并不重要，重要的是服务，积极的服务。"

1962 年，兰安生去世，被授予美国公共卫生界的最高奖章，被誉为"伟大的有科学预见性和政治家风度的人物"。他的纪念碑上写着："在漫长的职业生涯中，他如同灯塔一般，以远见、力量、沟通和领导的才能，致力于增进人类福祉的永恒事业，为中国、印度、欧洲各国、美国——乃至全世界提供和改进了卫生服务的方式。"然而，在今日公共卫生历史的名人堂中，兰安生这个名字并没有以足够高的频率被人们提起，但"我们仍是在为他给予我们的想法而工作"。

一盎司的预防，胜过一磅的治疗

当兰安生还在约翰·霍普金斯大学学习时，医学院院长韦尔奇就预言说：这个年轻人将在"行政管理方面强于研究"。事实上，他在协和医学院的经历，就是一次公共卫生实践的管理上的胜利。从开创计划，到付诸行动实行一整套培训项目，到最后，演变为一套完整的健康方案。

1921 年，兰安生到达北京时，第一批协和医学院的学生刚刚进入医本部二年级，协和的教学大纲和教学实习都完全没有公共卫生的内容，当然，更谈不上公共卫生系。第一批学生还没有毕业，没有人知道他们毕业后的去向。"我当时感到，如果这些学生私人开业，他们将到那些完全没有公共卫生设施的社区，所以，协和的学生应该有足够的训练，如此他们便可以成为社区领袖，指导本社区在有组织的卫生保健方面采取适当的步骤。"

当以"公共卫生专家"的身份进入协和医学院时，兰安生带来了一个全然崭新的理念，这一理念包括：第一，疾病可以在还没有成为疾病时，就加以控制；第二，预防疾病的措施一旦在某一区域某一人群中实施，会比以单个病人为治疗对象的"临床医学"更有效率。这一理念，与 19 世纪中叶进入中国的西医相比，在临床时间和阶段上更加超前，关注的人群也更广泛。

如要实现预防与治疗在医学中的统一，医学院学生的公共卫生教育必不可少。在兰安生的强烈建议下，基金会同意了在协和建立"卫生系"，后来改为"公共健康与卫生系"。

规划协和的公共卫生教育

1923 年对兰安生来说是重要的一年。这时，他对中国公共卫生发展的想法，渐趋成熟。在向基金会提交的一份多步骤发展公共卫生的计划中，兰安生论述，北京协和医学院成立之初，是志在向中国人提供一所获得全面的西方科学医学知识和训练的机构。但如果忽视公共卫生，就做不到这一点。

"在我们即将迎来的时代，卫生的发展与整个医学科学的进步已经联系起来了。在给新时代奠定基础的时刻，如果北京协和医学院能带头将预防医学这一新概念付诸实施，那么，整个世界性的机会就会向我们敞开。"

兰安生为协和规划的公共卫生教育包括两部分：第一部分是，本科的一般卫生知识教育，特别是建立示范性的公共卫生教学；第二部分是，研究生对会产生重大影响的问题进行专题研究。

他还提出了一个让医学生走出校园、进入社会的为期 4 年的特别项目，包括：

1. 建立万人规模的卫生示范区，针对孕妇、婴儿、学前儿童进行示范保健工作；
2. 为在中国已经开始的学生卫生和民众卫生教育进行示范；
3. 针对重要、急迫的卫生问题进行研究；
4. 通过在工厂设立单独的卫生服务项目，来示范工业卫生。

20 世纪初，在欧洲许多地区，一些公共卫生组织开始与从事传统"临床医学"的医生和医院接头，密切合作。但在美国，公共卫生组织的成立却引发了某种对立情绪，因为它威胁着临床医生的生意。那时的美国，公共卫生和临床医学处在一种脱节的状态。在美国不满于这种脱节状态的兰安生，来到中国后，首先想到的就是：推动政府形成预防医学的意识，以尽量减少预防与医学治疗之间的脱节。

北京协和医学院以模仿当时的先进美式医学教育为主要特色，成立之初，去校园参观的多是精英分子，"好像对老百姓无甚触动"，离洛克菲勒基金会的那个"将先进西方医学引入中国社会"的理想，仍有很大差距。学校和医院的不远处，仍然是那些对这片宏伟建筑群熟视无睹的人力车夫和沿街乞讨的乞丐。在学校里，复杂的课程，漫长的学时，一张张不见阳光的"协和脸"，使得"整个医学院有一股贵族气味"。以"超过美国许多医学院预算"的数千万美元的投入，每年至多训练 30 余人，被杨文达先生嘲讽为"凸现了精英教育的铺排与奢侈"。

兰安生来到协和医学院后，在中国医学教育史上，第一次专门为医学生们讲授现代公共卫生这一课。兰安生的到来，以及他对协和产生的影响，逐渐消除了社会上"协和为谁"的质疑之声，在实践中解决了"精英落地"的问题。在 20 世纪 20 年代，协和成了培养中国现代公共卫生领袖的主力军、推动公共卫生发展的原动力，这并不符合洛克菲勒基金会最初设定的"协和模式"的原定逻辑。由于兰安生的远见和努力，不仅推动了基金会支持中国的公共卫生项目，还说服和启发中国的各级官员认识到了公共卫生的重要性。

兰安生给正处在思想塑型期的协和医学生上了一堂又一堂生动的民生课，这些民生课的主旨是：走出医院，走进胡同，超越个体，关注到整个社区、更广人群，到达底层老北京人生活的真实世界。只有从社会人群的开放环境，而不是从摆满玻璃精密仪器的实验室中，去了解社区居民的卫生健康问题，去寻找治疗依据，从群体而非个体的角度，去寻找一种维护社区成员健康的办法，这样才能使医学与社区服务成为一体。后来，人们把这叫作"兰安生模式"。

一位齐鲁医学院的学生，来协和旁听完兰安生的公共卫生课后写道："这些讲课使我学到了公共卫生的基本概念，对我非常有价值……我不再认为公共卫生是医学的一个分支，相反，医学是实现公共卫生的一种手段。"兰安生批评当时许多开业医生和医学院学生："近视""视力萎缩"，说他们只见树木而不见公共卫生的森林："虽然医学知识远非充分，但是把这种知识应用于社区，却更加缺乏。这种知识可以通过社会的共同努力来提高，但是在整个社会人口觉悟之前，最大的需要是使医学界的觉悟水平提高。"当时社会流行一种对公共卫生的成见，认为公共卫生是低水平的治疗医学，是一

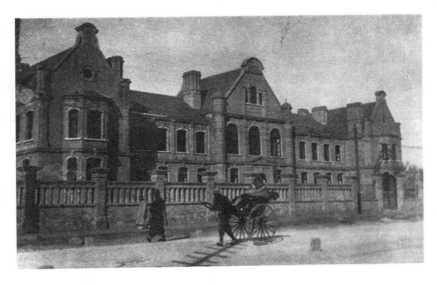

▲ 协和医学院的公卫楼，门前有人力车夫经过。

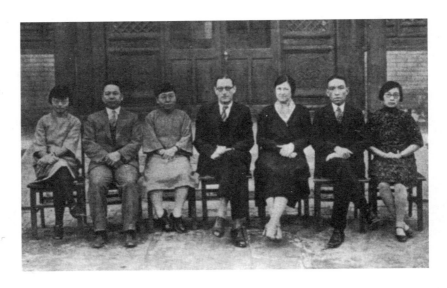

▲ 老协和的公共卫生和卫生学系职员，中间是兰安生，其右侧为杨崇瑞。公卫系成立之初，条件艰难，除系主任兰安生外工作人员只有一位打字员，只能开一些讲座，有些讲座需外请非协和的兼职人员。

种"容易的工作"。恰恰相反，公共卫生是医学界最难的工作。因为，一名公共卫生医生不仅要有全面的医学训练和免疫学、传染病学方面的专门训练，还要熟悉所在的社区，懂得经济，是一位组织者、管理者以及正直的政治家。

兰安生的课并不限于演讲和课堂上。从1926年起，他要求学生们要到第一卫生事务所和定县参观城乡卫生工作。在三年级的夏天，要回到家乡做人口、环境卫生、疾病和死亡统计，学校卫生及妇婴卫生等社会调查。四年级时，要用一个月的时间在第一卫生事务所或定县平教会实习公共卫生。在定县的实习对学生影响很大，因为"大部分学生是在城市出生长大的，在他们来定县之前，对于自己国家的农村是什么样子一无所知"。

影响学生一生的职业

兰安生在协和医学院的贡献，除了在公共卫生课上讲课生动、激发学生们深度探索的兴趣外，更重要的是，他从更高的角度，影响了许多协和医学生对医学的认识，甚至是一生职业的选择。

严镜清是在1932年从协和医学院毕业的，后获哈佛大学公共卫生硕士，新中国成立后担任北京市卫生局局长。他回忆："在选择医学专业时，自以为临床医学虽对患者有益，但效率不高，社会效益不大，不如预防医学，这是当时考虑的一个主要方面。因为当时我国疾病流行，人民体弱早死，有'东亚病夫'之称。要改变这种情况，必须从预防着手，使各有关方面倡导推行各项卫生工作。"虽然他也曾自叹："在抗战时，我在成都中大医学院任教，当时通货膨胀，物价上涨极快，单靠教授的工资不能维持生活，还得在一个单位兼职诊病，以弥补不足。当时自叹，还是治疗医学好，预防医学商品价值低。"

叶恭绍回忆说："四年级的公共卫生学是一门非常有意思的课，是兰安生教授讲的。他讲课从来不拿讲稿，讲得很有趣，很吸引人。学生听他的课，一刻也不会走神。他的一句名言'一盎司的预防，胜过一磅的治疗'，非常适合我的胃口，甚至引导我一生从事公共卫生专业。我认为内科教授尽管有很高的学问，对病人的诊断、处理都能恰到好处，但由于当时没有足够的对症药物，疗效甚微，而预防就显得重要了……虽然协和医学院只有一个医学系而没有卫生系，但其毕业生中从事公共卫生的教学、科研和实际工作的人数，是相当可观的。据我所知，目前在医学院校、公共卫生学院从事少儿卫生教学的尚有：上海医科大学的徐苏恩教授、同济医科大学的朱文思教授……"

在协和读书时，叶恭绍在兰安生后来创建的第一卫生事务所和定县基地实习过。这些经历深切影响了她日后的职业方向："通过公共卫生课后到第一卫生事务所学习，以及四年级到定县平教会的参观等实践活动，第一次接触到中国的社会，特别是农村，初步了解到农民的疾苦和他们的需要，从而更加认识到预防医学的重要性，认识到在我国开展公共卫生工作的迫切性，使我立下了毕生从事公共卫生工作的决心。同时，作为一个女医生，我认为自己最好从事妇幼卫生工作，并且决意要偏重在幼儿工作方面。"

1929 年的协和毕业生陈志潜，也曾坐在兰安生的课堂上被感染、被激发，进而怀着对公共卫生的深度探索兴趣，最终到达能力所及的巅峰。多年后他总结，兰安生建立的公共卫生课有两个为现代公共卫生学者所认同的观点：第一，公共卫生学是医学与社会学相互交叉的综合性学科，其内容必须结合各国的社会经济情况；第二，公共卫生学的讲授方法必须是理论与实践结合，每一个医学院的公共卫生课必须有教学基地。

走出医院，走进胡同

20 世纪 60 年代末，研究东亚医学史的美国学者鲍沃斯，曾评价兰安生在北京协和医学院的公共卫生项目，至少领先他的时代 25 年。"大多数的美国医学院，到现在才开始效仿兰安生以社区为基础的项目。"回顾历史去评价一位公共卫生学家如何伟大是相对容易的，若设身处地，兰安生于 20 世纪 20 年代在中国开拓公共卫生事业，其实举步维艰。

言者谆谆，但听者藐藐。兰安生眼前并没有可供借鉴的发展模式。并且，当时中国的经济发展、医疗卫生环境，都处于低水平。更困难的是，政治局势动荡，当时中国政府管理体系不完备，中央和市级政府几乎不提供任何公共卫生服务。他在短时间内走访了 12 个省份，并完成了对北京市的公共卫生调查。他急切感到，中国的公共卫生教育必须走出医学院，去教育政治领袖和社会领袖，培养人才，建立一种具有示范性功能的卫生中心。

想要在中国践行他所信奉的"国家医学"思想，他还需说服洛克菲勒基金会。公共卫生的推动需要政府的高度参与，但像基金会这样的私立机构却可以帮助培养中国的公共卫生人才。为培养中国第一代公共卫生官员，从 1922 年到 1949 年，兰安生和他的同事共为 75 位中国学者争取到了去美国进修公共卫生学的机会，并请洛克菲勒基金会提供奖学金。

晚年的兰安生回顾如何进行公共卫生的事业时，反复提到一点："整体进行规划。"在他看来，即使退一步说，限于现实情况，眼前只能实现一部分，也要预先进行整体规划。"把每个部分都规划好，避免实地执行时可能出现的错误。整体设计必须了然于胸。不管多小、多微观的行动，如果能和整个蓝图挂接上，都会带来收益。"在中国的17 年，他以实际行动展现了如何对一份公共卫生事业既兼具理想主义的大愿景，又不惧现实的障碍险阻去执行。

迈出整体规划的第一步

喜欢和中国人对饮交谈的兰安生一直认为，全面发展公共卫生事业才是解决这个国家众多人口医疗的办法。而这个工作，一定离不开政府和群众的合作。他迈出的整体规划第一步是，在北京一座旧庙的基础上改造卫生示范站。他认为，协和医学院建立一个卫生示范站，既可作为协和学生公共卫生的实习场所，也可作为一个鲜活的城市卫生服务示范区。"一个拥有 4 万到 6 万人的良好的样板社区之于公共卫生系，就如同一个有 250 个床位的医院之于内科、外科和产科三系。协和公共卫生系即将拥有一个堪比教学医院的教学社区。"

这就是 1925 年与政府合作的结果，协和医学院与京师警察厅合办了"京师警察厅试办公共卫生事务所"，后改名为"北平市卫生局第一卫生区事务所"（简称"一所"）。而警察与公共卫生的关联，则来自德国和日本的警察系统，他们负有公共卫生的职责。这个示范站，是划出北京东城内一区作为卫生示范区。它的服务对象是整个示范区的10 万居民，示范区要解决 10 万居民从生到死的各个时期可能出现的疾病和健康问题。在这片实验区里，完整地开展了兰安生理想中的公共卫生。这个示范区还是当时协和医学院的医学生和护理学生的实习场所。

卫生界元老、后任协和医学院董事的方石珊，担任了第一任所长。这也是考虑到方便与地方政府联系，加强合作。方石珊是首善医院院长，曾留日学医，不讲英语。兰安生回忆说："他同意担任第一任所长，因为他能接近旧式官僚，并能让他们批准事务所的创新工作。"

"一所"成立后，所有的文化、政治、财务问题接踵而来，但兰安生经常为当时卫生站的负责人打气说："你正处在一个机会中，如果你的牌玩对了，它能让你的名字留在中国历史里，而那些无所作为、被淡忘的人，实在太多了。"

毕业于原协和女子医学院的杨崇瑞，曾向兰安生建议对接生婆进行两个月的训练，因为当时的接生婆，根本不知道如何保证接生时的卫生。但在开展这个项目时，遇到了很多观念、技术上的困难，杨崇瑞一度沮丧得几乎想放弃公共卫生了，但兰安生鼓励她："一个人不能期待立竿见影，即使它是个革命，尤其是社会革命。"后来，杨崇瑞从卫生示范区起步，创办了更大规模的全国助产学校。

每到周末，"一所"的医生、工作人员、协和公共卫生系的学生，都会到兰安生的家中聚会，讨论中国卫生事业的话题直至深夜。1925 年，洛克菲勒基金会领导海瑟尔（Victor G. Heiser）访京，花了几天时间观察新建的"一所"，如此描述：

> 表面上看中心完全是中国化的，完全在他们自己的控制和管理之下。然而大家似乎普遍认为如果没有兰安生的推动力量，项目很快就会垮掉。成功预期很大，令人印象深刻。

1926 年，顾临在给韦尔奇的信中说：

> 兰安生过去 6 年的工作已令人惊奇地显现出成果。在他周围聚集了一帮年轻人，多半是拿政府薪水的，他们对警察赞助的试验性卫生站表现出极大的热情，专心致志地投入其中。

1927 年时，"一所"的工作人员中有 6 名医生、17 名护士、1 名牙科卫生人员、1 名药剂师、3 名卫生督查员、1 名秘书、3 名职员。随着协和医学院公共卫生教育的发展，协和医学院的毕业生逐渐成为"一所"的骨干。

从协和出发的医疗"空间革命"

有历史学者评价兰安生，以协和为出发点发动了一场中国医疗的"空间革命"。在这场革命中，假设试点内的每一个居民都有可能是病人，都有可能成为预防治疗的对象，所关注的预防空间，是一个比医院大出数百倍的试验场。在这里，预防医学的服务对象是社会人群，是处于普通生活状态中的居民。"卫生示范区"在医疗空间和理念上，是一场革命。叠加在"自然社区"上的医疗网络，成为一种人造的环境，改变着原来在自然社区中人们的生活节奏和状态。

卫生示范区刚一建立，就开始做一项"生命统计"的工作，想把这张数字的地图，变成城市医疗保健网的依据。这是中国第一次科学地进行居民的生命统计，在这张数

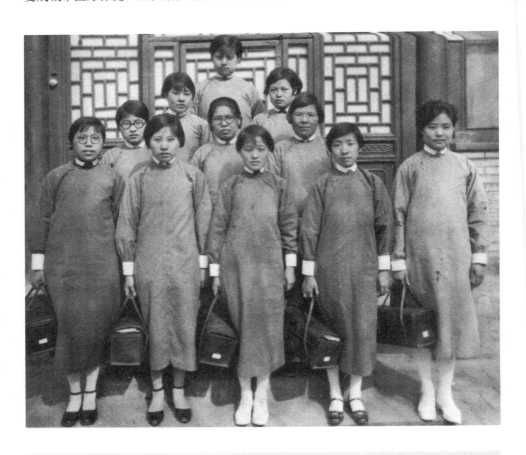

▲ 公共卫生护士从"第一卫生事务所"整装待发。

字地图上，能清晰地了解到服务对象是谁，有多少人，他们的年龄、性别、职业的分布以及出生和死亡的情况。

建立与"数字地图"相匹配的三级医疗保健网，是真正实现"空间叠合"的关键。在这张网的基层，是地段保健（包括学校卫生和工厂卫生），其次是医疗保健各科门诊，再其次是包括协和医院及其他医院在内的合同医院。这是后来中国实行的城市三级保健网的雏形。

在地段保健中，划分了 20 个警察派出所地段，每个地段中有 5 000 名居民。卫生保健通过家庭访视来实现。这种家庭访视不间断，呈流动式，由约 10 名公共卫生护士和若干名护士实习生来做。除节假日外，地段的"公共卫生护士"每天家庭访视 5 ～ 10 次。"公共卫生护士"不像医生那样，仅仅是在诊所或是医院中挂出几幅图片讲解卫生常识，而是通过家庭访问，使治疗变成一种常态行为，融入了居民的日常生活。每次访视均有访视记录，"一所"的病案室也有每个家庭的记录，上面有家庭编号和个人编号。有的工作多年的公共护士，成了这些家庭的朋友和家庭生活顾问。

地段与"一所"的各科门诊，也就是三级保健网的第二级紧密结合。如果在地段发现有急性传染病病人，立即转到"一所"门诊。如果护士在地段发现有孕妇，便介绍到"一所"门诊做产前检查，叫"一所"的助产士到家接生，随叫随到，收费在 2 到 3 元，并在"一所"门诊做产后和新生儿检查。在产妇的家里，地段护士会示范如何给婴儿喂奶、洗澡、穿衣，介绍一些预防保健知识，处理小病，进行预防接种等。

"一所"的医疗保健各科门诊，是示范区的医疗保健网的中枢。各科门诊通过治疗来做好预防，在门诊开展教育宣传。比如，在候诊室里挂有卫生宣传图画，护士会不厌其烦地介绍防病治病的知识。在初建卫生示范区时，兰安生在自己写下的备忘录里，反复提到一个重要的思想：在中国当时的经济、教育如此落后的情况下，如果想单纯通过宣传健康来促进健康，或单纯提倡预防来实现预防，居民是不会接受的。必须把治疗作为载体，在治疗的同时，把预防和健康的信息传递给居民，以做到适应本地情况的"能防善治"。这是后人赞颂兰安生"智力弹性"的一个明证。"一所"的门诊便充分体现了这种作用。在这里，医生会根据病人情况，决定把病人放置在网的哪一级，是转送网最上端的合同医院，还是就在网中央的"一所"门诊，或者转给网基层的地段护士，设立"家庭病床"。

真正到达群众之中

预防医学要维持、促进人从生到死的健康。在预防方面，"一所"的项目主要有妇幼保健、学校卫生、工厂卫生。"一所"重视妇幼保健，重点是新生儿和幼儿。对于学龄儿童、青少年和中年人的卫生保健，"一所"设有"学校卫生"和"工厂卫生"。在学校和工厂这些"集体"中，卫生保健远比散在的居民容易实施。

比如，在"学校卫生"项目中，"一所"和学校联手，把学校分甲、乙两类。甲类要求学校负担部分保健费，设立保健室，学校卫生中包括体检、缺点矫正、医疗服务、传染病管理、学校环境卫生检查和卫生宣教；乙类则不要求公立学校这样做，因为经费有限。通过建立甲类学校卫生，来示范如何根据公共卫生原理建立一个学校卫生的理想模型。而建立乙类学校卫生，则是为了搞一套适合当地社会、经济情况的普遍适用的学校卫生模型，以便在全国各地推广。

"工厂卫生"项目，则在与仁立、燕京两个地毯厂（共约 500 名男工、200 名女工）及一个玻璃厂（约 50 名工人）签订合同后，开展起来。在工厂里，除设保健室外，还着重关注如何防治职业病和工人常见的营养缺乏病、肺结核。当时协和著名的生物化学家吴宪，曾参与检验了工厂的饭菜，提出了花钱不多的改进建议，以提高工人饮食中的维生素和矿物质。这些服务的成本是每年 2 600 银圆，或每人 2.6 银圆。1926 届的协和毕业生李廷安和 1925 届的姚寻源，曾写过一篇文章描述了工厂的卫生项目，并呼吁国家必须立法为产业工人提供足够的工作设施。而他们只是协和医学院公共卫生专业不断增加的毕业生中的两位。

在卫生示范区内，关于传染病的管理，规定了 9 种比较流行、严重、有防治方法的传染病必须上报。通过优化报告程序、隔离和跟踪方法、健康教育，优先考虑减缓传染病的散播。

除医疗保健网外，"一所"还管理环境卫生。对垃圾、粪便、污水的处理，饮水和

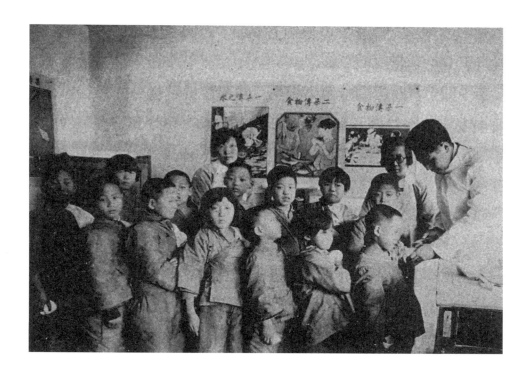

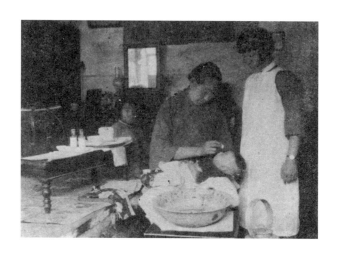

▲ 第一卫生事务所的公共卫生护士在给孩子们接种牛痘。

◀ 地段公共卫生护士来到居民家中，指导年轻的母亲如何护理婴儿。

食品的卫生要求等都制定了监督办法。卫生监督员会定期巡查示范区内的 30 多处公厕、街道卫生和垃圾污水处理，巡查饭馆、摊贩、澡堂和理发店的卫生。但环境卫生管理得并不成功，兰安生分析原因说："环境卫生这部分的工作很难按计划贯彻执行，原因很多，比如，没有经费、没有政府法规，居民贫困、文化水平低。""一所"的所长吴朝仁教授在 1938 年的《工作年报》中也分析了实施的障碍："积多年之经验，深知在示范区内开展卫生工程这项工作的可行性和可取性是有问题的，因为'一所'在示范区内行使监督权是有名无实的。过去多年以来，'一所'所做的工作只限于市卫生局规定的摊贩食品、公厕和供水的常规检查。"

经过以上的这些努力，在短短 10 年中，"一所"管理的居民区域，死亡率从 22.2% 下降到 18.2%。这一数字让人印象深刻，但更让人吃惊的是，在兰安生领导创造的这一公共卫生项目中，几乎找不到一丝来自西方国家的印迹。

一位洛克菲勒基金会的亚洲管理人员说，兰安生的"奋力与能量"对这个项目很重要，但更大的奇迹是项目如何能真正到达中国群众之中，这个项目"看起来完全中国化了，一切尽在掌控和管理之中"。是的，这时的卫生示范区除了一名护士组长是外国人之外，其他的职员和管理层都是中国人。

兰安生推动的"一所"项目，对很多市政府产生了影响。当时的北京市市长薛笃弼以"一所"为模式，建立了市级卫生示范站。在 1926 年，著名地质学家丁文江出任上海市市长后，立即寻找能够组织全市公共卫生事务的合格顾问，特邀兰安生去讨论项目和人选问题。从 1926 年到 1928 年，两年里，设立独立的市级卫生部门的城市，从广州这 1 个城市增加到了 16 个：哈尔滨、福州、北京、上海……

兰安生乐观地展示："中国在卫生事务上刚刚开始一个新篇章，特别是在公共卫生方面。考虑到所有的可能性，在未来撰写医学史时，1926—1930 年将是最重要的 5 年，是类似于英国 19 世纪 50 年代、日本 1880—1890 年的一个更集中的阶段。"

从"仿照标准"到"建立标准"

协和在建立之初，仿照的标准是世界上一流的医学院。但兰安生的加入，使得协和的西医教育从"仿照标准"到开始"建立标准"。"一所"的三级医疗保健网，是兰安生根据中国的实际情况发展出来的。它也成为学生们把知识用于实践，走进社会的课堂。

在"一所"成立前，欧美的医学院校在公共卫生学的教学方面，还只限于讲课和参观。但在北京协和医学院，除了讲课、参观外，还有实习并参加现场操作。这一模式被国外的约翰·霍普金斯大学、哈佛大学等，以及中国的其他医学院仿效。

从 1926 年起，北京协和医学院规定，所有医学生都要到"一所"，后来包括定县进行 4 周公共卫生实习，实习时间与内科、妇产科和外科相同。每年有数十名医学生、护士到"一所"示范区见习和实习公共卫生。公共卫生课，特别是现场实习，被认为是协和医学院"唯一的让学生认识中国本土健康问题"的课程。

医学生的公共卫生学习分散在三、四年级进行。三年级时，学生在课堂上学习公共卫生后到"一所"或定县见习，并要利用假期开展一些调查，或者查阅文献，写一篇公共卫生问题的论文。四年级时进行现场公共卫生实习，学生不仅能参加示范区卫生服务实践，还可以自己选题开展一些研究。早期的协和毕业生，像李廷安、方颐积，都在卫生事务所工作过并担任过所长，这为他们日后担任上海、北京的卫生局局长，奠定了基础。

协和医学院护士学校设置在 3 个学期完成 100 多个学时的公共卫生护理课程，另外还设置了几百个学时的地段家庭护理、工厂卫生、学校卫生和农村护理见习和实习。协和护校每年还面对全国开设公共卫生护士进修班，涵盖了应用社会学、应用心理学、家政学、社区参观或社区实习等课程。接受过公共卫生护理训练的护士，在 1949 年新中国成立后的防疫站、结核病防治研究所、卫生教育所、医院地段保健中发挥了重要作用。

从 1925 年至 1952 年，"一所"存在了 26 年。即使在抗日战争时期，"一所"的牌子也未摘掉，一切工作如常进行。叶恭绍自协和毕业后，曾在此工作，她回忆：

除了给协和医学院的学生讲课外，我的实际工作和科研工作主要是在第一卫生事务所进行的。当时，妇幼卫生科还有一位比我高两班的毕业生魏淑贞大夫，她和我的分工是她侧重搞"妇"，我侧重搞"幼"，但基本工作是两人分担的。此外，还有 4 名助产士管地段接生。还有公共卫生护士（不属于妇幼卫生科，属公共卫生护士科领导）做地段的家庭访视。

原协和小儿科主任盖大夫同内科主任狄瑞德结婚后，辞去儿科的工作，也到第一卫生事务所的儿科门诊义务工作。她对儿童的生长发育和儿童营养很感兴趣。在她的指导下，我们在儿童门诊制作了测量婴幼儿身体的木制测量板，不仅可以测量婴幼儿的身长，还可以测坐高（测上身），这对研究婴幼儿的发育是十分有用的。今天已在全国推广使用。

除儿科疾病门诊、儿童健康检查门诊、预防接种门诊之外，我们特别为缺奶的婴幼儿开了营养门诊。给缺奶的婴儿制作了加料豆浆，根据母乳不足或完全缺乏母乳等不同情况，分别给他们开加料豆浆的处方，每天半磅、1磅或 1.5 磅。需用豆浆的家庭，拿着大夫的处方定时到站领取。同时，他们必须按时带吃豆浆的婴幼儿到营养门诊进行检查。如果母亲还有一些母乳，我们尽量指导母亲的膳食，促使她们能分泌更多的母乳。

以后，我们又增加了一种"加料炒豆浆"，它与"加料豆浆"成分一样，只是把黄豆炒熟之后再磨成粉。盖大夫认为这样加工后，可能更容易被婴幼儿消化、吸收。除了在营养门诊对婴幼儿及母亲进行检查指导外，如有特殊情况，立即转给公共卫生护士，进行家访，他们结合家庭情况，进行具体指导。我们写了 5 篇有关孕妇、乳母的膳食及豆浆、炒豆浆的喂养效果的文章，均在 1938—1939 年的《中华医学杂志》（英文部分）上发表。

兰安生曾多次解释临床医学与公共卫生的不同：临床医学要诊治的是单个病人的疾病，而公共卫生则要把社区当作自己的工作单元。在他看来，第一卫生事务所作为实习场所对公共卫生教学的重要性，正如医院对临床教学的重要性一样。临床的教学现场是在医院和门诊，在那里学生可以见习和实习；而公共卫生的教学现场，是一个居民社区，学生有机会了解这个社区里居民的卫生、健康和疾病的现状，把所学的医学知识和技术调动起来，从群体而非个体角度想问题，提高大众的健康。

将这样的一个现场称为"卫生示范区"，它所起的示范作用，不仅仅惠及其中居住的约 10 万居民，也以鲜活的现场感，触动了年轻的协和医学生，赋予医学更广泛和深厚的内涵。因此，才会有陈志潜这样的协和医学生，受兰安生的感召，在参加了"一所"的实习后，走向更广阔的农村，去推动更大范围的中国公共卫生进程。

20 世纪 30 年代的"赤脚医生"

1932 年冬天，协和毕业生陈志潜坐上火车，目的地是距北京 200 多公里的河北省定县。从这天起，这位协和医学院的高才生将要脱掉"白大褂"，换上"灰长衫"，把从协和学到的知识，运用在农村这片更广阔的试验场。那时的陈志潜，可能并没有意识到，这是继"协和精英"走出医院走进胡同之后，开始在更大范围内关注民生，从城市走向了中国农村。日后中国大力搭建的农村三级保健网，从这里迈出了第一步。

这位从四川华阳一个社会底层旧式学者家庭走出来的年轻人，"由于隔绝的环境，没有正式学校"，"10 岁以前对外部世界知之甚少"。从陈志潜记事起，家中就没有断过重病人：除了"父亲和弟弟，其他人都在我童年时去世了"。与他感情甚笃的继母身染重病，中医把脉问诊无效，14 岁的陈志潜陪继母到成都转求西医，医院的先进设施、整洁环境、细心的检查以及明显的疗效，使他立志学习西医。

解决中国农民问题的乡村试验场

当时的定县，已是"平民教育运动"的试验场。这一运动，最初是为扫除文盲发起的普及教育项目。毕业于美国耶鲁大学、普林斯顿大学的晏阳初，是主要倡导人之一。

晏阳初曾回国后立志:"不做官,也不发财,把终身献给劳苦的大众。教育劳苦大众是一种使命,也可以说是教育的革命。要为这革命而出家,抛弃荣华富贵。"他领导成立了中华平民教育促进会(以下简称"平教会")。此后,他在河北定县开始了乡村建设,分别针对中国农民的四大病症:愚、贫、弱、私,设计出针对性的试验方案。由于这四大病症相互纠缠在一起,难以简单剥离,所以这场试验也必须是一个讲究彼此照应的综合运动,不能将一个系统抽离出来单独开展。医学改造,同样也无法从其他三个系统中孤立出来单独进行。开展公共卫生,灌输医学与公共卫生的科学知识,防治疾病,成了定县乡村建设的一部分。

兰安生与晏阳初相识后,如此评价:"晏阳初是我见过的最富推动力的人。他可以用自己中国现代化的哲学理性来说服最固执的反对派。"此时,晏阳初的平民教育思想已进一步丰富,以"四教三式"为核心。具体来说是:用文艺教育攻"愚",培养知识力;用生计教育攻"穷",培养生产力;用卫生教育攻"弱",培养强健力;用公民教育攻"私",培养团结力。为实施"四大教育",晏阳初创造了学校、社会、家庭三大教育方式,形成了完整的乡村改造思想体系。

一直主张医学社会化的兰安生,热情邀请晏阳初来协和,给医生们做一次来自真实社会课堂的演讲,内容是当时中国农村的社会经济情况。晏阳初对着那些协和医学骄子说:你们需要一个科学家的头脑和一颗传教士的心灵。当时还是医学生的陈志潜,也在听众席中,甚受触动。

兰安生、顾临、杨崇瑞、吴宪都曾担任过定县卫生项目的顾问。兰安生推荐协和的学生去定县工作,第一个推荐的是1925届的姚寻源,他主持建立了协和在农村的公共卫生教学基地。陈志潜是第二个,在1932年到达定县。

这个时间点,正是洛克菲勒基金会在中国慈善策略的转折期。20世纪20年代,基金会进行了大改组,医学科学不再是基金会的最主要兴趣。在中国,乡村建设运动的兴起给基金会带来了调整的契机。基金会副主席甘恩(Salskar Gunn)在1931年对中国进行了7周的访问,在报告中描述:"在拥有40万人口的定县,晏阳初把经济、社会、农业、文化和健康等因素综合在一起考虑,开始了一个试验性的福利项目……在我听到的所有活动中，这是最鼓舞人心的一个。"他赞扬晏阳初"把理想主义、智慧与设身处地从农民的角度考虑问题，结合到了一起"。基金会开始转向赞助以提高农村社会发展为目的的乡村综合建设。这就是后来著名的"中国项目"（China Program），它从以西方文化重塑中国知识分子的精英教育，转向了解决中国社会核心问题的乡村建设。

走出协和，走进农村

到达定县时，陈志潜脑中一定还记得他在协和与同学一起创办"丙寅医学社"时写的《吾国全医建设问题》。在文中，他们讨论了对今后"国家医疗"发展的想法。陈志潜志在为中国千百万农民传播现代医学知识，这表现在几个坚定的信念上："一个国家的强大有赖于她的百姓；从西方传来的科学医学，其优点在大多数方面超过我们的传统医学；只有当一般大众而不只是少数享受特权的人能够受益于现代医学时，国家医疗制度才能产生重要的影响。"1929年从协和毕业后，他与新婚妻子王文瑾离开城市，来到著名教育家陶行知的晓庄实验乡村师范学校执教，创办了全国第一个农村卫生机构——晓庄乡村卫生实验区。之后去哈佛大学公共卫生学院取得硕士学位后，又举家迁往定县，自己当医生，妻子当护士，面对眼前一片农村，努力赋予医学更多的解决之道。

他和定县的老乡们一样住在简陋的房舍中，驴和笨重的两轮马车便是这里的主要交通工具，少数人拥有自行车或租用人力车。很快，陈志潜学会了骑着毛驴前往定县的各个村落去做调查。摆在他面前的现实是：40万人口，80%是文盲，全县一所中学，每人年均收入50元，医药费约3角。全县近500个村庄只有一半有传统的小草药店铺和少数传统医生，只有县城里有两位开业医生，且都未接受过医学训练。由于极端缺医少药，平均死亡率达到3.5%左右。对1000名母亲调查后发现，生育的5809名小孩中有2314名已死亡。"接生时经常有人用泥为脐带止血。从距离毫无遮挡的茅房仅几步之遥的井中取水，不烧开就喝。白喉和猩红热病人，同家里健康的儿童们睡在一张床上。"

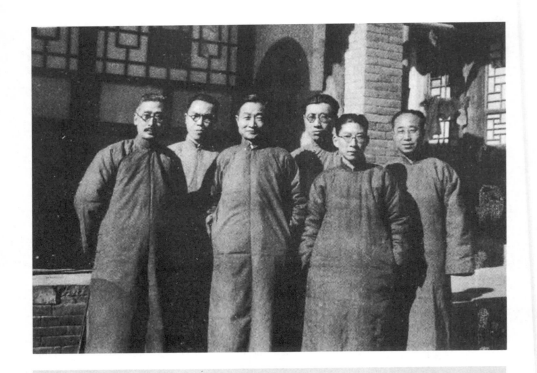

▲ 定县乡村建设的组织者，前排中间是晏阳初，后排中间是陈志潜。
晏阳初认为，当农民饥饿、愚昧、贫苦、多病，加上其他问题并存时，很难开展教育运动，教育只能充实头脑，并不能填饱肚皮，因此，教育必须和其他的社会工作同时开展。

在《如何敲击农民的健康问题》中，他如此描写定县生活：

一间长不过两丈，宽不过十尺的土房里挂了一盏破烂的煤油灯，暗淡的光线下，看得见二三十个青年男子，三五成群，或坐或立，房门对面有位年龄较长的男子，手持一根竹棍，在那里高声演讲，一群青年们都仰着头，寂然无声，听得出神。外面虽然寒气透骨，却冻不散这一群充满热望的青年。这就是此时此刻定县乡村里一个平民学校的夜景，也就是我们认为全国三万万五千万民众生活改良的出发点。

陈志潜列出了一个清晰的目标:"这里所采取的方法,一定要在很大程度上适用于中国其他地区。"他不愿利用实验区的有利条件,去建立一个乡村卫生"乌托邦",因为"如果其他地区无法复制,我们就会破坏自己的目的,我们所做的将不过是装饰而已"。

在这里,陈志潜将西医知识与中国文化、对农村情况的了解相结合,创造出了"定县农村三级保健网"中的初级卫生保健模式,这一模式对世界社区医疗保健体系的发展产生了深远影响。晏阳初后来评价,这是"对中国公共卫生事业的最大贡献"。"陈志潜模式"和陈志潜自己,就这样日后成为"定县主义"的一部分。

美国作家赛珍珠曾用她带有浓重"中国情结"的文学语言描述:"这是一个宏伟而永恒的事业,这个事业的无比正确和晏阳初、陈志潜制订的实用的计划的确令人信服,世界上没有任何东西能像一个已经成熟的思想观念那样有力量,平民教育和乡村改造的时刻已经来临,我们必须以更大的热情和决心向前迈进。"

如何敲击农民的健康问题

在详细分析了定县的经济现状后,陈志潜认为,在农村,每个农民每年只能花费10美分用在现代医疗保健上。他必须开始思考一个问题:怎么能在每 1 000 个农民的身上仅花费 100 美元,还能取得成效。而一位缺乏深度医疗训练的卫生人员,是不是也能有效应付日常疾病呢?

陈志潜思考的答案是:从村庄中挖掘出来自村民的卫生工作者——他是本村人,可以给予少量的基本培训,一个急救套装盒,几种基本药品,在工作时接受村卫生站和区卫生站的指导。

兰安生和陈志潜,都与"公共卫生"这个新名词有关,在中国公共卫生的历史上,各自留有浓重的一笔。从临床医学到预防医学,从城市到乡村,"兰安生模式"是一种城市行为,用本土化的智慧和整体计划执行力,带来了公共卫生的新思想,在北京开辟了公共卫生示范区。而"陈志潜模式"使得预防医学在乡村中扎根。因为与"平民教育运动"的无缝接轨,在面向农村卫生问题时,他并没有把在"一所"的城市场景生硬地搬到农村,因为"科学"和"商业"有可能会妨碍西医在农村的普及。

协和八年的医学教育，为陈志潜打下了扎实的基础，也让他结识了兰安生。"我一生中许多最美好的年代，是与兰安生的思想和理想紧密联系的。"年轻时，在听过兰安生的演讲后，陈志潜吃惊地发现这节叫作"公共卫生学"的课程，完全不同于协和的其他传统课程。他描述，兰安生对他的影响是持久的："先是老师，后是顾问和朋友。他向我介绍社区医疗，并使我认识到，不适应本地需要和条件而全盘照搬外国模式是很危险的。同样重要的是，他引领我进入了公共卫生事业，并说这比专攻皮肤病对中国做出的贡献大得多。"

定县实施的医疗实践，与改造乡村社会四大病症的其他运动一起，彼此关联。陈志潜考虑得更多的两个问题是：医疗的低花费高收益、医疗技术简易培训的本地性。如果不解决好这两个问题，兰安生的城市三级保健模式，到了乡村很可能就被简化成"二级模式"。

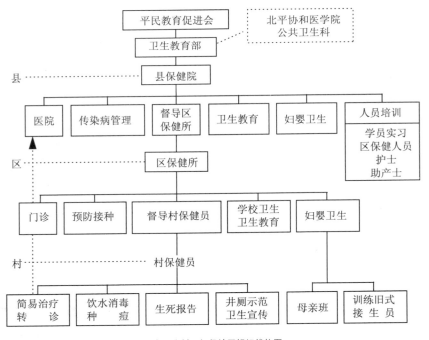

▲ 定县农村三级保健网组织机构图。

在 20 世纪 30 年代初，陈志潜曾访问过苏联等东欧地区，思想上受到南斯拉夫农村社区医疗计划的影响，但他在定县的设计，是本土的。他的卫生站不是南斯拉夫合作社那样的福利中心，他的乡村卫生工作者也不是苏联的医生助手那样的二等医生。发展定县的卫生，需"自下而上""由村而县"，建立一张从村到区到县的三级卫生网，所有经费平均下来必须低廉。把不同层次的医务人员系统地"组织"起来，卫生保健就能进入农家。

陈志潜"充满了对组织的近乎神秘的信念"。他所打造的农村卫生体系结构，契合了中国乡村的经济和社会局限，地理配置适应了中国农村的生态特征。他先在村一级别设立乡村卫生室，对乡村卫生员进行 10 天的简单培训，第一年就培养了 15 名。这些"赤脚医生"的前身，是"一种新型人才，在适当的条件下，充当最原始也最有效的卫生保健力量"。

这些乡村卫生员是本村推荐的农民，因此为村民信任，平时简易的卫生工作不收钱，也受农民欢迎，给乡村卫生员配备一个保健箱的花费也不大。这个简易保健箱用于处理小伤小病，里面配有护肤霜、眼膏剂、蓖麻油、甘汞片、阿司匹林和碳酸氢钠。选取这些药物的依据是"便宜、安全、有效、必要"。还有一些当地产的工具：剪刀、绷带、天花接种设备，各种报表。一个急救包的成本是 3 美元。他们负责宣传疾病预防、种牛痘、井水消毒、皮肤外伤消毒，简单记录村里的出生人数、死亡人数、死亡原因，需医生诊断的便及时转到上一级。

在村以上设乡保健所，配一名保定医学院毕业的保健医生，既受过正规训练，又离家近。每天上午门诊，下午巡访保健员。保健医生有诊断常见病的能力，比保健员更偏重于治疗，同时负责本区的预防工作和对村保健员的监督。

在县城设县保健院，最初有 32 张病床，后来增加到 50 张。院内的医生护士都是协和医学院的毕业生。本地的护士和助产士，也来县保健院实习。乡保健所不能解决的，送县保健院。

一张定县的三级卫生网就这样建立起来了，它基本解决了农民无医无药的问题。维护这个保健系统的费用很低，整个卫生网所用经费平均下来，每人每年仅 1 角，达到了"一切从经济上村民能否负担出发"的预期结果。对医学知识的应用和有效的卫生保健，依赖于系统设计，也必须考虑到经济上的可行性，如此，这种模式才有可能向全国推广。1934 年，南京政府召开全国卫生会议，号召全国学习定县的农村卫生。

有两个例子，可以形象地印证这一张"三级卫生保健网"是否有效：

20 世纪 30 年代，天花在中国肆虐，许多地区试图用预防接种阻止传播，但由于没有网络，终告失败。但在定县，首先经过调查掌握高危人群，然后入户为最需接种的人进行预防接种，结果当周边地区天花流行时，这里却安然无恙。

另一个例子是，1934 年整个华北地区霍乱流行时，定县只出现了很少例数的霍乱病人，这些病人在医院里都得到了治疗，无一例死亡。

费用低廉的问题解决了，但与农村传统习惯对抗的西医"科学"色彩，也给陈志潜带来了阻力，比如妇幼保健。在当时的定县，孕妇生子是由接生婆用旧法接生，村民既不愿意接受，也不信任外来的年轻助产士。即使少数年轻孕妇想去县、区卫生中心由合格的助产士分娩，孕妇的婆婆们也常极力反对。在杨崇瑞领导的国立第一助产学校创造了以新法训练旧产婆的经验基础上，陈志潜决定选择农民的女儿和媳妇加以训练，因为年轻人接受新法快，没有旧法的拘束，加上来自农村，又能避免农村人的抵触与对抗。

1932 年，定县的卫生保健模式建立，到了 1934 年，有 80 位村医到位。那时的一项对村医的医疗水平调查显示，95% 的治疗是正确的。后来在其他 12 个省陆续开展了类似的项目。1935 年，保健工作不断深入、扩大。作为定县卫生局主任的陈志潜，亲自参与了第一批卫生员的培训，并拟定了一份教学大纲。根据当时社会卫生情况，列出 10 条，如个人清洁（当时沙眼、皮肤病比较普遍）、妇婴健康（由于贫困，母乳淡而少，提倡母乳加豆浆）、种牛痘（控制天花）、改良水井、简易消毒……作为必须学会的项目。学习告一段落后，每人配发保健箱，其中有 10 种备用药物与工具。由于这些村医学员们为了听课要步行很远，家里又有很多农活要做，所以培训课只能紧凑地安排为 10 天的课程。

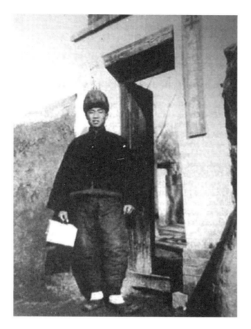

◀ 定县的村卫生员，中国最早的"赤脚医生"。乡村卫生员来自本村，在工作时接受村卫生站、区卫生站的指导。给予少量的基本培训，一个急救套装盒，几种基本药品，一位缺乏深度医疗训练的卫生人员，也能有效地应付日常疾病。

▼ 定县卫生员在给农民检查身体。

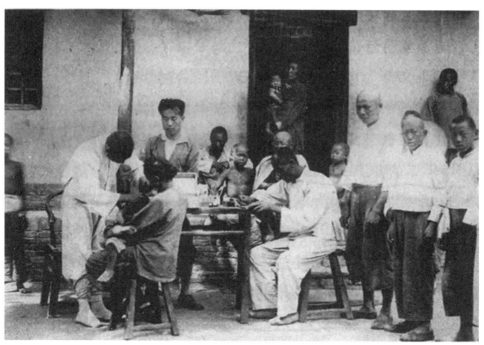

定县模式："无所谓治疗医学和预防医学的分野，把旧的行医方式完全打破了"。在此之前，在西方很多国家，治疗与预防是分裂的。这张带有民生思考色彩的保健网，体现的是将西医应用于乡土中国后，简化西医的行医手段，向现存的社会组织中注入新机制，来提高公共卫生的有效性。

后来陈志潜回忆说，1932年至1937年是他一生工作中最畅快的时期。"那时我才29岁，精力强，白天晚上工作。领导支持，同事团结，我能按照自己的一系列想法，一一付诸实践，看到开花结果，心里有说不出的痛快。"

启迪后人的"定县模式"

约翰·霍普金斯大学公共卫生学教授、20世纪80年代联合国儿童基金会驻中国代表卡尔·泰勒（Carl Taylor），在书中如此评价"定县模式"："是注重改变行为的简单方法，而非治疗疾病的药品，给农村的医疗健康带来了革命。"后来，定县卫生保健的覆盖，扩展到了将近50万人。它在第二次世界大战和社会主义革命中坚持了下来，并启发了后来的中国农村三级保健网和"赤脚医生"模式。可以这么说，它是世界上"第一个系统的农村卫生组织"，启发了其他国家的公共卫生变革，特别是印度和印度尼西亚。第二次世界大战后，兰安生在欧洲帮助重建当地的卫生体系时，推广了这一模式。1981年，当陈志潜去菲律宾考察讲学时，当地卫生站的简易药箱里放的，正是大约50年前他在定县要求村保健员的药箱里必备的基本药品：红药水、阿司匹林、甘汞片等。

这一模式的核心要素，也正是几十年后（1978年）世界卫生组织在《阿拉木图宣言》中提到的"全面的初级卫生保健"。在陈志潜40多年前的定县实验之后，这方面其实"已经没有什么新鲜内容可增加的了"。

令人深思的是，《阿拉木图宣言》是在中国结束"赤脚医生"模式之后诞生的，中国后来采用了医疗保健的自由市场制度。1949年后由于采用苏联式的教育体系，中国的公共卫生变得与医学隔离，人员的专业素质相对偏低。

在98岁时，陈志潜回首往事："协和的公共卫生教育体现了两大特点：第一是密切结合中国情况；第二是勇于创新，就是结合中国实际情况的创新。"从1932年起，协和每年都会安排四年级医学生分批到定县，实习一个月，独立进行实地调查，亲密接触农村的卫生问题。他们参照定县已有的卫生措施，找出解决办法，作为以后教学和实际工作的参考，在此基础上进一步健全定县的医疗卫生体系。像邓家栋、叶恭绍这样的协和学生，都曾去定县基地实习。有的影响是可见的，有的影响则不可估量。在协和毕业生中，后来有一大批成为卫生事业的领导人。

如老协和这样的公共卫生学的教学方式和教学场所，在中国医学教育史上是一个创举，它丰富了医学的教育原则，即临床医学和公共卫生相结合，甚至影响了世界上其他国家的公共卫生学教育。在来定县参观的国外客人中，有南斯拉夫卫生部长、美国麻省理工学院卫生教育专家、维也纳大学医学院教授、洛克菲勒基金会公共卫生专家和著名记者斯诺夫妇……引得美国及其他一些国家的医学院校也陆续效仿。

给病人以温情的社会服务

也许会让今人惊讶的是，在历史上，协和医学院曾与燕京大学的社会学系有过密切的关系。这要追溯到 1921 年，一位美国传教士的后代浦爱德（Ida Pruitt），来到北京协和医院，筹建了一个叫作"社会服务部"的新部门。

当时，燕京大学有个规定，医预系和护预系的学生在选修课中，必须要修一门社会科学。协和医预系的主任鼓励学生们选修社会学，所以由燕大升入协和读书的医生和护士，不少都学过社会学。而燕京大学社会学系的学生，毕业后可以在协和医院找到工作，他们工作的部门就是"社会服务部"。

北京协和医学院自建立起，就有一个叫作"宗教和社会服务部"的部门，职责是管理机构成员的宗教生活。但协和在聘用教授时并没有局限于基督徒，宗教课程也不是课程设置的一部分。

当时，协和宗教系的系主任朱友渔①曾向顾临抱怨，教授们对一个科学机构支持宗教系的存在，有很深的疑虑。顾临也发现，学校最有影响力的教授要么反对无限期保留这个系，要么对它漠不关心。

---

① 朱友渔：中国最早进行社会工作研究的中国学者，毕业于哥伦比亚大学社会学系，荣获博士学位。

宗教和社会服务部一直在自愿的基础上提供宗教服务，如果不是医学院的预算持续要求缩减，或许它也不会引起争议。1929—1930 年，因为需精简预算，一个由协和医学院教授林宗扬和吴宪组成的委员会，在研究削减不必要的开支、肯定了宗教系的工作的同时，并不赞同这是"医学院的合理支出"。顾临和不少教授都认为应该削减宗教系的活动支出。之后，宗教系主任朱友渔威胁说辞职，引起了洛克菲勒三世的关注。顾临写道："在这件事上，医学院应有的自主性明显受到了限制，对此我个人感到非常不安。"这促使洛克菲勒三世写信请父亲出面干预。洛克菲勒二世在给顾临的信中，明确表示了他对协和的宗教生活的承诺。这样的纷争，成了日后顾临"被离职"的一个原因。

为什么洛克菲勒二世要求北京协和医学院保持这个宗教系？是什么使他认为有权把这样的要求强加于协和？从派出考察团到后来协和动工，那时，刚进入家族慈善事业的洛克菲勒二世事必躬亲，他曾说，协和是他的儿子，是他父亲的孙子。协和是洛克菲勒基金会建立的最昂贵的海外项目，无论是洛克菲勒二世还是基金会，都希望这个项目按他们的理念来发展，而理念之一就是，协和须建立在洛克菲勒人笃信的基督教精神之上。洛克菲勒二世对北京协和医学院的宗教生活的关注，源自他对先前拥有协和医学堂的教会组织的个人承诺。而顾临坚持的是，在决定预算分配时协和董事会的管理自主权。

与宗教性分离的专业：医务社会工作

基督教的服务理想确实是"医务社会工作"的基础之一，但它应有自己的专业性。专业性和宗教性的分离，是必然趋势。浦爱德在美国麻省总医院的老师艾达·莫德·坎农（Ida Maud Cannon）很早就意识到了这一点，并在自己的领域里捍卫了"医务社会工作"的专业性。后来，也正是坎农，捍卫了协和医院医务社会工作的专业地位，她认为"宗教和社会服务部"应从协和医学院独立出来。1921 年 5 月，浦爱德来到北京，在协和医院成立的是一个完全独立的社会服务部。

之前，浦爱德曾两次申请应聘这一职位，但洛克菲勒基金会认为，她并没有接受过正规的社会工作训练，缺乏正规的"医务社会工作"经验。后来因为她担任过教会老师的经历，以及有着美南浸信会传教士女儿的身世背景，获得聘任。为弥补在医务社会工作方面的不足，她被派往麻省总医院学习。当时的麻省总医院拥有美国最早的、专业的医务社会工作部,负责人是坎农,她有着护理学、社会学、心理学、社会工作背景。在坎农的指导下,浦爱德学习了一年。

奥斯勒在 1905 年对医学生的演讲中说:做一个研究"人"的学生,要培养自己的能力,还需要走出去,到不同的环境里去了解人,了解他们的习惯、性格、生活与行为模式,以及他们的缺点、长处和特性。

虽然因为协和的名声,接诊了孙中山、梁启超这样的病人,并且蒋介石及宋美龄也会来此看病,但协和的大多数病人,是乞丐,是贫民,是车间学徒。由浦爱德领导的社会服务部为中国培养了第一批医院社工,他们为患者及其家庭提供社会和经济支持,密切联系着医院和社会。一些大学社会学系的培训实习,也会来协和医院的社会服务部。那时,人们已经意识到"医疗"行为不是单纯的过程,必须置身在复杂的社会因素互动中,才能真正完成。社会治疗是医学综合治疗的一部分。在协和医院社会服务部工作的社工,如同医生伸向病人家庭的触角。

在 20 世纪 30 年代,"社会工作"作为一门专业,在美国有了很大发展,医务社会工作是其中的一个细分门类。以至于一家医院如果只是设备精良、管理先进、医疗水平高,而没有设置社会服务部,就不能称为第一流的医院。这呼应了现代医学的全面观点,即认为任何一种疾病,特别是慢性病,显然受心理、情感和社会因素的影响。对疾病的治疗,不能头痛医头、脚痛医脚,不能见病不见人,而需要综合治疗。社会治疗就是综合治疗的一个方面,是在治人,而不仅仅是治病。

培养中国第一批社工

浦爱德是美国传教士的后代,童年在中国度过,有人为她写了本传记《中国的美国女儿》。她的父亲是在山东黄县传教的美国南浸信会的浦其维。她的父母在黄县办过学校,浦爱德便出生在那里。后来她用英文写成了两本和中国有关的书,一本是《汉族女儿》,是一位典型的中国传统妇女宁老太太的自述;一本是关于她自己的《在中国的童年》。其中描述到甲午炮击蓬莱事件,当时浦爱德只有几岁,目睹老百姓从蓬莱逃到 60 里之外的黄县避难。在近代中美关系史上,美国传教士是一支引人注目的力量,那些在中国出生的美国传教士后代,比如赛珍珠、司徒雷登、兰安生,也影响了 20 世纪上半叶的中美关系。

长大后，浦爱德去美国学习，毕业于哥伦比亚大学，在麻省总医院的社会服务部学习时，成绩优异，"个案工作"尤其出色。过了而立之年的浦爱德再次来到中国，在协和医院培训了中国第一批社会服务工作人员（简称社工）。

浦爱德没有对老师坎农的观点进行照搬，而是根据自己对中国传统社会结构的理解，加入了中国本土元素，形成了自己独特的理念。她主张以"个案工作"作为医务社会工作的基本方法，具体由两步组成：第一步，通过调查病人个人、家庭和社区，以掌握其基本情况；第二步，为病人寻找恰当的资源。

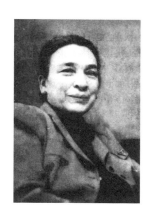

▲ "中国女儿"浦爱德出生在山东，毕业于美国哥伦比亚大学，被誉为和中国"最亲近"的西方人，社交广泛，富有爱心。1921年她在协和医院创立了独特的"社会服务部"，联结了医院与社会、医学与社会学。

在第一步中，浦爱德强调"熟悉你的病人"，她认为每一个细节对于解决病人的社会问题都可能是关键性的，社工人员应倾听、记录病人对自己和世俗的看法，从中发现病人的担忧和观念误区，洞察实际情况。针对第二步，浦爱德提出，为病人制订的计划必须符合病人的实际，可执行，并尽可能达到预期效果。

比如，她观察到长子在中国传统家庭中对弟弟负有责任。在中国传统家庭中，从家庭到远房亲戚，甚至村中或街道里年龄较长的人，都在分担着大大小小的责任。因此，她认为社会服务部的工作人员，须充分挖掘病人能利用的传统资源，如果只是直接给予经济援助，可能并不能获得最理想的效果。社会服务部要"帮助更多的人，回到社会的水平线上方"，帮助那些处于水平线之下且没有资源可利用，或者本人及家庭不知道有什么可利用资源的病人们，回到"水平线上方"。

从事社工工作，要求同时具备社会学、医学、心理学的知识，并定期旁听生理学、解剖学等基础课程。一开始，她只能自己亲自培训所需的社工人员，用的是"师傅带徒弟"模式，花三年时间将经过挑选的人员（大学毕业生是首选）训练成独立的社工。

在这种培训下，第二年社工便能在督导下进行常规工作，第三年独立工作，到第三年结束时能制订和实施新的服务项目。

老协和的社工如何工作？

燕京大学社会学系每年都会请浦爱德去讲"个案调查"，讲如何进行社会服务工作。每年燕大至少会送一两名社会学系毕业生，到协和医院的社会服务部工作。雷洁琼在燕大的社会学与社会服务学系教书时，曾主讲"社会服务实习"一课，一个很重要的实习基地就是协和医院的社会服务部，而在这里实习，是燕大主修社会工作专业的学生成为一名合格医务社工的必经阶段。

曾任协和医院社会服务部副主任和主任的于汝麒及张中堂，都毕业于燕大社会学系。张中堂是 1932 年第一批被协和医院聘用的社会学系大学生，当时每月的工资是75 元，如果工作成绩好，每年月工资可加 5 元，每年可以休假 4 个星期。张中堂在这里工作了将近 20 年。在协和医院，社工人员的院内地位相当于医生，可以在医生食堂用餐及下午茶，生病可住头等病房。

张中堂在回忆时说：协和的社工人员也穿医院的白大褂，为跟大夫区别，在白大褂左方小口袋上绣有"S.S."，是"社会服务"的英文缩写（social service）。所以社会部既要讲"social"，即社会交往，搞好和其他部门的关系，又要讲"service"，为病人服务。在社会服务部工作看似简单，其实它是一项特殊的职业，结合了医学教育、心理学和社会医学，必须经过社会学的本科教育，学习过社会医学的管理知识、工作方法，还要有处理实际问题的能力。

一位合格的社工首先是帮助病人与医生合作，接受医嘱和治疗方案。病人到医院来看病是不是简单地看完病就走了？医院是否了解病人家庭经济状况有没有困难？能不能交费？病人能不能和医生配合？他信不信医生？吃不吃药？……了解这些后，治疗才能取得比较好的效果。在 1936 年左右，协和医院的神经精神科主任为提高治疗精神疾病的质量，聘用了四五名社工人员及心理学工作人员，他自己掏腰包支付其中两位社工人员的工资。

对经济上有困难的病人，社工可以根据情况适当减免费用；对思想上有疑虑的病人，可以做思想工作以接受医生的治疗方案。如果病人住院治疗结束后，出院需要长期休养，或者需要经常去门诊但又不具备这些条件，或者病人家属不耐心、不合作、不愿伺候病人……这些问题，都不是医生能解决的，这时医生可以去找社会服务部。社工们会对病人进行个案调查，和病人谈话、做家庭访问，用英文写病人社会历史记录，写完后交给病案室装订在病历后面。社工经调查后，决定给予病人以什么样的医药、社会福利，比如减费、免费、分期付款、资助衣物、给予营养、给路费……为病人挖掘一切可利用的资源，克服治疗上的困

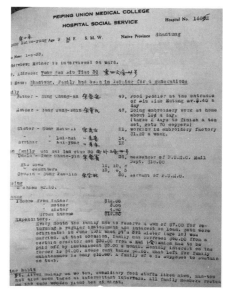

▲ 家境贫寒，付不起医药费怎么办？经社会服务部家访证实后，不仅可以免除费用，还可以在协和获得一份有薪水的差事：洗衣房、打扫卫生、病人看护。

难，所以不少病人把社工人员比作"再生父母"，也有人说"协和有个帮穷部"。

医生感到最有帮助的是随访。有时信访，由医生写出几个需要病人回答的问题，由社工寄给病人，回信后转交医生。有时，社工进行家访。需要病愈出院的病人做教学示范时，也是由社工把病人请来。

协和医院建筑群面积大，机构分类复杂，病人初次来常找不到该去什么地方。那时的协和，在楼门口设一个门诊服务台，由一位社工专门回答病人就诊的问题。这种连接医院和病人的部门设置，是当时协和医院的一大特点。在社会服务部每周一次的例会上，有时会请各科的医生讲医学课，或是请专家讲社会学和社会服务理论。每周还定期进行一次个案分析讨论会。

1934 年至 1941 年在社会服务部工作的吴桢回忆说，他自己曾经接手一个自杀者的案子。案主是住在北京西郊的一位中年农妇，因丈夫抛弃她，儿子不肯赡养，愤而刎颈自杀。在医院耳鼻喉科住院手术后，失音不能说话，丧失自谋生活的能力，又无

家可归。经过大量工作，医院为她配了银制的人造气管，能讲话了，并帮她找了个临时工作。这一切，自始至终都是在社会服务部主任浦爱德的指导下进行的。

在《话说老协和——社会服务部二十年》这篇文章中，张中堂描述了如何为一个叫尹仲的 29 岁病人安排装假肢。这个病人因患慢性化脓性骨髓炎，曾在协和住过 12 次院，两腿都做过截肢。尹仲在病前曾做过小生意，他的母亲 50 岁，做保姆为生，每月工资仅 3 元，无力供给儿子的生活费。

> 我接管这个病人，我们曾访问过病人的两门亲戚，希望他们提供帮助，但他们都没有力量，因此社会服务部就把病人安置在男调养院居住。孟继懋大夫建议给病人装假肢，以便行走。于是，我们采取了以下措施：1）带病人到本院假肢科请莱门技师查看，经查看后说可做假肢，但最便宜的也要 70 元；2）找病人母亲的雇主张佩泉先生，请他帮助解决假肢的费用。张佩泉是本院庶务科主任，工资较高，他很同情病人，愿意付一半假肢的费用（35 元）。
>
> 经向社会服务部主任报告，主任同意由社会服务部专款支付另一半假肢费。这样就于 6 月 21 日给病人安装了假肢。给病人一副拐，并用一元二角钱给他买了一双鞋。
>
> 1936 年病人能拄着拐走路了，就送他到本院职业治疗处学习做编织品，系半日工作，每月给一元酬劳金，以后可得到三元工资。他本人对自己残废还能工作，甚感愉快。

中国的美国女儿

"七七事变"后，协和医院社会服务部为救助前线负伤的官兵和难民，专门附设了救济部，还派部门的副主任于汝麒和社工人员吴桢，参与了北京红十字会医院的创建。吴桢回忆："浦爱德对伤兵医院最关心，出力最多，影响最大。她以社会服务部所拥有的人、财、物，给予了伤员种种便利，成为伤兵医院的可靠后盾。"

浦爱德在协和工作了 18 年，在这 18 年中，除了建立一个高效率运转的社会服务部，还将部门里的工作人员派往中国各地，比如南京的鼓楼医院、山东齐鲁医院、上海仁济医院和中山医院，以推动全中国医院中的社会服务工作，并向社会输送了中国第一批医务社会工作教研人员：吴桢、周励秋、宋思明、邹玉阶等。后两位还合著了《医院社会工作》，是中国医务社会工作发展史上的重要一笔。浦爱德还供养了两名贫穷女孩，直至她们大学毕业，一位叫孙金凤，后来是协和医院高级护士学校的教员，一位叫浦贵静，后来也在协和社会服务部工作。

1942年协和医院被日军占领，社会服务部停办。1948年协和医院重新开张后，社会服务部恢复，并开办了进修班，各大学社会学系的毕业生都到这里学习。到了1952年，因为高等院校的社会学系被撤销，协和医院曾让人留恋的温情的社会服务部，也相应取消。

在协和，除了社会服务部，浦爱德还运用自己的社会影响力，领导建立了职工社会服务部、怀幼会、救济部和调养院，在力所能及的范围内进行募捐和慈善活动。在当时来自西方的学者、商人、官员、学生的眼中，浦爱德是与中国"最亲近"的西方人，但她也曾无奈地说：自己的努力，不过像在修补一张正在腐烂的社会网。当她与中国社会进一步接触后意识到：也许共产党人的做法能更有效地解决中国的实际问题。这位从小在山东农村生活的传教士女儿，后来在抗日战争期间为北京近郊的游击队、八路军送过医疗器械和药品，到解放区参加过"工业合作"运动，她的家里也曾掩护过一名共产党干部。

浦爱德还是老舍《四世同堂》的英文译者。1948年3月至9月，老舍旅居美国，先对小说进行删节，再口授给看不懂中文的浦爱德。多年后，浦爱德在写给好友费正清夫人的信中说："并不是由《四世同堂》逐字翻译过来的，甚至不是逐句的。老舍念给我听，我则用英文把它在打字机上打出来。他有时省略两三句，有时则省略相当大的段落。"译稿完成后，作家赛珍珠审读时大加赞赏。也许，浦爱德之所以能抓住《四世同堂》的神韵，与她在协和医院社会服务部的经历有关，18年的社会服务部工作，使她深切地接触到许多真实的北京人和北京社会风情。

打开协和窗户看中国

在 1927 年的丙寅医学社《医学周刊》上，有这么一段文字：

　　当我掀开门帘时，我看见我的朋友沈先生和另一名男士。我的朋友面色苍白，极为虚弱，呼吸急促。那间病室放着两张床，一张床上挂着蚊帐，另一张床未挂。桌上放了几袋药和一瓶没有标签的液体，每只药袋标有"每日服三次"字样，当我同朋友谈话时，几只苍蝇在屋中来回飞着，我得知所用的床是由病人自己带来的，未经过灭虱。我用手摸朋友的身体，发现他胸腹部汗液淋漓，他说过来医院后从未洗过澡。

一位协和医学生写道："入协和以前，我认为医学职业的职责是挂牌开业和为有钱人开药方。但在 25 岁时，我相信医药并不是超越社会的职业而是社会事业的一部分。这似乎是我个人态度的转变。以我本人来说，没有这样的转变，我绝不可能下决心改变我由临床医学到社会医学和乡村生活的方向，我也不会同我的读者讨论乡村卫生问题。"

这份《医学周刊》，创办自一个叫作"丙寅医学社"的团体，它是 1926 年由北京协和医学院的年轻医生和学生自发组成的学术团体。那一年正好是丙寅年。

在协和 100 年的历史中，精英意识一直是避不开的主题词。它的折射面之一，被指向"脱离大众"。因为这种精英意识，协和在几次政治运动中被"重新解读"，解读之后，添加了更多贬义。到了"文革"，作为一个"出身不好"的学校和医院，协和的精英意识再次被攻击。将协和精英下放到农村，去服务农村，成为当时典型的"精英改造"活动。

协和"与世隔绝"的奢侈象牙塔生活，也备受争议。在协和医学院，学生们生活在一个以西方文化为主调的象牙塔中。八年医预科加医本科的学习中，不仅竞争激烈，压力也非常大，淘汰率还高。学生们埋头学习，根本无暇顾及校外世界。在校园内，从学习到生活几乎都是西式的，一切教学活动、教材、参考资料、病历都是英文的，中国师生之间交流也是用英文，休息室里摆的是英文小说和美国杂志，业余时间弹奏的是西方音乐，表演的是莎士比亚剧目。生活条件常被外人形容为"奢侈"。这种"隔绝"，由于采用英语作为教学语言而进一步强化。胡恒德也曾坦承："在某些方面，专业和辅助人员的奢侈条件，超过了美国大多数的优秀医学院。"

以上这些，也同时被解读为"优越感"的姿态。除了精英主义、过高的标准、模仿西方课程、奢侈生活……这些指责之外，在政治运动期间，还加上了"美帝国主义"。协和因为照搬西方而备受指责：初建之时，在教学标准和课程设置方面，"有过非常精心的研究和考虑，它们根据的不是中国，而是美国的需要"。老协和的西化氛围，日后多次被攻击。

有协和毕业生，在后来的政治运动中写下这样的悔过书："其建筑、体系、教学、传统……几乎所有的一切都是特殊的。经过在这里至少 5 年的培养，学生们会认为他们自己是特殊的，真的很特殊……"

在 20 世纪初期的美国社会，医学界成功上升到拥有"社会特权、经济实力和政治影响力"的地位。科学知识和高标准，帮助美国的医学界完成了这样的攀升，精英风格成为美国医学界的标志。但在中国，则存在着一种贴标签的"西化医学精英"与本土社会、广大民众之间的调和问题。

1944 年，一份为协和在第二次世界大战后复校而写的备忘录中，一位协和内部人士肯定了协和毕业生在提高中国医学专业训练、在本科学习中引进科学方法的重要性："近年来中国医学教育上的任何进步，都与他们的努力分不开。"同时他批判：除了少数人才，大多协和毕业生没有对整个公共卫生运动做过什么贡献，"协和成员中缺乏治国之才来承担运动的领导责任"。"一些自己开业的毕业生，也并未对整个职业的道德水平提高做出什么贡献。作为一个整体，拥有众多优秀技术专家的协和毕业生，在社会上和思想上的贡献，并没有达到最初的期望。"协和的学生与中国本土社会严重隔绝。"在他们成长期间，这么多年封闭在一个相对舒适、致力于获得高级技术的小圈子内，代价是失去了对周围种种社会问题的了解。"

然而，协和的精英们其实从来就没有脱离过大众。

一位不面向病人的医生，不常常接触病人的医生，他的职业内涵注定是空洞的，他的精英意识注定只是一个笑话。在协和学习、工作的人，他们从事的职业就决定了必须要时刻面对来自大众中的病人。天长日久，在医生和大众之间形成了坚固的联系。这是医生这一职业特点所决定的，也是与其他知识分子的不同之处。

在政治运动中，张孝骞曾被派到门诊看病人，造反派们没有想到，一个被打倒的"反动权威"竟然威力如此大，门诊秩序因他而打乱，桌前挤满了赶不走的病人。于是，张孝骞又被派去打扫门诊的大厅和厕所，可病人还是跟在他的身后转，有些病人跟到厕所，有不少好动感情的人对他说："张主任，你有什么问题？我们替你去申冤！"只是，张孝骞自己也不知道自己到底有什么问题。

老协和学生讲英语，用英语进行学术写作，有身处美国化环境的一面，也有参与为中国重要的医学问题寻找答案的一面。1924—1933年协和毕业生选择的医学专业，排在第一位的是内科，第二位的是公共卫生。如前面章节提及的，从20世纪二三十年代起，兰安生带领协和学生走进北京东城区胡同，陈志潜到定县下乡，杨崇瑞倡导并践行助产士培训……人们误解的"贵族医学"，在尽己所能地一步步走向更多的中国人，走向农民，成为一种更关注民众的医学。协和用自己的方式，走出精英象牙塔，与身处的时代建立了"有来有往"的互动关系。

不过，与其他名校相比，协和人关心政治、参与政治的，确实不多。这里的学生和教师，常常小心避免卷入政治，把更多的精力投入在"专业科学领域"，即治病和科研上面。老协和学生的生活、学习条件，确实比当时中国的其他公立和私立学校都要优越。因为功课压力重，学生多埋头看书，学校也反对学生参加政治活动。

有人说，"现代知识分子"的自我完善，是由"专门知识分子"转变为"公共知识分子"，改变那种长年龟缩于学术隧道深处枯燥开掘的单调生活，经常爬上井沿去自由呼吸，去仰望星空，去左右顾盼，去关注参与公共事务。只是，大多数时候，协和人仰望的不是其他公共领域的天空，而是专注仰望改善中国民众健康的天空。

丙寅医学社

前往定县编织中国最早的赤脚医生体系的陈志潜，在校期间是"丙寅医学社"的骨干成员。在他看来，1925 年的"五卅运动"对协和医学院的学生来说是一个转折点。之前，大多数协和学生不关心国家大事，只是刻苦学习。"五卅惨案"时，协和有一些学生及教师参加了游行示威。"五卅运动"后，北京学生联合会号召北京所有学校参加运动，协和学生也开始响应。这是后来 1926 年的协和"丙寅医学社"产生的背景，主要成员有陈志潜、朱季青（即朱章赓）、杨济时、贾魁、诸福棠、李瑞林、胡传揆。他们既受五四运动之后整个中国社会思潮涌动的影响，又在协和利用得天独厚的条件，接触到世界医学发展的前沿。

"丙寅医学社"刚成立时，对医学社的主旨曾有过一场讨论：究竟是以专业的学术研究为主？还是以普及医学知识为主？讨论的结果是：落后政府无法更多地促进民众健康，对老百姓进行健康教育是改善民众健康的现实方法。于是，"丙寅医学社"决定以评论社会医事、传播新医知识为责任，提倡新医，普及现代医学的常识，提高中国医学界的现代医学精神和专业水平。这个以协和的年轻医学生为主体的社团呼吁的是：要以"科学的医学"或者说"新医"的宣传，来鼓动民众参与到"新医学运动"中，把"玄妙"的医学化为"科学"的医学，"贵族"的医学改作"民众"的医学，"治疗"的医学进至"预防"的医学。

"此刊的目标，既非发挥医理，亦非普及验方，但在引起同志对于科学的医学，在国内现在及将来的地位上发生一种兴趣。"

"丙寅医学社"还参加了近代中国医学发展中的许多大事，比如中医革新，设立国医馆。在周刊第六卷第一期上，专设了《古代医学》这一栏目，共收了《医学的进化》《印度的医学》《印度古代的医学》《埃及古代医学》《中国医学的起源》《周之医学》《内经年代考》《素问之学说》和《素问之医学》9篇文章，从世界医学史的角度，对中国的传统医学进行了研究，后被用作医学史教学的教材。医学社成员贾魁还把所有发表的文章汇成了《医学周刊集》。

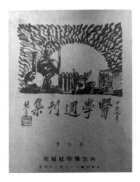

▲《医学周刊》（又名《丙寅周刊》）以普及医学知识为主，当时得到了周作人、江绍原、熊希龄等人的好评。在发刊词里，他们写道："此刊的目标，既非发挥医理，亦非普及验方，但在引起同志对于科学的医学，在国内现在及将来的地位上发生一种兴趣。"

在今天，读一读"丙寅医学社"当时写就的言论，依然有其现实意义。

当时，"丙寅医学社"认为，建设"新医学"是中国建设大局中的重要一篇："社会事业应建设者颇多，而于'民众'关系最密切的莫过于医学卫生事业。国民政府是实现'三民主义'的政府，'三民主义'的目标在'民众'。假如说社会成了病菌的培养基，'民众'都是病夫，就是有'三民主义'亦何用处？所以，要想使我中华民族强盛起来，必先增进民众健康，要求增进民众健康，舍发展医学卫生事业，别无他法。"

他们还介绍了一本美国人讲述苏俄医事的书 *Health Work in Soviet Russia* 并评论："苏俄对于医学的传统观念，确是大大的革命了，他们注意推广实用的医学到民间去，没有钱的平民，也可以得到相当的治疗。尤其是对于平民的卫生教育竭力提倡，希望官民合作以后，个人卫生与公共卫生才能相并前进，疾病率与死亡率自然可以减少。"

对那些在医学革新上观念保守的人士，"丙寅医学社"奉劝：

我国一般学者因为缺乏"不满足"的态度，所以医学在我国仍旧是玄妙而幼稚。"满足"是一切学术堕落与退化的原因，"不满足"是一切学术发展与进化的秘诀。希望我国一般学者不要再举起"尊古"的招牌，捧着"知足不辱"之古训开倒车，不要让别人进化到以猴子看我们的程度。被人家牵着要把戏，而尤自以为是"安居乐业"，"衣食无虞"的十分满足。

对在大城市挂牌行医、巴结达官贵人以自肥的医生，他们抨击：

> 现代医学是民众的医学，所以我们现代医学界的同仁们，急应替民申冤，把"现代医学"送到民间去，使得无论贫富贵贱的人都能享受到这点利益。不应当有阶级气象的医学，现在却都被少数谋私赢利的医生，造成了富贵阶级的私产。

对当时政府卫生行政之黑暗，"丙寅医学社"提出：

> 国家有警察，目的在维持社会环境的治安，国家有医生，目的应该是维持社会分子心身的治安。在今日中国，有警察而不能维持生命与财产的治安，有医生也不能维持社会分子心身的治安。所以全国有了成千成万的医生，而华北农村里45%毫无任何医药的设备，科学医药到中国已约百年，而只有通都大邑才能得到少许的沾染……试问国家有这般人是什么用？

后来，因为时世变迁，成员毕业，去向各异，"丙寅医学社"解散，但成员在各地依旧发挥着"丙寅医学社"的主旨，依旧实践着"医学到民间去"的努力。朱章赓在南京主持了《中央日报》的医学卫生栏目，后来领导卫生署的医学教育委员会。贾魁等人则在20世纪40年代创办了《医潮》，陈志潜在晓庄、定县等地致力于农村公共卫生，在抗日战争中又投身红十字会的事务……"丙寅医学社"的主要成员，在三四十年代，都成为中国医疗领域关注民生的重要人物。

出诊战争和自然灾难现场

1931年9月，中国南方暴发洪水，应全国水灾赈灾委员会请求，协和师生从北平出发去灾区，帮助治疗在夏季洪水中患病的难民，并在秋季和冬季预防疾病。他们走出协和，再次用专业的医学方式，接触了真正的中国。

当时，世界著名飞行家查尔斯·林德伯格（Charles Lindbergh）和他的夫人安妮也飞赴中国南方，在洪水严重泛滥的地区做过几次调查飞行。后来投身写作的安妮，在处女作《从北美到东方》（*North to the Orient*）中描述了调查所见的情景：

> 飞行的第一天，我们早上从莲花湖的停泊处起飞，有一段时间，沿着长江向东飞行，直到大运河，随后转向北方。最初，我们只注意到长江沿岸明显的洪水淹没地区，透过洪水，可以看到绿色的晚熟作物。随后，我们逐渐注意到一些"湖泊"，它们的数量不断地增加，直到最后扩展成一个一眼望不到边的巨大的湖泊。我吃惊地发现，这并非"湖泊"，而都是洪水，简直是一片汪洋。由于洪水覆盖，已经看不到田地了。水很深，水面广阔，一片死寂，静得令人恐怖。它似乎一直就在这里，而且要一直逗留下去。
>
> 飞得低一点时，我们可以看到一片汪洋下的点点土地；田地和数以百计的小村落淹在水中，许多村庄仅露出屋顶，城镇的护堤和城墙倒塌，街道成了运河；在有些地方，水面上只露出一些树冠，时而会有一个褐色斑点，显示这里曾经是一段护堤、一条道路，或是一个土屋组成的村庄。在这凄凉的地域中，你简直不敢去想有多少人已经丧生。真可谓人迹全无。在受灾较轻的乡村，人们在村子周围建起临时的土堤，将早先的收成运进村里，但这是一场毫无获胜希望的战斗。因为在微风掀起的细浪不断拍击下，这些匆匆叠起的为保护小土屋和抢出的谷堆的土堤很快便土崩瓦解了。

9月21日，林德伯格驾飞机从南京起飞，机上有两名医生：卫生署署长刘瑞恒和来自北京的兰安生。这两位，都与老协和有关。他们带着几箱血清和疫苗，运往长江以北灾区的城市。针对灾后必将出现的疫病传播，协和派出了由师生组成的两批医疗队，李宗恩是第二批的带队人，也是整个工作的组织者，当时他是协和的热带病学老师，后来成为协和第一次复校后的校长。当时的协和住院实习医生严镜清回忆说：李宗恩"处事不苟，坚持高质量、高标准，深得在他手下工作的青年医生和学生的钦佩、赞扬……在他的领导下，这个临时医院建立了正规制度，有住院医生、主任医生，层层负责"。当时还是协和医学生，后去上海医科大学的范日新教授，则回忆：李宗恩"出色的组织工作在防治疫病中起了很大的作用"。

由于洪灾地区的环境被污染，各种传染病蔓延迅速，最流行的是霍乱。同样参加救灾的协和医生张孝骞回忆说："汉口普爱医院地滨汉水，居民稠密，霍乱流行甚烈，发病率和病死率都很高，我们夜以继日抢救，医院的床位和设备都远不够客观需要，多数病人卧地如床。"武昌地区的医疗监督，交由北京协和医学院的 20 位医生和 40 位护士负责。当时协和医学院的内科主任狄瑞德，在第二批工作人员返回北平之前，曾亲自到武汉的各医疗单位去巡视检查。

在此之前，协和医学院的手术队多次出诊内战和自然灾难现场。1923 年，谢元甫博士被任命为冯玉祥的荣誉医学顾问，用了几个月在北京附近组建一个部队医院。1925 年，为协助冯玉祥的队伍从北京到天津，协和内科及外科队伍，在南苑建了一个战地医院。协和外科医生娄克斯对 1925 年南苑战役中的救助工作，印象深刻。当时，协和连夜组织了一支外科和内科队伍，救治了上千名前线伤员，大约进行了 3 000 台手术，死亡率低得惊人。需进一步手术和长期治疗的病人，在娄克斯的照护下转往协和。为表达谢意，冯玉祥为战地医院的主要成员授予了印有他肖像的景泰蓝奖牌。无论对于协和医生还是学生，这样的经历，使大家提前认识到，将要面对一个怎样饱经战患的中国。

中国急救医学的领头人

1941 年 2 月的美国《时代周刊》中，一篇文章谈到了中国的急救医学，提到了这两个名字：白求恩和林可胜。

1938 年，外科医生、共产党员白求恩来到中国，参与中国的战地伤员救援，开始建立一套战地急救系统。第二年 10 月，日军开始了对晋察冀边区的冬季大扫荡，白求恩和战地医疗队走了 70 多里山路，在距火线 5 里远的一座小庙里，搭了一个临时手术台。照片里的他，俯身在手术台前，身旁几名助手。这一年他 49 岁，身穿八路军土布军装和草鞋。十几天后的 11 月 12 日，白求恩以身殉职。

而在 1937 年夏天，在第一次世界大战中参加过英国皇家医疗队的生理学家林可胜，本来在休假，在香港时见到了当时的南京政府卫生署署长刘瑞恒，在得知前线的国民党军队的军医力量薄弱，大量伤员需要救护后，他组建了"中国红十字会医疗救护总队"，并亲任队长。为争取到更多力量，林可胜在离开香港前曾给兰安生去信，信中甚至提出这么几点希望：一是，协和改变其办学方针，为抗日服务；二是，在协和工作的留学回国教职员全部到南京去帮助抗日；三是，协和校方为所有南下抗日的教职员保留职位。

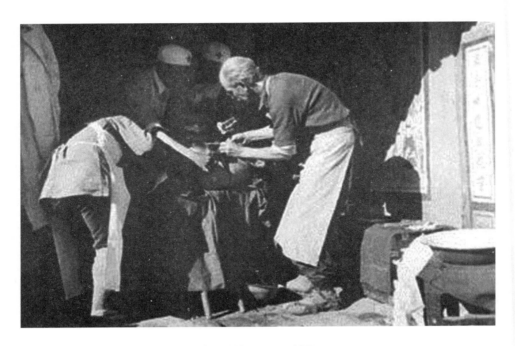

▲ 白求恩大夫正在离火线五六里远的一所小庙里抢救伤员。(吴印咸摄)

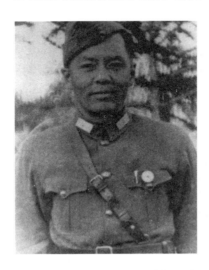

▲ 1937年抗日战争爆发,林可胜在汉口建立了中国红十字会救护总队。他给兰安生去信,甚至提出协和改变办学,为抗日服务。

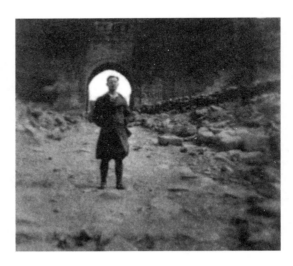

▲ 黄家驷作为协和学生救护队的队员,在1933年日军进犯长城的喜峰口和古北口时,赴古北口前线,救治伤员。

1937 年，协和医学院的林可胜、李宗恩、张孝骞和其他几位教授，在尚未被占领的地区，都参与了战时培训项目，林可胜是领头人。林可胜在 1924 年来到协和医学院生理学系任教，科研出众，讲课深得学生喜爱。这位生在新加坡、自幼在英国接受教育的教授，举手投足非常"西化"，但抗日战争爆发使得林可胜成为中国军事医学的领袖人物。林可胜担任队长的"中国红十字会医疗救护总队"，成立于 1937 年，目标是"给中国军队提供医疗救助，补充陆军医疗总队的工作，同时尽可能照顾其所在地的平民"。与此伴随的，还有医疗急救服务培训学校。"救护总队"在成立后的最初半年中，共训练了 1 400 多名医务工作者，给 32 名外科医生、160 多名内科医生上了专业课。林可胜还在军队中组织了流动救护车和担架，因为有时受伤的士兵必须抬到 160 公里开外的基地医院。

这并不是林可胜第一次参与战争的医疗救护。早在 1931 年"九一八"事变后，协和学生曾自发组织救护队，到前线进行战伤救护，在城内的临时战伤医院参加医疗服务。第二年春，林可胜倡导成立协和的学生救护队，共 40 多名男生，设队长 1 名，分 3 个排。全体队员从战士的基本要求开始，进行正规的战伤救护训练，包括夜间教育、急行军、野营演习以及紧急集合、担架运送、战地伤员抢救、包扎、止血……林可胜亲自设计救护队的各种用具、服装及运输工具。在 1933 年日军进犯长城的古北口时，这支学生救护队的骨干队员开赴前线，开设战地手术室，救治伤员，其中就有协和医学生黄家驷。

事后，林可胜预见到"抗日"可能会是一场长期战，又在协和医学院组建了"军医官救护训练队"。在课余时间，除实习医生外，一至四年级同学一律参加，主要训练战地急救和担架搬运操练，指定外科讲师杨静波主讲外科急救，文海楼的舍监则负责督导担架操练。林可胜还制定了标准手术器械箱和急救药物箱示范。那时，协和的学生们都参加了这一训练。这支救护队的成员，组成了日后"中国红十字会医疗救护总队"的核心力量。

老协和的爱国方式

1952 年 9 月 27 日的《人民日报》，发表了林巧稚的一篇文章《打开"协和"窗户看祖国》，这是当时"思想改造"运动的产物：

　　过去三十多年，我从协和窗内看祖国，炮声愈响，我把窗户关得愈紧。这一回，什么动力叫我自觉自愿地打开协和的窗户，看见了我们可爱的祖国呢？

　　……我觉悟到共产党与人民政府是为人民服务的，以人民的利益作为衡量的标准。就是这个真理感动了我，唤醒了我，使我打开了三十多年关紧的窗户，伸出头去歌唱"我们亲爱的祖国，从今走向繁荣富强"。我决心更好地为人民服务，为广大人民谋幸福。

"就是这个真理感动了我，唤醒了我"的林巧稚，理解的仍然是关注民众，以自己的医学的方式。1958年"大跃进"沉浸在一片"放卫星"的呼声中，从事妇产科的林巧稚，头脑依然保持难得的清醒，化腐朽为神奇，把虚空的口号化作了扎实的工作。她组织了一场大规模的妇科运动，对北京83个工厂、机关，27所学校和22处居民点的8万名适龄妇女进行了妇科普查。这次大规模的妇科普查运动和报告，为妇科疾病的预防和治疗提供了大量可靠的数据。

1935年，张学良的夫人于凤至住在协和医院妇产科时，有一次闲谈中问林巧稚："你们这些医生对日本侵占中国的态度怎么样？"当时的林巧稚说："我是个女人，不懂政治，我不知道大家是怎么想的，我只知道，我们这么大的一个中国，终不能当日本的亡国奴吧！我不知道那些当政的人是怎么想的，我只是想，我们当医生的人假如不能给病人治病，病人一定要骂我们是个废物。"

张孝骞说出的"生命的泉，即使拌和着血和泪，也要在自己的国土上流淌"，则是另一种关注中国的表达形式，即使今天读来，依旧令人感动。而1943年在美国进修的吴英恺，得知日本侵华愈演愈烈，决定放弃在美国留任深造回到中国。他的导师知道了他的这个决定后，睁大了一双灰蓝色的眼睛问："吴，你在我这里工作，会有很好的前途！"吴英恺也直视着老师："您应该晓得，我的国家正在遭受别国的侵略，迫切需要我这样的医生，我怎能待在国外呢？"导师拍了拍他的肩膀，无限遗憾。

也许，那些曾经历过优越环境的人在面对物质时，有了藐视诱惑的定力。一切其实顺理成章，并不需什么思想斗争，也谈不上什么毅然回国。就这样，吴英恺冒着一路危险，辗转两个月，带着用自己的钱购买的一整套外科手术器械，回到中国，在重庆创建了中央医院的外科。当时没有血库，不断停电，冬天手术室只能以炭火取暖，吴英恺自己也患上了关节炎。在这样的条件下，吴英恺却成功地开展了一系列胸部手术：肺切除术、动脉导管结扎术、纵隔肿瘤切除术、胸腰交感神经切除治疗高血压……1944 年，他成功地施行了中国第一例未闭动脉导管结扎术。1948 年协和医学院复校，吴英恺又回到协和，成功地施行了中国第一例缩窄性心包炎切除术。

也许中国风湿免疫学开创者张乃峥后来的一段表述，能帮助理解曾经有一批协和人，在有着特殊背景的环境之中，他们的思想经历过怎样的曲折，中间又夹杂着什么样的时代色彩，后来又如何作出了自己认为正确的选择。

> 旧协和由于历史条件限制，例如全部是由美国人开办的，因而不可能没有它先天不足的地方，洛克菲勒基金会办协和也可能有少许资产阶级的人道主义，但其主旨和目的是不能和新中国成立后的新协和同日而语的。旧协和毕业生几乎没有几个走上革命的道路，也或多或少说明一些问题。青年同志们可能不知道，新中国成立前以至解放初期，绝大多数老协和人包括我这个当时的青年人是亲美、崇美和恐美的。在这种情况下，尽管他们为中国医学的发展客观地做出了可贵的贡献，但从主观世界上，他们不可能自觉主动地、真正为祖国的独立富强和人民的卫生事业服务。

张乃峥还有一段关于协和人的表述，也是思想曲折、时代色彩和自我选择三者的结合：

> 协和人的奉献精神表现之二，是相信党，党要他们做什么就做什么。新中国成立后第一批参加土地改革的，第一批参加抗美援朝的，都有老协和人，如张孝骞、黄家驷、林巧稚、吴英恺等带的头。反细菌战中他们更是做出了不可磨灭的贡献。钟惠澜教授亲口对我说："过去我亲美，今天反细菌战我狠狠地打了老美一下子，这是我一生中的愉快。"

面向更偏远的湘阴农村

到了 20 世纪 60 年代，老协和打开窗户看中国，这一回面对的是更偏远的农村。1964 年，黄家驷化名黄盖明，住进了湖南湘阴县的一个老贫农家中，除了参加农村"四清"工作之外，他还参加挖土、插秧、修堤这样的农活，乡亲们称黄家驷是"北京来的白头翁"。

第二年，黄家驷又来到湖南湘阴县的关公潭公社，这回他带领的是一队人马——由北京协和医院各科医生组成的巡回医疗队，与贫下中农"同吃、同住、同劳动"，给农民看病，看从何处着手以提高农村的卫生水平。在这之前，毛泽东曾严厉地批评卫生部是"城市老爷卫生部"，提出把医疗卫生的重点放到农村。在这支令中国瞩目的巡回医疗队中，有许多老协和人：外科的黄家驷、曾宪九，妇产科的林巧稚，儿科的周华康，内分泌科的刘士豪，神经精神科的冯应琨，内科的金兰，眼科的张承芬，阜外医院院长吴英恺……黄家驷如此描述湖南医疗队的目标："我们要培养乡村医生能够治疗农村的常见病，了解哪些病需要住院治疗以免延误。"

为准备这次湘阴之行，林巧稚预先了解了湖南洞庭湖地区的常见病，在得知当地眼病多发后，她专门去眼科学习，还向中医学习了针灸。为了适合劳动，她把常年习惯穿的中式服装放在家里，特地找了行动便利、便于劳动的服装，只是几十年养成的喝咖啡的习惯让她犯了愁，好在经请示后同意让她带咖啡。这一年，林巧稚64岁。

到了湘阴农村，林巧稚发现，当地很多妇女患有妇科病，最严重的是因为过度体力劳动或分娩后造成的子宫阴道脱垂，即使是咳嗽、打喷嚏都会渗出尿液，严重的则子宫颈脱垂体外，引起溃烂和感染。但很多妇女不愿脱了衣服接受妇科检查。当地的一个妇女队长找到林巧稚，说她得了"干血痨"，来月经时腹痛，流血不止，平时腰疼、背疼，十几年了。就在一块医疗队用药箱搭起的木板上，林巧稚给她做了检查，发现其实是多次分娩造成韧带松弛，子宫重度后倾。林巧稚为她矫正了位置，开了四毛钱的药，病就渐渐好了。这事一传开，这片农村里都知道有个北京协和来的64岁的"救命的林婆婆"，有的丈夫甚至主动拉着自己的妻子来看病。

这支以协和人为主的巡回医疗队，在近4个月的时间里，救治了30 000多人。除此之外，这些协和专家还给当地农村医生进行培训，开了一个学制两年的半农半读医学班，招收初中程度的年轻人农闲时学习，毕业后就成为半农半医的农村医生，希望能够给农村"留下一支不走的医疗队"。这不禁让人想起30多年前陈志潜的"定县模式"。在工作之余，他们还一起给农村医生编了两种教材《农村医学》和《农村卫生员课本》，学过这两本教材的，也许是新中国成立后中国最早的一批"赤脚医生"。

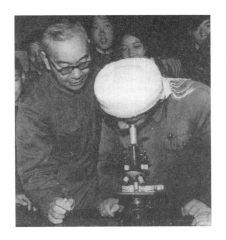

▲ 黄家驷给学员们讲授细胞、组织、系统、细菌、病毒这些知识后,还指导他们用显微镜观察微观世界,学员兴奋地说:"这是农村一件破天荒的事。"

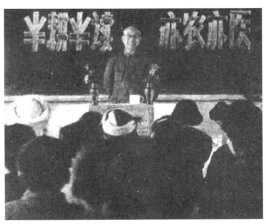

▲ 1965年4月"半耕半读"医学班在新泉中学开学,黄家驷讲授"人体的结构和功能",黑板上写着"半耕半读,亦农亦医"。

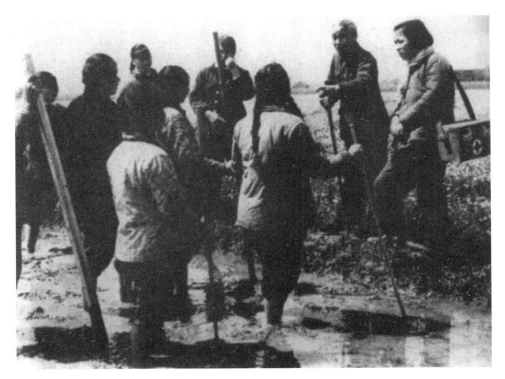

▲ 林巧稚与协和巡回医疗队在地头为农民诊治疾病,这时她已64岁了。

第四部分

协和的民间故事

　　协和人，特别是老协和人的脾气，经常是民间传说里描述的对象。有人说协和人脾气怪，他们严厉，甚至有点迂腐。他们朴素，怎么都看不出曾经是在一个有着美国办学和管理背景的机构中工作过，并且在世界一流的医学院进修过的人。他们又是那么单纯，即使受了流俗的伤害，也不妨碍他们继续单纯。

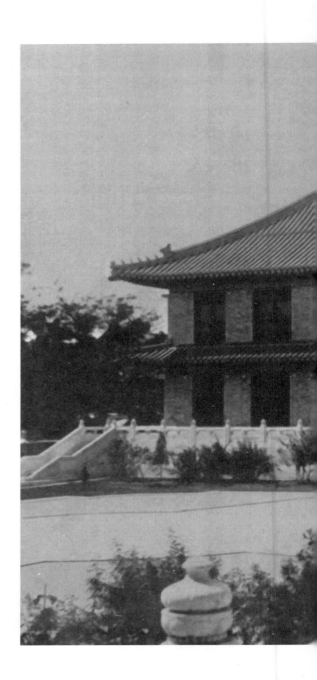

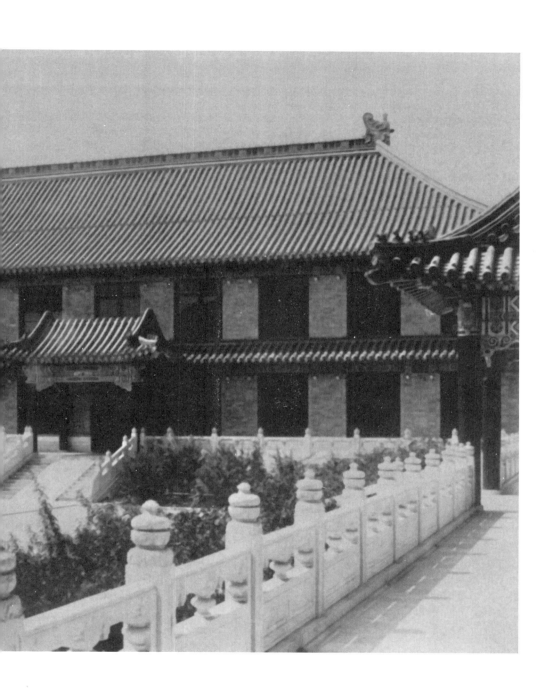

老协和人的脾气

协和人，特别是老协和人的脾气，经常是民间传说里描述的对象。有人说协和人脾气怪，他们严厉，甚至有点迂腐。他们朴素，怎么都看不出曾经是在一个有着美国办学和管理背景的机构中工作过，并且在世界一流的医学院进修过的人。他们又是那么单纯，即使受了流俗的伤害，也不妨碍他们继续单纯。

2006 年 11 月，《中国青年报》的《冰点》副刊上，发了一整版文章《协和往事》，意在回忆协和往事之际，观照当下。一位读者读完这篇文章后，在博客上这么写：

> 由于工作的关系，有段时间常跑"协和"。相比较国内现在很多大医院的明亮外科大楼之类，老协和实在是个迷宫，那曲曲弯弯的长长走廊好像永远也走不到尽头似的，前面总有峰回路转的新洞天……虽然常被那严谨的老头老太们问得张口结舌，但我还是喜欢去协和，极爱去感受协和老楼与新式建筑不同的厚重与沉稳，希望哪一天也可以像那些老头老太们一样对所有的转弯抹角烂熟于心。说起那些老头老太们，真是又爱又恨，他们的古董式的严谨，他们的孩子般率真，仔细深究哪个不是名震学科的大牌啊，在别处都极少见了，也许只有在老协和才能见到这样的人，现在想起还禁不住偷着乐……不管治学还是做人，那些老头老太们都是我的榜样。

博客的题目叫"想起老协和的转弯抹角处"。"常被那严谨的老头老太们问得张口结舌""说起那些老头老太们，真是又爱又恨"，这两句话非常生动地刻画了外人眼中的老协和人。

有人形容过 90 年代协和的"四大美女老太太"，这 4 位美女老教授，虽已年过六十，但各有各的风格和魅力，工作在不同的专业，都堪称名医。她们有着共同的特点：疾恶如仇、坦率直言。如果在开大会时有不能苟同之处，站起来就说，不畏任何台上坐着的领导和官员。

一位作家在采访协和的一位妇产科老专家时，在跨进她家门那一刻，眼泪打转，快掉了出来："房子老得不行，连电梯都没有。没有任何装潢。我根本想象不到这位名医会住在这种地方。"

而这位老教授曾在治疗这位作家时，对着她"大发脾气"。老太太大发脾气的原因，大多是因为和自己无关但与病人的治疗有关的那些事。朋友举例说，自己曾因为难以忍受化疗的痛苦而擅自决定出院，老太太在楼道里厉声喝住了准备出院的她，站在她病床前慷慨陈词，演讲了两个小时，听众声泪俱下。

同样是这位老教授，有一次在门诊诊室时，一位外地口音的中年男人拿着化验单来找她，那是他那患了绒癌的爱人治疗后的复查结果。老太太看了看化验单，立即用她的大嗓门说："必须继续化疗！"中年男人面色惨淡，摸遍浑身上下的口袋，找出一张皱巴巴的火车票，说："家里瓦房都卖了，我们已经没钱治病了，就剩这一张回程火车票。"老教授听了，快步走到诊室的衣架旁，从白大褂的口袋里掏出一沓钞票说："救人要紧，这是我刚发的工资，你先拿去取药。"然后，用她那火急火燎的大嗓门对中年男子说："记住一定要治，千万不能耽搁！"不知原委的人以为她是在吵架。

如果不是亲眼目睹，也许很难相信这个世界上还有这样的大夫。她就是协和妇产科的绒癌专家，名叫杨秀玉。熟悉她的人都知道，从年轻时到现在她一直这样。很多病人在刚开始的时候，都认为她厉害，态度不好，其实她是替病人着急，她常火冒三丈地对病人说："态度好，假如态度好能治好病，我态度能比谁都好。"

在中国开创了血液病学的邓家栋，他的夫人是其协和同班同学，也是后来的妇产科专家：1932 届的王耀云。晚年时，一位记者去他们在北京南城南纬路的家采访："两位医学家的家非常简朴：位于南城的一套普通的两居室，仅仅 4 平方米大小的客厅，放上两个沙发和一个茶几后，人要侧着身蹭过去才能坐下；卧室的一张木床已用了几十年；过道上摆放的几只旧木箱被当作了桌子，夫妻俩至今仅有一台 14 英寸彩电；刚买了空调，还是因上一年王耀云中暑病倒，儿媳一再动员才买的。他们家中没任何装潢……唯有那些整齐码放在书架上的诸多中英文书籍，不经意地流露出这平凡中的大者之气。"家里最显眼的位置，放的是中国医学基金会授予邓家栋的"医德风范终身奖"奖杯。

在 2000 年，当时的协和医大党委书记到邓家栋家里拜访。邓家栋从那装满书籍的书柜中，取出两本厚厚的书送给党委书记——1930 年出版的英文原版《资本论》，上下册。这两册书，跟着邓家栋辗转各地几十年，泛黄的纸张上留有他许多阅读后的痕迹。邓家栋把书递给党委书记说："困难会很多，不要畏惧，我相信你们能把工作干好。"

20 世纪 60 年代，叶剑英曾经为邓家栋题了这么一首诗：

> 泽畔竹吟放屈原，为伊太息有婵娟。
> 竹廉志洁泥无滓，一读骚经一肃然。

人们很少会想到平时谦和的邓家栋，也有大发雷霆的时候。他晚年时，一位同事到病房去看望正住院的他。一见面，邓家栋就有些激动地对同事说起：我告诉你一个令人震惊的消息，×× 医院的领导被罢免了，他在位三年竟出国了 50 多次。

去看望邓家栋的同事，本想安抚一下邓老激动的情绪，故意轻描淡写地说：这事有国家来管，您老都退下来了，就别为这样的事担心了。没想到，这话让邓家栋的情绪更激动了，他在屋里来来回回地走，老泪纵横，一遍遍自问："我是一名共产党党员，我怎么不担心呢……"

关于张孝骞的民间传说更多，其中关于病历书写的就有好几个著名段子。

张之南教授说："在我做实习医生和住院医生的年代，内科流传着一个未经证实的传说，说是张孝骞主任查房时，看到不合格的病历，就当众扔在地上。从张老师的修养和人品看，我认为不大可能发生这种事，但从张老对病历的一贯严格要求，出于惧怕而产生这种想象，也是可以理解的。"

多年任协和内科主任的张孝骞对下级医生要求极为严格，单就病历来说，"不仅内容要准确齐全，而且单位要标准化，字迹不得潦草，绝对禁止自编的简化字和缩写。要求忠实于事实，在重要的地方还要做分析，不能写成流水账"。张孝骞常说："病历是有历史意义的公共财富，不能看成个人的小事而漫不经心，要对别人和后人负责。"

还有一个故事，是当年一位毕业刚进协和医院的消化内科大夫，第一次随上级医生查房，当老师张孝骞把病历推到她面前时，她却连第一句词都忘了。"重做一年实习生！"在接下来这一年的实习生涯里，她算是深切体会了怎么写病历，共写了100多份。

"导师这种近乎残酷的手段，逼我练就一身真本领。"她后来成了消化科专家，写了篇关于如何写大病历的文章。这篇文章，导师张孝骞反复看了3遍，修改了38句话，给她印象最深的一句话是"采集的病历是客观的，诊断是主观的"。

虽然张孝骞是否在查房时看到不合格的病历就当众扔在地上，未经证实，但从他晚年的一些日记中，可以读出他的老协和脾气：

1979年1月5日：上午未赴院，下午2:20赴院参加胃肠专业组门诊和查房，说无病例，因而取消。当即怒气不息！

1979年1月21日：上午办公会上又大发批评，主要是科内医生不够，领导又不愿压缩普通门诊。措辞可能有过激之处，下次当完全缄默或不参加这样的会。下午开学术委员会听取升教授者的汇报和答辩，走过场也！

1979年3月19日：10时参加科主任办公会，讨论研究生问题，为教育部和卫生部、医科院、医院领导墨守条例，不顾及医学临床实际，不考虑目前后继无人的问题，在会上又大发脾气，除张乃峥外其他人都噤不发言。事后又深悔自己多事任性。今后对这些问题将一言不发！

1981年3月9日：上午赴院，在8楼3层病房看两例（病人），都未检查完毕，查房不像一种严肃的活动。在讲解时，许多住院大夫（进修大夫）做别的事情，非常生气。看见金兰时，也发过一阵牢骚，事后思之大可不必，因为无济于事。

1985 年 3 月 2 日,星期六:上午在病案室看病历,发现病历质量大成问题。

1985 年 4 月 10 日:上午参加党委召开的整党座谈会……5 楼洪大夫提了关于中低人员的精神面貌问题,我立即附和,认为学术气氛不浓厚,协作不够好。

甚至在阅读报纸上报道的社会现象,他也一样会生气,比如在 1983 年 8 月 17 日他写道:"阅《人民日报》四版的'狼车的主人',报告一名以权谋私、敲诈勒索的电霸,深为愤慨!"

在抗日期间,张孝骞担任湘雅医学院院长的那段时间里,有次他发现正在贵阳中央医院实习的一名高才生,对临床漫不经心。他便把那学生叫到一边,一连提问了好几个临床医学的问题,直问得学生哑口无言,张孝骞火了:"你不要自以为聪明或者把书本读熟了,就会成为一个高明的医生。医学是实践科学,轻视临床的人,是不配当医生的!"此后查房,张孝骞总是重点提问这位学生,有人甚至觉得他故意为难这个学生。而毕业时,这位终获教诲的学生,给张院长写了一封真诚的感谢信。

新中国成立后,在知识分子改造的运动中,张孝骞怀着改造的热情,在大会小会上,一遍又一遍地反省自己所受到的资产阶级思想的影响,希望丢掉身上某些不健康的东西:汽车、洋房、名利思想。没想到,他也因此陷入了窘境,遭到一些人的严厉批判,比如"湘雅医学院是帝国主义的文化侵略工具,你担任了那里的院长,对人民犯下了不可饶恕的罪行"。为了不坐公家的小汽车,年逾半百的他,竟学起骑自行车来,有一天从自行车上摔下来,肩关节损伤。

在政治运动中,造反派们认为:张孝骞给许多高干看过病,他们的健康情况是有政治价值的宝贵资料。但是张孝骞反复向造反派们解释:医疗档案,是医生在履行其职责时建立的,医生永远有义务替患者保存,而患者有权利要求医生不泄露给第三者,这是天经地义的事情。造反派们抄过三次他的家,以期找到那些想象的高干档案,还取消了他打扫厕所的资格,实行隔离审查并逼供,将塑料管、钢丝锁落在他身上。他心里计划着逃跑:在打饭时穿过协和医院门前的马路,跳上大华电影院前的公共汽车,跑到北京卫戍区司令部去。70 多岁的他,跑了几步就被抓回。问他动机,他天真地回答说:"你们不讲道理,你们不代表党,我要去找个讲道理的地方。"

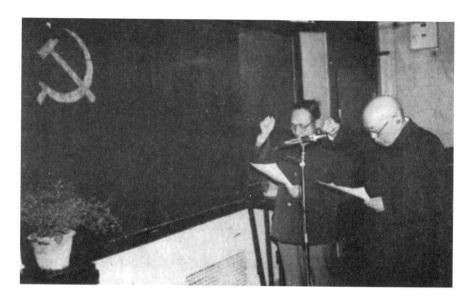

▲ 1986 年，张孝骞正在入党宣誓。

▲ 张孝骞写的入党申请书。

虽然在政治运动中几经坎坷，受过折磨和伤害，但到了88岁，尤其当他知道自己得了恶性肿瘤，肺癌扩散后，仍要求加入中国共产党。刚做过开胸大手术的他，挂着拐杖出现在党委办公室门口，递交了自己书写工整的入党申请书。入党后不到两年他离开了人世。

张孝骞平时从来不去理发馆，头发是夫人给理。当人们说他简朴的时候，他悄悄地说："不是的，天下没有人不喜欢舒适的生活，我只是花不起时间。"这位中国科学院的学部委员，每个月有100元的津贴。他不接受这笔钱，要将它退给科学院，科学院不同意，他就把这笔钱存入银行，1966年他把存折上的13 000多元上交了。

协和医院司机班的师傅，就怕接张孝骞上班。说好的时间，只要迟到一分钟，不管刮风下雨，这位倔老头就拿着拐杖自己走了，理由是："医生早到一分钟，病人就可能活，医生晚到一分钟，病人就可能死。"一群身穿白大褂的医生，跟着张孝骞去查房，常转眼不见他身影，原来他赶去拧紧一个没关严的水龙头，或去关掉一盏白天还开着的灯。有一次，他去医院看到大门未关，非常激动地对一位领导说："大冬天不关门。浪费多少暖气，你们管不管？必要时专门雇个人关门也值得。"

每次去病房查房，他身后的队伍会越跟越长。听完其他医生的叙述，他经常说："我的想法有点不一样。"他对年轻医生要求严格，严格到近乎毫不留情的程度。对一个不勤奋的学生，他会暴跳如雷；对一个不负责任的医生，他会当面训斥。有的医生不注意观察病人，病历写得潦草，他就会发火。

"文革"后，张孝骞年事已高，仍参加内科各专业组查房，虽然听力障碍、眼睛白内障、精力不济，仍坚持到场，他说："我还是来，你们不一定征求我的意见，我主要看看你们有什么新进展。"在他去世前不久，还嘱咐内科新就任的主任，务必要抓好医疗质量。见到他的学生、当时的卫生部部长陈敏章时，张孝骞还用已不太清晰的声音叮嘱他一定要抓好医疗。

中国风湿免疫的创始人张乃峥在晚年时回忆往事：

　　我曾多次参与对张孝骞教授的批判。50 年代我的一张大字报，激怒他发了一次在协和医院从未有过的大雷霆。但是他不念前嫌，先后支持我去苏联学习和在全国宣传开展医学遗传学工作，打倒"四人帮"后第一次讨论晋升教授的会上，他对我说："你今天工作报告讲得很好，我很高兴。"他脸上的表情似乎比我自己还高兴。1980 年他已 80 多岁高龄，支持我创建全国内科第一个风湿病学专业单位，以后又支持我作为国家公布的第一批博士研究生导师。

孙中山的最后岁月

协和大礼堂曾经是旧日北京诸多故事的发生地。1924 年泰戈尔访华期间，5 月 8 日新月社就在协和大礼堂为祝贺泰戈尔 64 岁生日，演出了他的著名英语话剧《齐德拉》，林徽因演主角。泰戈尔坐在观众席的第三排中间，身旁是梅兰芳。1939 年，《城南旧事》的作者林海音与夏承楹的婚礼也在此举行。

但这次，是一位早年也是外科医生但后来成为革命家的孙中山的葬礼。孙中山在 31 岁时，曾译过一本书《红十字救伤第一法》。他 21 岁时在香港西医书院开始攻读医学，5 年后他是毕业生中成绩最优的一个，当时的教务长发给他第一名的毕业证照。后来，他到澳门镜湖医院当医生，以外科手术著称。当时，有个砂淋（尿路结石）病人，别的医生都束手无策，他给病人做了手术，取出一颗重约 50 克的结石。在行医的同时，他暗中进行革命活动。在他看来，中国社会的病比人身体的病更严重，"医国"比"医人"更重要。孙中山病逝后，澳门地区 10 万人口中，有 2 万多人参加了追悼会。

孙中山生命中的最后两个月，大部分是在协和度过的。

1924 年的最后一天，孙中山抱病入京。尽管寒气逼人，在市中心的前门火车站仍聚集着大批群众。其时的情景是：3 万人欢呼，五色旌旗漫卷，256 万张传单漫天飞舞。

当天的上海《民国日报》及上海《申报》报道："下午4时许，专车抵达前门车站时，受到北京各界200多个团体约3万人的热烈欢迎。"此时的孙中山，数月来持续加重的肝疼，使他面色蜡黄，已无力宣读那不到300字的入京宣言，只好印成传单散发给民众。他在宋庆龄的搀扶下走出车厢，乘汽车直抵北京饭店。

鹿钟麟写过一篇文章《孙中山先生到北京的时候》，刊登在1956年11月5日的《团结报》上，描述了自己去车站接孙中山的情景：

> 当时，我是北京的警备总司令，奉冯先生（冯玉祥）命令，欢迎孙先生，并负责保护孙先生。我很担心对孙先生难尽保护之责，就驱车跑到永定门车站，想请孙先生在那里下车，免得发生意外。
>
> 孙先生躺在车中，面容憔悴，说明他的病已经是很重了，但是他不同意我的安排，他说："我是为了学生们，为了民众而来的，请不必担心，学生挤着我也是不要紧的。"真出乎我意料，车进扬旗，学生的秩序立时就自动整理好了。每个人都严肃而恭敬地站在那里，一动不动，也没有一个人说话。

1925年1月21日，孙中山病情恶化。一位来自东交民巷的德国医院的护士被派往北京饭店护理。后来，这位护士对《工人日报》记者回忆：

> 每天清晨，我一跨进病房，中山先生就很有礼貌地对我说："早安！"傍晚，当我离开病房的时候，中山先生也要说声："晚安！"每次量体温、试脉搏或是喂药以后，他都要说："谢谢你！"有一次，他烧得唇干舌焦，我用药棉蘸凉开水润他的嘴唇。这时，他虽然难受得两眼睁不开，也不能说话了，还合掌向我表示谢意。

有人建议孙中山住到东交民巷的德国医院去，离北京饭店不远，但被孙中山拒绝了。他说："东交民巷是租界，我不去！"最后，他选择了协和医院。

1925年1月26日，因和段祺瑞反复争议，孙中山的病情加重。体温骤跌急升，无规律，入院前已不能进食，反复呕吐使他更加憔悴疲惫。

下午3时，入院，外科专家兼协和医院代理院长刘瑞恒与孙中山家属、亲友商定，进行剖腹探查。经孙中山同意后，宋庆龄在手术协议书上签字。

下午 6 时，由刘瑞恒主刀进行剖腹探查术。打开腹腔后，眼前情景令医生们大吃一惊：肝脏表面满布大大小小的黄白色结节，整个腹腔的脏器粘连扭结。符合晚期癌症多处转移的诊断。主刀刘瑞恒在肝脏表面切下几块组织，送病理检查，病理活检号为 S-6825。病理由当时的高年资讲师、后来的第三任病理科主任胡正祥完成。

《哀思录·总理葬事筹备委员会关于孙中山病状经过情形报告》（1925 年）记载了这一天发生的事情全过程：

> 至 26 日上午，协和医院外科医士复往诊治，知形势益恶，决为危殆，当经商之宋夫人及左右，亦不能决，最后及迳请先生自决，先生慨然允之。由是先生遂于是日下午三时，以担架由北京饭店移入协和医院施行手术……手术后移入 301 号病房。
>
> 2 月 3 日，德国医生克礼、美国医生泰尔、协和医院代院长刘瑞恒，将实情告诉孙中山，"孙先生听之甚为安静，而精神倍增勇敢"。
>
> 2 月 6 日，协和医院开始用镭锭治疗，以减轻孙中山的病痛。
>
> 2 月 7 日，上海《民国日报》有文章说："是日，先生安慰宋氏谓：余诚病，医者亦诚无如余此病何！但余所恃以支持此身者，夙昔即不完全恃医，而恃余自身之勇气。余身信余之勇气必终战胜此病，决无危险。"
>
> 2 月 17 日，刘瑞恒代表协和医院院方，致函宋庆龄及国民党人士，发出病危通知书："孙先生入本院即发觉为肝癌末期，为不治之症！……病情已从不好至极不好！……认为孙先生之在存，为无希望矣……"
>
> 2 月 18 日，镭锭治疗 40 多个小时仍无效果，西医至此已经绝望。"先生以在院既受西医诊视，而阴服中药，是不以诚待人也，坚主出院始服中药，乃决议出院，迁居行馆"。这一天，孙中山自协和医院移往铁狮子胡同 23 号原民国外交总长顾维钧住宅，用中药治疗。
>
> 3 月 12 日，"晨一时，即噤口不能言。4 时 30 分，仅呼'达龄'①一声，6 时 30 分，又呼'精卫'一声。延至上午 9 时 30 分，一代伟人，魂归天国。"

---

① "达龄"为"darling"音译。——编者注

　　1925 年 3 月 12 日孙中山病逝后，遗体被运回协和医院，由高年资讲师保罗·史蒂文森负责做防腐处理。第二天，由当时的病理系主任詹姆斯·卡什负责进行遗体解剖，限于胸腔和腹腔。对取出的器官进行病理分析，其余送协和医院焚化炉火化。最后的尸检报告为：胆囊腺癌。癌细胞侵入肝体阻塞胆管，并向肺、腹膜及肠广泛性转移。另有，肺水肿及陈旧性胆囊结石。

　　孙中山的遗体，在协和医学院的大礼堂举行了基督教式追悼仪式，后来又转至中山公园，再送西山碧云寺停放供人凭吊。1929 年南京中山陵落成后，移葬。在此期间的遗体防腐工作，仍由北京协和医院负责。

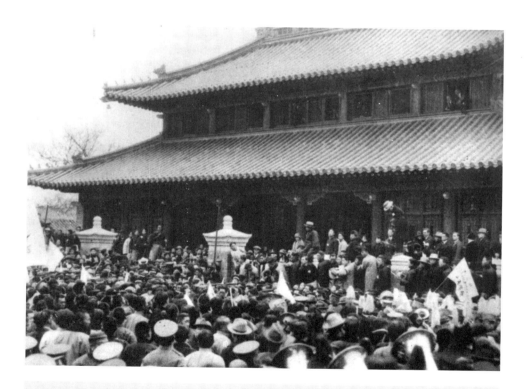

▲ 孙中山的葬礼在北京东单三条的协和大礼堂举行，礼堂外人山人海。

抗日战争爆发后，存放在协和医院的孙中山病理标本和"北京人"的古化石一样，引起了日本人的极大兴趣。两者后来都从协和医院消失，下落不明。

现在的北京协和医院，还保留着一份 13 页的报告，英文，编号 9954，上面的名字是"孙逸仙"，报告中有几张器官标本的照片。从当时拍摄的照片中，可以清晰地看到那遍及肝脏全体的大小不等的浅颜色结节。中国历史博物馆的技术人员曾来协和医院病案科，对这份病历纸张的质地、薄厚、颜色等指标进行了鉴定。但这份孙中山的病历并不完整，只是整个病案的一小部分。

在协和医院病案室工作了几十年的马家润回忆说：1942 年，日本曾接管过一段协和医院，大概是 3 月 2 日那天，经当时协和图书馆一个叫赵亭范的工作人员之手，日本人把孙中山病理检查标本、肝脏检查的一个标本一并拿走，只留下了个两张名片大小的白卡纸写的借条，但那张借条后来也丢失了。从创立至今，协和的病历没有一份被销毁，但却丢失过一些，尤其是名人病历，容易被偷或被借。

很长时间以来，外界一直认为孙中山死于肝癌。1999 年，海峡两岸学者交流孙中山先生的历史事迹时，参加研讨会的协和医院医生们展示了这份仍保留在协和的孙中山尸检病理报告，揭示了孙中山死于胆囊癌的真相。这让与会的学者们很是惊讶。

梁启超：《我的病与协和医院》

　　1926 年 5 月的《晨报副刊》刊登了一篇文章《病院笔记》，作者是梁启超的弟弟梁启勋，记载了梁启超在协和医院看病的经过。此时距离梁启超手术后出院，约一个月。

　　那年 3 月 8 日，梁启超因尿血症入住协和医院。他得病多年，家人曾屡劝就医，但他总嫌"费事"。后来，他怀疑自己得的是癌症，终于同意检查一下。经 X 光透视，医生发现右肾中有一黑点，诊断为瘤。

　　　　梁启勋问主治医生："不一定是癌吧？"
　　　　医生答："不一定不是癌。"
　　　　"怎么治？"
　　　　"全部割除。"

　　手术后解剖此肾，果见其中有一大如樱桃的黑点，但却不是癌症。病人尿中依然带血，且检查不出病源所在，于是复诊为"无理由之出血症"。此后梁启超于 4 月 12 日出院，在医院计 35 天。

　　梁启勋的《病院笔记》，表面上看是在讲哥哥在协和医院的诊断治疗经过，字里行间却是对西医的失望之情。

在入住协和医院前，有不少朋友反对梁启超做这一手术。他也曾经看过中医，当时，被誉为"四大名中医"的肖龙友，诊断说"这病不是急症"，不就是尿里有血吗，"任其流血二三十年，亦无所不可"。在协和外科做完手术割掉一个肾，得出的结论也仍是"无理由之出血症"。

梁启勋说：梁启超"辛苦数十日，牺牲身体上之一机件，所得之结果，乃仅与中医之论相同耶。中医之理想，虽不足以服病人，然西医之武断，亦岂可以服中医。总而言之，同是幼稚而已"。

还原梁启超此次就医的前后经过，大致如下。

1926 年年初，梁启超因为尿中带血数年，先去了北京东交民巷的德国医院检查，半个月内做了全面检查，排除了结石和结核，但由于医学检测设备不足，最终无法判断病原病因。出院后，梁启超尝试使用中药，未见效果。但因怀疑自己患癌，梁启超决定到协和医院做彻底检查。协和医院拥有当时世界上最先进的医疗器械，已可进行 X 光透视检测等。借助器械，很快查明他的膀胱和尿道一切正常，继而怀疑是肾的问题。先是验出两肾的排泄功能左强右弱，进一步化验，发现左肾排泄物"其清如水"，右肾排泄物带血。于是，推测尿血原因在右肾。X 光透视后，发现右肾有一个樱桃大的黑点。多位专家认为那右肾的黑点是肿瘤，是可能导致尿血症的病因，建议手术。

主刀医生是当时著名的协和外科专家刘瑞恒，副手是一位美国医生。单就手术本身而言是成功的，但术后，血尿并未停止，有时血量少，虽肉眼看不出，但化验仍有血。

中医、西医之争

在此次手术之前，梁启超是西医科学的支持者。作为清末民初最有影响力的传统学者和改革派之一，梁启超对现代科学的认同影响了中国几代学者。同时他也是第一批对传统医学进行批判的中国学者之一。

戊戌变法前一年，即 1897 年，梁启超在上海成立医学善会，评述西医与中医。梁启超反对已教条化的"阴阳五行学说"和"以此关乎病人生死的医学"。他弘扬西医，认为西医在学术、知识、制度、公共卫生与保健等方面都比中医优秀。西医"讲求摄生之道，治病之法，而讲全体，讲化学，而讲植物学，而讲道路，而讲居宅，而讲饮食之多寡，而讲衣服寒热之准，而讲工作久暂之刻，而讲产孕，而讲育婴，而讲养老，而讲免疫……学堂通课，皆兼卫生"。

那时，在西化思潮汹涌的历史背景下，不少近代名人都否定中医。比如，严复认为中医缺乏实际观察和逻辑推理，将中医药归为风水、星相算命一类的方术；陈独秀批判"中医既不解人身之构造，复不事药性之分析……唯知附会五行生克寒热阴阳之说"；梁漱溟认为"中国说有医学，其实还是手艺。10 个医生有 10 种不同的药方，并且很悬殊。因为所治的病同能治的药，都是没有客观的凭准的"；鲁迅则说"中医不过是一种有意或无意的骗子"。在东西方文化的碰撞之下，中医成为"新文化运动"的一个批判重点。"骂中医"甚至成了西化知识分子的日常活动之一，在地质学家丁文江的书中有这样的对子：爬山、吃肉、骂中医，年来心不老；写字、喝酒、说官话，知难行亦难。

《病院笔记》发表之后，"梁启超被西医错割腰子"的说法在坊间流传，对西医的责难之声风起云涌，引发了诸多知识分子的又一场"中医西医"之争。其中有陈西滢、徐志摩、鲁迅。在中国处于起步阶段的西医，因为这次事件而成为众矢之的。

陈西滢在《尽信医不如无医》中描述了"梁启超事件"里西医的草率和无能：

腹部剖开后，医生们在右肾上并没有发现肿物或何种毛病。但还是把右肾割下了！可是梁先生的尿血症并没有好。他们忽然又发现毛病在牙内，因此一连拔去 7 个牙。可是尿血症仍没有好。他们又说毛病在饮食。又把病人一连饿了好几天。可是他的尿血症还是没有好！医生们于是说了，他们找不出原因来！他们又说了，这病是没有什么要紧的！为了这没什么要紧的病，割去了一个腰子、拔去了 7 个牙，饿得筋疲力尽，肌瘦目陷，究竟是怎样一回事？并且还得花好几百块钱！

在文章中，陈西滢对西医的诊治失误含沙射影、辛辣讽刺：

在梁先生初进医院的时候，上海一位懂得中医的朋友写信给他，说他的病是不用施行手术的，只要饮什么汤就会好。这话不但西医们听了好笑，就是我们也一点都不信。可是这中西不同的推断究竟有多大的分别呢？大家都在暗中摸索，谁能说什么汤一定不能治愈这病症，即使不然，病人所受的损失，也不至于比丢掉一个腰子和 7 个牙齿再大吧？

他嘲笑西医拿人试验的精神："中医只知道墨守旧方，西医却有了试验精神。可是我最怀疑的就是这试验精神。"进而，他举出身边西医无效中医有效的例子："我们的朋友里面，曾经有过被西医所认为毫无希望，而一经中医医治，不过半月便霍然病愈的人，而且不止一二位。"

陈西滢的文章在《现代评论》刊出后，有不少附和者，其中最有力的支持者是徐志摩。徐志摩写了一篇文章《我们病了怎么办》。徐志摩先是说了一通中医："我们对外国人，尤其是对西医的信仰，是无边际的。中国大夫其实是太难了，开口是玄学，闭口也还是玄学，什么脾气侵肺，肺气侵肝，肝气侵肾，肾气又回侵脾，有谁听得惯这一套废话？冲他们那寸把长乌木镶边的指甲，鸦片烟带牙污的口气，就不能叫你放心，不说信任！同样穿洋服的大夫们够多漂亮，说话够多有把握，什么病就是什么病，该吃黄丸子的就不该吃黑丸子，这够多干脆，单冲他们那身上收拾的干净，脸上表情的镇定与威权，病人就觉得爽气得多！"

徐志摩接着也嘲讽西医所说的所谓"科学精神"，原来是"拿病人当试验品，或当标本看。你去看你的眼，一个大夫或是学生来查看了一下出去了；一个大夫或是学生又来查看了一下出去了；一个大夫或是学生再来一次。但究竟谁负责看这病，你得绕大弯儿才找得出来，即使你能的话。他们也许是为他们自己看病来了，但很不像是替病人看病"。

"假如有理可说的话，我们为协和计，为替梁先生割腰子的大夫计，为社会上一般人对协和乃至西医的态度计，正巧梁先生的医案已经几于尽人皆知，我们既不敢要求，也想望协和当事人能给我们一个相当的解说。让我们外行借此长长见识也是好的！要不然我们此后岂不个个人都得踌躇着：我们病了怎么办？"

陈西滢和徐志摩对医学并不精通，用真正学过医的鲁迅的话来说，他们是两位"对于腰子不很有研究的文学家"。鲁迅在日本留学时学过西医，他在北京《世界日报副刊》发表了《马上日记》：

> 自从西医割掉了梁启超的一个腰子以后，责难之声就风起云涌了，连对于腰子不很有研究的文学家也都"仗义执言"。同时，"中医了不得论"也就应运而生；腰子有病，何不服黄蓍欤？什么有病，何不吃鹿茸欤？但西医的病院里确也常有死尸抬出。我曾经忠告过 G 先生：你要开医院，万不可收留些看来无法挽回的病人；治好了走出，没有人知道，死掉了抬出，就轰动一时了，尤其是死掉的如果是"名流"。

拥有西医背景的鲁迅，比起陈西滢和徐志摩，拥有更为专业的发言权。不过，鲁迅倒也认为西医到了中国，确实发生了许多问题，但他认定那不是西医的问题，而是"中国人的问题"，是"特别国情"，因为"本国的西医一出手便先学了中医一样的江湖诀……西方的医学在中国还未萌芽，便已近于腐败……这些医院，将病人当作研究品，大概是有的，还有在院里的'高等华人'，将病人看作下等研究品，大概也是有的。不愿意的，只好上私人所开的医院去，可是诊金药价都很贵。请熟人开了方去买药呢，药水也会先后不同起来。这是人的问题。做事不切实，便什么都可疑"。

为西医辩护的当事人

被"割错了腰子"的受害者梁启超，此时如何评价西医和中医呢？他在《晨报》上发表了《我的病与协和医院》，却是为西医辩护：

> 右肾是否一定要割，这是医学上的问题，我们门外汉无从判断。据当时的诊查结果，罪在右肾，断无可疑。后来回想，或者他（它）罪不该死，或者罚不当其罪也未可知，当时是否可以刀下留人，除了专门家，很难知道。但右肾有毛病，大概无可疑，说是医生孟浪，我觉得冤枉。

他还肯定即使割了右肾，西医对他还是有效的："出院之后，直到今日，我还是继续吃协和的药，病虽然没有清楚，但是比未受手术之前的确好了许多。想我若是真能抛弃百事，绝对休息，三两个月后，应该完全复原。至于其他的病态，一点都没有。虽然经过很重大的手术，因为医生的技术精良，我的体质本来强壮，割治后 10 天，精神已经如常，现在越发健实了。"

在《我的病与协和医院》中，梁启超维护西医有他的良苦用心："我们不能因为现代人科学智识还幼稚，便根本怀疑到科学这样东西。即如我这点小小的病，虽然诊查的结果不如医生所预期，也许不过偶然例外。至于诊病应该用这种严密的检查，不能像中国旧医那些'阴阳五行'的瞎猜，这是毫无比较的余地的。我盼望社会上，别要借我这回病为口实，生出一种反动的怪论，为中国医学前途进步之障碍——这是我发表这篇短文章的微意。"

梁启超的这份公开信，使得当时的协和医学院负责人如释重负："梁的信是对此病案的一个非常好的声明。"几个月之后，梁启超再次露面，出席了协和医学院的毕业典礼，并发表演讲。在演讲中，他赞扬了协和，再一次表示对西医的支持：

> 北平协和医学院正对中国进步做出重大贡献。如果我们问中国最需要什么，最一致的观点将是，我们最需要的是科学精神和方法。怎么才能最好地满足这一需求？我的回答是，通过医学科学……在如此杰出的医学院学习是极大的荣幸，而这也包含着极大的责任，因为你们的使命是通过医学科学的途径来带领这个国家其余部分走向进步。

医学史专家程之范评论梁启超对此事的态度，认为他主要是考虑到"当时西医刚进中国，老百姓对西医还缺乏认识，协和医院是当时中国最先进的西医医院，如果这时对协和大加鞭挞，最终吃亏的恐怕是老百姓"。

周作人后来也助威说：成千上万的中医实在不是现代意义的医生，全然是行医的玄学家。"我虽不是医生的同行，但与他们实在是休戚相关，因为我最怕复古的反动，所以希望新医学的胜利，保留一点新势力的声明。"

对于梁启超在被"错割肾"后，仍支持刚进入中国的西医，后人的评价是"科学、理性、宽容"。虽然那时的梁启超，已经深刻地体会到"科学并非万能"。就像 9 年前他从欧洲归来发表的《欧游心影录》中所写，他感觉到"欧洲人做了一场科学万能的大梦，到如今却叫起科学破产来"。他在自注中说："读者切勿误会，因此菲薄科学，我绝对不承认科学破产，不过也不承认科学万能。"

理性重读：西医并非万能

即便今天看来，梁启超在协和的这次经历，仍是一则发人深省的案例。它折射了当时国人对中西医的不同看法，西医来到中国进而被接受的过程其实一路坎坷。又有多少人能如当事人梁启超一样怀着"理性、宽容"，去理解西医代表的"科学医学"并非万能，它背后充满不确定性。

最初，北京协和医学院建立的功用之一，是为了说服中国受过教育的人，开始重视现代科学的价值。但在梁启超的这次协和看病经历中，确切体现了"科学并非万能"。当时在中国处于起步阶段的西医，也是一样。

这次手术，究竟是不是一个"错割肾"的故事呢？可从如下几方面理性地分析。

第一，是否需要开刀？在临床工作中，是由多位医生基于已有知识的判断共同决定，并非由一位外科主刀医生一人决定。但有时，医学知识和检查手段是有局限的，存在着未知边界，存在着不确定性。

如果从"割肾"后的疗效及"樱桃大黑色肿块"的病理结果看，"割肾"是无意义的，应该避免。但在诊断的当时，当尿血不止而 X 光又在肾上发现异常黑点的情况下，就很难作出是否需要动手术的决策了。在 20 年代，用 X 光诊断右肾肿物已足够先进，术后证实，右肾确有肿瘤，说明 X 光的诊断没有错。肾脏的良性肿瘤很少见，良性瘤不会导致血尿，所以医生会怀疑梁启超有恶性肿瘤的可能。打开腹腔，肾脏肿瘤大多数长在肾脏内部，无法用肉眼看到，手术全凭术前 X 光片指示该切哪个肾。在当时的情况下，没有其他检测方法，根据术前患者尿血之临床症状，加上 X 光片示右肾肿瘤，大多医生都会切除右肾。

第二，是否单独与外科主刀医生有关？协和负责给梁启超诊病的医生认为，右肾上的黑点可能是尿血的原因，黑点可能是恶性肿瘤，必须施以手术。在这一诊断下，主刀医生按诊断要求，实施手术方案，顺利切除右肾，手术本身是成功的。虽然事后证明尿血与那个黑点无关。梁启勋的《病院笔记》中说："至于刘瑞恒，不能不谓为高明。割后绝不发热，且平复速而完好，虽则病人身体之强健，医生认为有异于常人，然亦良工也。"

在西医诊治中，各科医生各司其职，在梁启超这一病案中，主刀医生刘瑞恒并不负责尿血症的诊断和治疗。刘瑞恒做这场手术，是应梁启超本人的要求"越俎而动"。梁启超的诊断是由泌尿科和内科医生做出的。梁启超的好友伍庄在《梁任公先生行状》一文中说，梁 1926 年"入北京协和医院养病数月，欧美医生凡五六人诊治之，断为肾坏，请施刀圭"。梁启勋的《病床日记》也提到，其兄入协和医院，是"经泌尿科诸医检验"，方得出诊断。梁启超本人写给协和医院的声明中，则提到诊断他患有"无理由出血"，是几位"内科医生"。

第三，是否可以在手术过程中避免割下没有癌变的肾脏呢？最有代表性的文章是陈西滢的《"尽信医不如无医"》中所说，刘瑞恒应该在看到肾脏没有异样之后立即终止手术，把病人切开的腹部缝合。没有医学背景的读者大多会以为有道理。而学西医的鲁迅讥讽陈西滢是"对腰子不很有研究的文学家"，没有医学常识。肿瘤是长在右肾的内部，手术无法剖肾取瘤，所以只能将右肾整个摘除。

没有考据的误传版本

令人意味深长的是，此事到 70 年后出现了新版本。两本书旧事重提，变成"梁启超被错割腰子"的误传版本：本来应该割坏肾，却割了健康的肾。

哈佛大学教授费正清的夫人费慰梅在 1997 年出版的《梁思成与林徽因》中提及，1971 年，梁启超之子梁思成住进协和医院，从医生那里得知了父亲早逝的真相。书中说：

> 鉴于梁启超的知名度，协和医学院著名的外科教授刘博士被指定来做这肾切除手术。当时的情况，不久以后由参加手术的两位实习医生秘密讲述出来。据他们说，在病人被推进手术室以后，值班护士就用碘在肚皮上标错了地方。刘博士就进行了手术（切除那健康的肾），而没有仔细核对一下挂在手术台旁边的 X 光片。这一悲惨的错误在手术之后立即就发现了，但是由于协和的名声攸关，被当作"最高机密"保护起来。

梁思成的续弦夫人林洙在 2001 年出版的《梁思成》一书中也提到：

> 梁启超因患肾病，多年来常尿血，经北京德国医院及协和医院诊断，一
> 侧肾已坏死，应予切除。在协和施行手术，执刀医生是院长刘瑞恒。但因他
> 的判断有误，竟将健康的肾切去，而留下坏死的肾。对这一重大医疗事故协
> 和医院严加保密。在 1970 年梁思成住院时，才从他的主管医生处得知父亲
> 真正的死因。

至此，事情的性质由一次难以避免的误诊，开始演变成了不负责任的医德问题，
并进而被到处转载。但最初，1926 年梁启超之弟发表《病院笔记》一文，引发大讨论
的核心问题只是：手术该不该做，右肾该不该切。谈论的是西医的医术，而非医德问题。

为探索真相，《清华园里的人生咏叹调》一书的作者查阅梁启超和其亲友在手术前
后的多篇文章，发现所谓"割错肾"的说法，与当事人的原始记录矛盾：

梁启超之弟梁启勋当时留下《病院笔记》和《病床日记》两文，各发表于 1926 年
《晨报》和 1929 年《大公报》上，可视为知情人的第一手记录。《病床日记》中说得明
白，诊断认为病在右肾，割去的也是右肾，并未割错，"尿血不止"是另一回事：

> （梁启超）入协和医院，由协和泌尿科诸医检验，谓右肾有黑点，血由
> 右边出，即断定右肾为小便出血之原因。任公（指梁启超）向来笃信科学，
> 其治学之道，无不以科学方法从事研究，故对西洋医学向极笃信，毅然一任
> 协和处置。及右肾割去后，小便出血之症并未见轻，稍用心即复发，不用心
> 时便血亦稍减。

《病院笔记》还记录了手术时协和医生力舒东与主刀医生刘瑞恒开的一句玩
笑："据力舒东之言，则当腰肾割出时，环视诸人皆愕然。力与刘作一谐语曰：'非把
他人之肾割错乎？'刘曰：'分明从右肋剖开，取出者当然是右肾，焉得有错？'乃相
视而笑。"这一玩笑，也说明主刀医生刘瑞恒当时是明辨左右的。

梁思成在 1929 年其父去世后，曾作《梁任公得病逝世经过》，文中也提到 1926 年
其父"入协和医院检查多日，认为右肾生瘤，遂于 3 月 16 日将右肾全部割去，然割后

血仍不止"。

至于梁启超本人，则在手术后发表的《我的病与协和医院》的声明中，也明确说自己的病，"据那时的看法罪在右肾""右肾有毛病，大概无可疑，说是医生孟浪，我觉得冤枉"。

梁启超本人、其弟、其子，当初都证明是右肾被怀疑有病，右肾在手术中被切除。并不存在后来误传的："竟将健康的肾切去，而留下坏死的肾。"

费慰梅也写到了她的资料来源："上海的张雷，梁启超的一个好朋友，和两位实习医生也很熟，把这些告诉了我，并且说：'直到现在，这件事在中国还没有广为人知。但我并不怀疑其真实性，因为我从和刘博士比较熟识的其他人口中知道，他在那次手术以后就不再是那位充满自信的外科医生了。'"参与手术的那两位编故事的实习生，极有可能的是，他们误把手术进行时力舒东医生和刘瑞恒医生那句玩笑话当作事实传播了。

最好的原始记录，还是应翻回梁启超在协和医院的病历档案。其中，协和外科医生的病例报告提供了关于"割肾"外科手术的详细经过，排除了外科手术错误的说法。病案如此记载：1926 年 3 月 8 日，梁启超因患尿血症住进协和医院，经 X 光检查发现其右肾有一黑点，诊断为瘤，遂决定予以手术割除。手术后解剖切下之右肾，可见樱桃大小之黑色肿瘤，经化验后排除癌症。提示这黑色肿瘤是良性瘤。病案内一并附上了梁启超本人声明，即上文提到的《我的病与协和医院》一文的英文稿。这是为避免人们误解协和医院，特地放在病案之中的。

▲ 梁启超用英文所写的《我的病与协和医院》第 1 页。

1929 年，梁启超再次住进协和医院，最后在该院病逝，享年 56 岁。他的病历至今完整地保留在协和病案室内。从手术以后直至他去世前，约三年的时间里，他曾多次在协和医院就医，治疗不同的病症。

不少人会根据手术后三年梁启超便盛年而逝，将他的死和"割肾"简单地关联起来。但梁启超最后的死因与尿血症无关，也与割去一肾无关。他留在体内的左肾一直工作正常。梁启超最后的死因，是一种当时极其罕见的肺部感染。其好友伍庄的文章也说："有瑞典医生谓其病甚奇，世界上患此病者曾有三人，二人死而一人生云。"

一段梁启超在协和割肾的经历，映射了当时环境的诸多侧面。继梁启超之后，另一段插曲是张学良在协和医院的治病经历。张学良曾于 20 世纪 30 代初在北京协和医院治疗严重的伤寒，康复之后，在报纸上赞扬了他得到的治疗。同时他也说，协和要在中国人眼中恢复信任，还有很长的路要走。当时洛克菲勒基金会的一位负责人正在中国，看到报纸后感慨："要是张学良死在协和医院，真不知中国人的反应会是如何呢。"

过去 100 多年间，在中国哲学、西医和中医的融合过程中，曾有过诸多如梁启超这次治病经历衍生出中西医断裂、分离，甚至对立的情况。虽然当时的协和有着无可比拟的医学"硬件"和"软件"，但中国人还是不能完全信服西医，也不能深入、准确、理性地看待西医。

"北京人"在哪里

在今日北京城的西南方向，48公里之外是房山区周口店村的龙骨山，在20世纪20年代，这里突然成了全世界关注的焦点，周口店"北京人"头盖骨的发现，震惊了世界。北京协和医学院解剖系，也因此引起了世界的关注。

到了40年代初，两箱本想转运美国暂时保存的"北京人"化石，就像当初它们刚被发现时一样，突然失踪，再次引起了世界的关注。

步达生是协和医学院的第二位解剖学主任。他与在组织学方面颇有造诣的前任考德里教授是同学，都是加拿大人。考德里当主任时，请步达生来协和，担任神经解剖学和胚胎学的教授。但步达生的真正兴趣是人类学。

1927年，步达生根据在周口店发掘的牙齿化石，断定这是中国猿人的一个新品种，起名叫"北京人"，并向全世界宣布了"北京人"的存在。对周口店的正式挖掘，从这一年开始，直至1929年一个冬天的下午，天气已经很冷，在中国地质调查所工作的一位年轻人，25岁的裴文中终于在"北京人"遗址主堆积的北边小支洞里，发现了"北京人"的一块头盖骨——一块未成熟的女性头颅骨。

在步达生的建议下，协和医学院与地质调查所合作，对中国史前文化和北京附近的人类遗址进行调查，由洛克菲勒基金会提供经费。新生代研究室成立了，设在协和医学院解剖楼一层。步达生是新生代实验室的荣誉主任。为了专心研究"北京人"，步达生每天都在晚上七八点去办公室，直到早晨别人上班。1934年3月的一个早晨，步达生的一位同事来上班，敲门无人应，用总钥匙开门后发现，步达生双手捧着猿人的头盖骨，前额枕在骨头上，因心脏病复发去世。

此后，新生代研究室由一位名叫魏敦瑞的德国组织学家、人类学家负责。他继续参与挖掘周口店遗址的研究，陆续增添了新的"北京人"化石标本。1936年12月的《时代周刊》报道："1936年堪称化石人类学的繁荣昌盛年"，"几周前，从1929年在周口店发现"北京人"著名头盖骨的洞穴里，又发现了两个头骨。上周来自中国的消息，第五个"北京人"的头骨也被挖掘出来了，有鼻子、眼睛的窝，保存得比其他几个要好。至此，挖掘周口店的化石，已经进行了10年。"

1938年4月的《时代周刊》说："在上周的《科学》杂志上，魏敦瑞博士详细描述了中国猿人的第一块大腿骨。这是由裴文中从上季度在周口店洞穴收集物中发现的。其中一块有12英寸长，另一块2英寸长。它们有了一些人的特征，包括一般形状，在膝盖处的凹槽。但又有一些不同于现代人类的地方：更坚固，模糊的弯曲，到膝盖端厚度递减。从大腿骨来看，魏敦瑞认为它们属于一个完全直立行走的女性，差不多5英尺4英寸高。"

魏敦瑞经常在协和解剖系做报告，以各个标本的特点来推论"北京人"的特征，以及它在人类进化史上的地位。从1927年到1937年，共在周口店的猿人洞中发现5个完整或比较完整的头盖骨，周口店也因此而成为世界上同时期遗址中材料最丰富、最系统的一个古人类遗址。

"北京人"的发现，意义深远，把人类用火的历史提前了几十万年。"北京人"生活在距今50万年前到20万年前之间，是从古猿进化到智人的中间环节。在旧石器时代初期，"北京人"已懂得怎么选取岩石，如何制作石器用作武器或生产工具，已会使用原始工具来劳动，这是人和猿的根本区别。关于"北京人"的研究，回答了自19世纪爪哇人发现以来，近半个世纪关于"直立人"究竟是猿还是人的问题。"直立人"处于从猿到人进化的中间环节，迄今为止，"直立人"的典型形态仍以周口店的"北京人"为准。

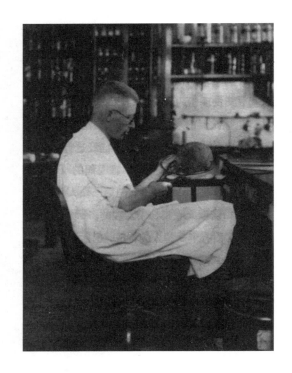

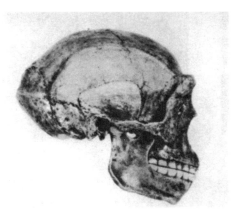

▲ 步达生叼着烟斗，在协和解剖实验室里研究 "北京人"。他根据在周口店发掘的一块牙齿化石，确定出一个独特的人种 "北京人"，后来在同一地点发现的第一块中国猿人头盖骨证实了他的推断。1934 年，他在办公室半夜突发心梗猝死，头枕在心爱的 "北京人" 化石上。

▲ "北京人" 头盖骨。

　　一位哈佛大学的人类学家曾说过这么一句幽默的话："对于人类学家来说，可供研究的化石总是不够。" 那些研究早期人类种类的学者，必须最大化地利用他们手上现有的东西。而世界上最著名的两类化石，一是 1892 年一位荷兰学者在爪哇发现的 "爪哇直立猿人"化石，二是在北京周口店的"北京人"化石。这也许能解释为何许多人关心"北京人"化石在哪里。

由古人类学家裴文中、贾兰坡等人相继发掘的"北京人"化石，当时都保存在北京东单三条的协和医学院。具体方位是医学院大门西边的楼（也称 B 楼）里的解剖系。这里是步达生最初工作和最后工作的地方，也是接替他的魏敦瑞办公的地方。据说，化石存放在办公室的保险柜里。

20 世纪 40 年代初北京时局纷乱，魏敦瑞准备离开协和医学院，去美国的自然历史博物馆继续研究"北京人"化石。在动身前，他找到一位叫胡承志的得力助手，此人制作的化石模型非常逼真。他让胡承志把所有的"北京人"化石的模型做好，以便带到美国去研究。

1941 年，日本与美国关系越来越紧张，为了使"北京人"化石不被日军抢走，当时只有三种选择：一是把化石运到抗日战争期间的大后方重庆，二是留在北京找一个妥善的地方秘密收藏，三是想办法送去美国暂时保管。第一种办法路途太遥远，安全无法保证，第二种也太危险，怕发生意外。于是决定采用第三种办法，虽然在挖掘周口店时，中美双方曾经订有这么一条协议：不得把发现的人类化石带出中国。

日后胡承志回忆道："化石被装在两只没有上漆的白色大木箱里，一大一小。大的长 48 英寸、宽 22 英寸、高 11 英寸；略小一点的木箱长 45 英寸，宽和高均为 22 英寸。""我将化石从保险柜里一件件取出，给每件化石都穿了 6 层'衣服'：第一层包的是擦显微镜用的细棉纸；第二层用的是稍厚的白棉纸；第三层包的是医用吸水棉；第四层是医用细棉纱；第五层包的是白色粉莲纸①；第六层用厚厚的白纸和医用布紧紧裹住。"根据《时代周刊》的描述，这两个箱子共装了"'北京人'的 6 个头颅、半打的下颚骨、100 个牙齿，还有一些手臂和腿的碎片"，分别写上了 A、B 字样。

这两只箱子被送到协和医学院总务长的办公室，秘密移交给了即将离开北京回国的美国海军陆战队。12 月 5 日，美国部队乘火车离开北京，前往秦皇岛，搭乘美国轮船"哈里逊总统号"，预计 1941 年 12 月 8 日起航。但是就在前一天，日本偷袭美国珍

---

① 实为"粉连纸"。——编者注

珠港，太平洋战争爆发，这条船被日本人击沉于长江口外。负责携带这批化石的负责人，在秦皇岛被日军俘虏。从此，这两箱珍贵的化石下落不明。

1941 年"北京人"化石匆匆离开北京，本是因为中国政府担心它的考古价值会终结在日本人手里。后来，控制了北京的日本军队，还是又对"北京人"化石进行了一次大搜查。30 多名日本士兵，花了 4 天时间搜查了协和医学院的解剖楼，从地下室一直搜查到天花板，结果是"根本没有"。

在日军占领了协和医学院后，曾经引起世界瞩目的辉煌达 10 年之久的新生代研究室无法继续工作，在 1942 年初解散了。化石没有了，但"北京人"遗址图保住了。在枪口之下，和裴文中一起挖掘周口店的考古学家贾兰坡，从协和医学院里偷出了"北京人"遗址图。他用很薄的半透明的棉纸，将 1∶50 的原图描摹下来，然后攥起来揣在兜里，像手纸一样，偷偷带回家。之后，再按比例缩成 1∶100 的图。他还偷偷地把周口店发掘的照片底片夹在书里带出来。

两箱"北京人"化石的突然丢失，再次震惊了世界。一位叫安得思（Roy Chapman Andrews）的古生物学者说："北京人"是整个人类演化历史上堪称最重要的发现。不知道有多少人类学家为此扼腕叹息。

有人认为"北京人"头盖骨还在美国人手里，也有人认为头盖骨埋藏在日本皇宫底下，还有一说可能随日轮"阿波丸"沉没在中国海域内。1952 年 1 月的美国《时代周刊》则猜测："还有一种可能是这些骨头被中国农民碾磨成粉，然后吃了，因为他们管这些来自地下的化石叫作'龙骨'，很长时间以来在中药里都是一味重药。"

1966 年，挖出第一块"北京人"头盖骨的裴文中已经 62 岁，他再次主持了在周口店的"北京人"发掘工作。关于"北京人"化石的新发现，再次轰动了世界，也算是弥补了两箱"北京人"化石丢失的缺憾。直到 1980 年，76 岁的裴文中仍念念不忘那两箱丢失的"北京人"化石，他写信给当年曾赞助周口店考古的洛克菲勒基金会，希望能在有生之年找回它们。只是直到现在，仍旧没有人能回答那两箱"北京人"化石在哪里。

56 个小本和百宝箱

关于马寅初夫人看病的故事，有不少媒体报道过，张孝骞把看似不相干的隔了30多年的两件事联系在一起，然后做出了准确的诊断。

早在20世纪30年代，张孝骞就曾抢救过马寅初夫人。她当时因为难产引起大出血，请协和医生到家中诊治。30多年后的60年代，马夫人得了外人看起来"奇怪"的病：一感冒就休克，别的医院诊断为肝炎。

当张孝骞参加她的会诊时，清楚地回忆起30多年前的那段病史，并推断难产有过大出血，会引起脑垂体坏死，导致脑垂体功能减退。因此，就造成了甲状腺、肾上腺等内分泌不足和应激反应的缺陷，在受到紧急感染时，就会发生休克。她的阳性血清浊度试验，正是甲状腺功能减退、血脂质增加的结果。病史和临床症状一联系，他准确地做出了诊断，马夫人患的不是肝炎，而是席汉氏综合征。

在张孝骞的晚年日记中，也提到这件事：

1982年5月22日，星期六，晴，下午阴，远处似有阵雨

全日未赴院。下午3时赴北京医院参加马寅初的遗体告别仪式，其夫人王仲贞尚认识我。50多年前她临产大出血，几濒于危（马说，处于死亡的边缘），

我为之输血。60 年代初期我在门诊为他诊断 Sheehan 综合征（以前在他院未诊出，感染后休克，误诊为中毒性休克），给了她替代治疗。

还有一种民间传说，是讲张孝骞当天诊治马寅初夫人时，并未回忆起她产后大出血的事情，而是回到家，翻出了压在箱底的 30 年前记录的病例小本，才发现了这段记录。

张孝骞随身携带的小笔记本，是他一生为医的典型道具，几乎成了这位"一生别无所好，唯一喜爱就是诊治病人"的内科专家形象的一部分。几十年来，他无论到病房或是看门诊，总是随身带着一个小记事本，上面记着病人的姓名、病历号码、主要诊断和特殊病情。如果下次再到病房，一定要再查询已看过病人的情况，直到病人出院为止。凡他认为重要的病人，还要求主管医生将出院随诊的情况告诉他。

张孝骞一生并没有留下鸿篇巨制，但随身携带的小笔记本倒是积累了很多。"文革"中，他的宝贵财富——50 多本写有密密麻麻病案资料的小本，随着三次抄家荡然无存。"文革"后，他重又拿起笔记录，即使在右眼已经失明、左眼一尺以外已看不清人影的情况下，还要靠着药物维持视力继续记录，总数达 56 本。此外，还有一些零散的纸片记录，加起来他差不多记有 1 000 多个病历。

晚年时，许多人建议他整理一下这些小本，以供后辈学习。但是当他准备动手整理这本谦恭的《临床拾零》时，却生病了，最终没能完成。张孝骞的学生鲁重美在《难忘一事——回忆我的导师张孝骞教授》中描述了这 56 个小本和 4 盒卡片：

> 整理张老的遗物时，我又见到了那些我所熟悉的小本本，那是张老亲手记下的一些复杂、疑难病例，多附有随访结果及有关文献的出处。密密麻麻的字迹，凝聚着张老的心血和汗水……身边的桌子上堆放着 4 个大小不等、质地不同的盒子，一个旧铁盒，一个长木盒，两个厚纸板做的鞋盒，里面装满了张老长年积累的文献摘录卡片，英文的、中文的，分门别类，井然有序。新旧卡片参差码放，泛黄的、褪色的、毛边的旧卡片是老人早年从医生涯的艰辛写照，而更多的新卡片却展示了老人永不满足、不断向医学领域冲刺的不倦精神。只有科学的天平才能平衡——一头是不起眼的小本本和几盒外表破旧不堪的文献卡片，一头是协和泰斗、医学巨匠。

张孝骞常对年轻医生讲如何正确对待书本知识："书本知识到底是间接经验，其中不少仍需要实践的检验，有的甚至不可靠。在医学的发展过程中，旧的理论被推翻，新的知识加入，新陈代谢，永无止境。所以书本无论多新，总是落后于现实。尽信书，不如无书。"他的 56 个小本，就是自己身体力行写成的关于实践的书。这些小本见证了他怎么积累学识、丰富经验和锻炼敏锐的洞察力，还有今日难得的，对病人的爱护。这些小本简朴的形象，向后辈印证着他自己是如何理解"不要只做看书的郎中，要临近病人的床"。在他的影响下，后来协和内科好几位专家也有着记小本的习惯。

读张孝骞的小本，还能看出他在临床工作中的一个特点，就是非常注意随诊病人，总结经验教训。协和内科专家贝濂，是张孝骞的学生，她说："张老十分重视追查病人，在查房时看到一些特殊或疑难病例，他常常会指出以前有过类似的病人，还记得大约是哪一年，在哪一个病房，是哪位医生管过一个病人与此类似，可以借鉴。有时连主治大夫本人都已忘记了，张老却记得很清楚，并且常在几天后把病人的姓名、病历号找出交给主管大夫参考。这样的事屡见不鲜。"

在 1985 年 7 月 6 日的日记中，张孝骞整理自己的小本时，也再次提到对病例随诊的问题。不过，这回更多的是遗憾。

> 星期六，上午晴、下午阴晴、夜雷阵雨。整日清理临床记录小本。一个最大的问题，所看的大多数病例看不出最后或正确的诊断。这也反映我院多年来不重视随诊和尸体解剖。多数病例缺乏随诊，大夫们亦较少研究疾病的整体而多满足于看其横断面。这是不利于医学研究，也是不利于患者的。似已积重难返矣！

到了晚年，因为身体和视力的原因，张孝骞已无法再记录心爱的小本了。在后来的一篇关于张孝骞的文章中，有一句话读来尤其让人感慨："失去了这个小本，意味着切断了他通向病房的道路，意味着他同病人的分离，意味着他医学生涯的终止。"

在 60 年代曾目睹张孝骞给马寅初夫人看病的协和医生罗爱伦，日后也有了自己的一个"百宝箱"。她后来选择了麻醉科，用一张张自制的小卡片摘抄各类她认为重要的病案。在卡片的正面，是病人的姓名、年龄、诊治时间、疾病名称、治疗方案、麻醉方式、各种反应……简明扼要，而且一应俱全。她的小卡片已积累了近千张，还按照学科、常见与疑难病症、治疗效果、麻醉方式等分类，每当遇到问题时，她就会打开身边的这个卡片"百宝箱"查阅，寻找答案。成为中国著名麻醉科专家的罗爱伦教授，大家都说她有"超强的记忆力"，每当学生问到各类疑难杂症的诊疗方法及禁忌时，她都能一一道来，但她说："其实奥秘就在这个百宝箱里。"

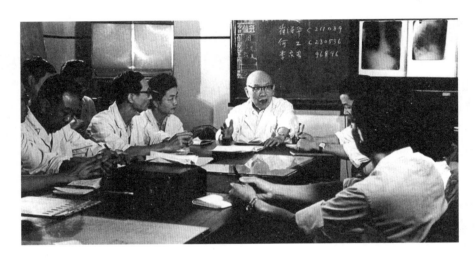

▲ 张孝骞与内科同事一起讨论病例。这位被称作"协和泰斗""一代名医"的临床医学专家、医学教育家在晚年身患肺癌的情况下，仍坚持参加病例讨论会。

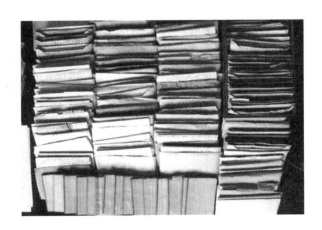

◄ 张孝骞从 20 世纪 50 年代起就有了临诊记事"小本"，每次查房或门诊都随身携带，遇到重点疑难病例就把病人的姓名、病案号码、主要病情记下来。图中为张孝骞记录过的部分"小本"和卡片。

老协和的女大夫

1935 年，叶恭绍 27 岁，从北京协和医学院毕业，被分配到协和医学院公共卫生科工作。当时的科主任是袁贻瑾教授，他安排叶恭绍先到杨崇瑞办的第一助产士学校见习三个月。

叶恭绍告诉科主任，自己将在 10 月份结婚，袁贻瑾当时反应很大。"他简直不能接受，而且感到失望。他要我去找杨崇瑞谈话，希望杨崇瑞能说服我不结婚。他还告诉我，协和医学院是不送已婚女医生出国进修的，因为女医生结婚后必定随她的丈夫去留。协和培养了，又不能用，太不合算！而且女医生生了孩子，就可能不再工作了"。

科主任还举了杨崇瑞、林巧稚由于不结婚，事业才取得成功的例子。而沈骥英虽然曾是协和毕业生中的佼佼者，但在结婚后生了孩子，工作受到很大影响，以至结婚后就离开协和医学院了。

"他想用这些例子来说服我，但我没有改变计划。我按预定时间，于 1935 年 10 月和黄祯祥大夫结了婚，并继续在公共卫生科工作，直到 1941 年冬珍珠港事件发生，协和被迫关门为止。我于 1936 年、1938 年、1940 年生了三个孩子。除了利用协和应有的每年一个月的休假外，我没有为生孩子而多请一天假。我就是要用自己的行动说明已婚妇女照样能继续工作，以消除他们重男轻女的封建思想。我终于胜利了！"叶恭绍后来回忆时说。

叶恭绍早年从事妇幼卫生工作，后来则重点进行儿童青少年的生长发育、形态功能与素质的研究。这位生了三个孩子的协和女大夫，1947年赴美国留学，新中国成立后当过北京妇婴保健所所长，北京师范大学教授，北京医学院教授、卫生系副主任，北京医科大学儿童青少年卫生研究所名誉所长，中华医学会常务理事、卫生学分会主任委员，中国教育学会常务理事……

在老协和时期，能选择报考"高难度"的协和医学院的女人，多半希望在自己身上能够实践女性的新式解放。叶恭绍的父辈并不想给女孩子接受高等教育的机会，她是在早年追随孙中山的二哥的帮助下，走出了家庭，接受了新式教育。她从天津中西女子中学毕业后进了南开大学，两年后转到燕京大学医预科学习，后来考进协和医学院。在老协和，如果女大夫选择内科、外科、妇产科这样的大科工作，是不允许结婚的。对护士也有许多规定：吃、住都要在宿舍，如外出，晚10点前必须回宿舍；如有客人来访，可在客厅接见，禁止男客上楼；不许结婚，如要结婚，必须首先辞职。

从老协和毕业的叶恭绍，作出了自己的选择。她日后成为公共卫生学家、中国第一个儿童青少年卫生研究所的创始人，并首次在中国提出了关于不同性别的少年第二性征的分度。

因为从事的是医护这样的职业，协和女人一般情况下都更坚韧，否则在协和这个环境里难以成功地生存。又因为时代背景的演变，协和女人的坚韧，在新老时代也以不同的方式展现着。

1940年，27岁的严仁英从协和医学院毕业，获得了医学博士学位，师从中国第一代妇产科专家林巧稚。林巧稚是协和医院第一位担任住院总医生的女性，也是当时妇产科职位最高的中国女性。她非常看重严仁英，有意培养她做自己的接班人。那时的严仁英，面临着和叶恭绍一样的两难选择：家庭，还是事业？结婚，还是独身？

2004年中央电视台的《大家》栏目，请到了北大医院91岁的妇产科专家严仁英。严仁英在节目中谈道："林大夫不结婚，因为她在协和那个地位，女的里头能当上教授、当上主任的就她一个人，如果她结婚了她就没有这个前途了。我也有这个问题，到底是要事业还是要家庭，是要结婚还是要继续干下去。因为林大夫，在她的心目中，可能我也是她的接班人之一，我到底是继续跟着她在协和往上爬的阶梯继续往上爬，还是建立家庭离开她，这是一个矛盾。当时美国跟日本宣战了，协和关门了，所以这条路死了，那就没有往前了，就可以结婚了。"

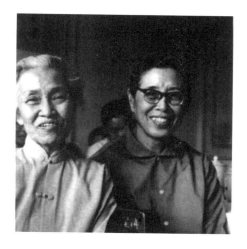

▲ 1975 年，林巧稚（左）和学生严仁英（右）在一次妇产科学术会议上的合影。

协和关门后，在老师林巧稚的介绍下，严仁英来到著名妇产科专家杨崇瑞创办的国立第一助产学校工作。半年后结婚，先生是在协和医学院的同班同学王光超，后来的著名皮肤病专家。他们相伴走过了 60 个春秋，被称为"杏林双彦"。

差不多同时，北京电视台《世纪之约》也对严仁英进行过采访，也提到老协和女大夫的独身，比如她的导师林巧稚。严大夫说："她这个独身不是她自己选择的，是被逼的。我在 1948 年到美国的时候，发现美国的很多妇女结了婚以后就都只能看门诊了，再也不可能当教授当主任，不可能了。我原来心里头想着美国又是民主又是自由的，怎么这样子对妇女，对妇女这么歧视。后来觉得这就是资本主义社会的一种假象。所以像林巧稚那一代的我的好多老师都是独身的，这不是他们自己的选择，而是被逼的。"

"被协和职业发展的选择所逼"这一说法，难免过于简单。一句"为了中国的医学事业而终身未婚"，也不能揭示终身未婚的老协和女大夫们的全部内心世界。同样毕业于协和医学院的凌筱瑛（后来任上海市第一妇婴保健院院长）、苏祖斐（后来任上海儿童医院院长），也是终身未婚。毕业于协和医学院护理学校的聂毓禅、王琇瑛，后来成为著名护理教育专家，也是终身未婚。

在一篇论文《20 世纪初中国提倡女子就业思潮与贤妻良母主义的形成》中，提到这么一个有趣话题："在职业女性的培养方面，美国教会学校的影响不可低估，最早的职业女性出自教会学校，甚至职业妇女难以兼任'贤妻良母'的观念，也来自教会学校。"

20世纪初，中国最好的医学院都为欧美人所办，"据1916年之调查，中国全土医学生人数在1 940人左右，其中129人为女学生"。这篇文章里提到了北京的协和医学院，这里培养有一批优秀的女医生，接着说到叶恭绍，"出生于一个典型的封建大家庭，其二哥官至北洋政府的交通次长，家有7个姐姐，1个妹妹。小学毕业后，进入教会办的天津中西女校，目的是为了做一名小学教师，以达到经济独立，因为她对母亲及姐姐、嫂子们的生活方式很反感，不愿做一个只会打牌、管家务的富家太太，认为这是一种寄生的生活。因而中学毕业后进入协和医学院深造"。后来的她"成为一个特例，协和毕业的女医生的确大多终身未婚"。

创办于1913年的金陵女子大学，一开始就把培养专门人才作为自己的目标，在这所大学获得学士学位的学生可直接去美国大学的研究院读硕士。该校培养了众多的职业女性，"以毕业生多单身而著称"。而由美国传教士之妻范约翰夫人在1861年创办的上海清心女校，对聘请教师规定很严，一定要是基督徒，而且是不结婚的，一旦结了婚，就要辞退。令人感兴趣的是，这种将"贤妻良母"与职业分离的选择，为何竟然出自受西方影响最深的女校。

中国妇幼卫生事业的第一人，毕业于协和医学堂后来曾在协和工作的杨崇瑞，也是终身未婚。杨崇瑞曾在美国进修公共卫生学，回国后在协和的公共卫生系担任讲师。

兰安生在他的口述史中，热情描述了和可敬的杨崇瑞一起工作，到北京郊外某个村子的行程。他们受地方长官之邀，调查奇高的婴儿死亡率——80%！他们发现当地妇女所有的分娩，皆由一位传统的接生婆协助，操作极不卫生。而只要提升简单的无菌过程，就可以防止绝大多数这类死亡。

协和妇产科主任马士敦（J. Preston Maxwell）曾如此描述可怕的传统接生：

在距离北京不远的一个村子里，有一个小有名气的接生婆。她身体畸形，靠手和膝盖行走。人们看到她从爬行姿势站起来，在衣服上擦擦手，然后没有进一步的准备，就开始进行引导检查。更夸张的是，这个妇女都没有尝试将自己的指甲修整干净。我们病房中有些病人，在来这里看病之前，阴道壁就被肮脏的指甲刮伤。

在兰安生的劝说下，杨崇瑞开始酝酿中国的助产教育。1928 年，杨崇瑞致信《中华医学杂志》编辑，第一次公开呼吁改革女性的医疗训练，提出将助产士专业合法化：

> 在中国要解决助产士问题，凭什么要求合格的候选人在中学教育之上还必须接受护士培训，才能再上接生课程。中国每年大概有 1 200 万新生儿。按照像英国……和丹麦这样具有高接生水准国家的经验……估计一个助产士每年恰当的接生数，分别是 150 次和 120 次。在此基础上估计，对于今后的两代人，医生数量和经济状况要求，至少 80% 的接生需由助产士完成，那么问题就是要培养 6.4 万名助产士。

同年，在北京市政府提供的一座翻修的中式院落，北京助产学校开张，杨崇瑞任校长。第二年，政府卫生署任命了助产士委员会成员，由杨崇瑞担任会长。北京助产学校也扩展成为"国立第一助产学校"。学校开设 3 门课，第一门为期 2 个月，培训传统的接生婆；第二门为期 6 个月，培训年轻的现代助产士；第三门，为期 2 年，针对高中毕业生，成为助产士项目的监管者和领导。首期学员是 30 名妇女，平均年龄 54 岁，都目不识丁。据说，培训的接生婆中，还有一位是接生清朝末代皇帝溥仪的接生婆。针对她们的现状，杨崇瑞如此描述教学目标："我们只想努力让她们记住 3 件事：正常接生中的无菌方法，系脐带的正确方法，最后是识别危险信号并把非正常情况转交医生。"

在两个月的课程结束后，学生要通过一个简单考试才能毕业。每位助产士需要演示 3 项实用技术——助产前的洗手，正确系脐带，以及清洗新生儿要特别注意眼睛。每位要口头解释一下如何观察出血和发热，描述正常和非正常生产的区别。初始的 30 位学员，有 26 人参加了考试，19 人通过考试。成功结业后，每位助产士会得到一个"接生包"。包内装有：围裙、套袖、毛巾、无菌线、剪刀、眼药水、肥皂、刷子、来苏水、硼酸、酒精和硝酸银。这是杨崇瑞向北京官员的太太们寻求捐助而来，每包是 5 美元的成本。到 1932 年，北京有 268 位传统接生婆完成了这门课程。杨崇瑞后来也在定县进行过助产士培训的探索，只是旧式接生婆的再培训，在农村并不像城市那样有效。

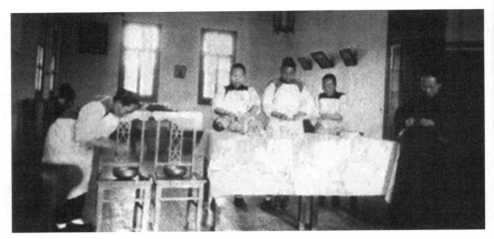

▲ 1929 年，助产士在课堂上演示如何在助产前剪指甲、洗手，给新生儿洗澡、系脐带、点预防眼药。

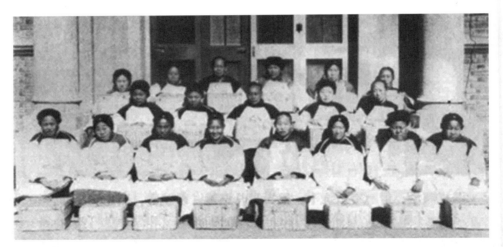

▲ 1928 年，参加国立第一助产学校两个月课程的结业生合影。

　　除了助产教育，杨崇瑞相信，一个综合的妇幼保健项目，一定要包括节育。她的另一行动是开设了节育咨询门诊。多次生育不仅危害女性和婴儿健康，也不利于国家发展。但节育这一话题，在 20 世纪早期仍是中国的禁忌。她请社会学教授陈达在北京《晨报》上发表宣扬节育的文章，还在 1936 年秋邀请美国著名的节育运动倡导者玛格丽特·桑格（Margaret Sanger），到北京协和医院的礼堂做"节育"的演讲。北京的小报上描述了杨崇瑞在前门车站迎接桑格："外国反动医学人士来华，拟宣传所谓的节制生育。国人则有一奇装异服的中年妇女前往迎接，居心叵测，需加注意。"所谓杨崇瑞的"奇装异服"，不过是改良过的旗袍和盘在头上的发髻。桑格在协和礼堂的演讲题目是"节制生育的各种措施及今后的展望"，但日后真正第一个有组织的节育诊所，直到 1930 年才建立。

与陈志潜一样，杨崇瑞的项目带有革新色彩，解决了当时中国一个最难也最急的问题：现代科技在本地的快速、平等分配。当今中国极低的婴儿死亡率，在很大程度上要归功于杨崇瑞的国立第一助产学校这一先驱计划。

杨崇瑞曾写过一篇《一个产科医生的生活》，刊登于 1943 年《实验卫生季刊》妇幼卫生特辑：

> 最理想的职业是能从工作里获得生活的愉快与安慰，这是一种鼓励也是一种幸福。产科工作便是这种的理想的职业之一。服务于产科工作的人便是从工作的美满成果里，来享受生活的安慰与愉快的。

她列举了产科医生的辛苦、战胜困难后的满足。文章最后写道：

> 生活中最真挚的快乐，是为他人谋求幸福。产科医师便是为妇女婴儿求安全与幸福。每次接生，直接的维护了两个人的性命的安全与身体的健康，间接的为国家在强国强种上，做了最伟大的贡献。所以一个产科医师应该有理由以她的职业骄傲的。

可以说，中国女性处境的改善，有一部分是从身体解放开始的。杨崇瑞关于助产和节育的行动，开始改变中国女性被生育牵制的状况，渐渐地，中国妇女可以自主选择什么时候怀孕，如何避孕，用什么方法来控制生育，如何优生优育。杨崇瑞和学生林巧稚一样，一生关注的是中国妇女的健康和生存，挑战并解决当时中国传统妇女的生育问题。当林巧稚还是协和医学生时，来到东城区第一卫生事务所实习，在保健科主任杨崇瑞的指导下工作。杨崇瑞也曾特聘当时在协和医院的林巧稚，去助产学校讲授产科学。

在今日关于林巧稚的文章中，常常会提到她的这句话，出处尚待考证："健康应从婴儿抓起，我一辈子没有结婚，为什么呢？因为结婚就要准备做母亲，就要拿出时间照顾好孩子。为了事业我决定不结婚。"

虽然她自己没有结婚，没有孩子，但经她手接生的孩子有成千上万，人们给了笃信基督教的她这么一个称谓：不曾做过母亲的"万婴之母"。她为林徽因、冰心这些文化名人接生过孩子，也给周恩来夫人、朱德夫人、彭真夫人看过病，更为众多妇女民众治过病、接过生。就像康克清在一篇回忆林巧稚的文章中说的："她是看病，不是看人。"

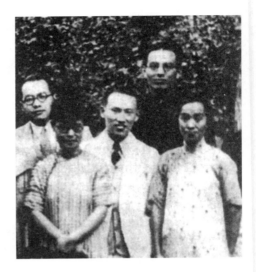

▲ 杨崇瑞（前排左一）毕业于协和医学堂，林巧稚（前排左二）毕业于协和医学院，她们虽然相差 10 岁，但都是基督教徒，都终身未婚，从事妇产事业，在精神气质上颇有相似之处。

一位内蒙古的女工焦海棠给林巧稚来信，说她已连续夭折三胎，现在又怀孕待产，向大夫求救。林巧稚根据信中所说的症状判断，她的孩子患的是新生儿溶血病，国内尚无成活的先例。接受焦海棠这样的病人风险太大了，但林巧稚不能面对一位母亲的求救而背过身去。她遍查全世界最新的医学期刊，搜寻有关治疗新生儿溶血病的资料，最后决定用婴儿脐带换血的手术，来挽救新生儿生命。她组织各科专家制定了整套方案，并亲自主持手术。就这样，中国第一例新生儿溶血病手术成功了，母亲为孩子起名叫"协和"。

一位名叫董莉的患者，结婚 6 年初次怀孕，来协和检查时发现宫颈有乳突状肿物，经取活体组织做病理检查，怀疑是恶性肿瘤，必须尽早接受手术切除子宫。林巧稚反复研究了董莉的病理检验报告，查阅国外资料，思考会不会有另一种可能呢，大多数专家仍坚持应尽快手术。手术方案制定了，只等林巧稚签字确定时间。可半个月过去了，她依然没有签字。她每天给患者仔细做检查，认定症状未见发展，有可能是一种妊娠反应，决定暂不手术，出院后定期检查。为了这个决定，林巧稚承担了巨大的压力与风险，后来的事实证明了她的设想和推论是正确的，一个6斤重的女婴降生，孩子的父母给她起名叫"念林"。原来，董莉的宫颈肿物的确是一种特殊的妊娠反应。

终身未婚的林巧稚说，自己"生平最爱听的声音，就是婴儿出生后的第一声啼哭"，这首生命进行曲，胜过人间一切悦耳音乐。

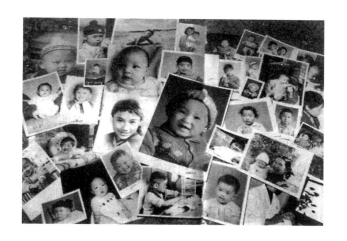

▲ 林巧稚接生过很多孩子，这是家长们送给林巧稚的照片。在她接生的孩子中，有不少名字叫"念林""爱林""敬林""仰林"的。这是来自民间的女性表达对林巧稚感激之情的方式。作家冰心的三个孩子，都是在协和医院由林巧稚接生，在孩子的出生证上，她签上了英文"Lin Qiaozhi's baby"。这温暖的签名，打动了冰心。

第五部分

一百年"协和主义"

协和为医的3个词：自省、专注和慈悲。在自省之中，是内化的自我审视、精神独立；在专注之中，有勤奋，有不断探究问题的精神，还有对病人的关注度；在慈悲之中，是对医生这个职业的理解，对病人、对生命的态度。跨越时代，跨越国界，跨越数代人，跨越辉煌及磨难，协和用100年时间展现了一种普世性："人类文明与精神生活上一种合作性成就的理念。"

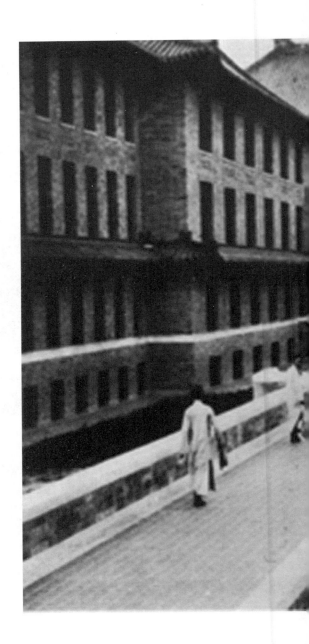

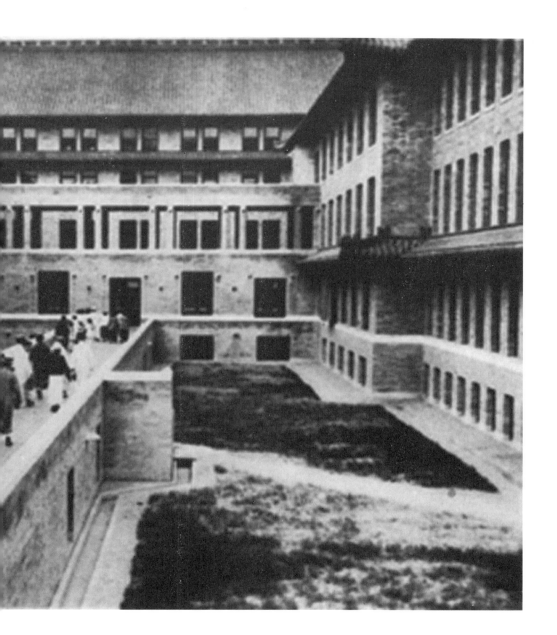

1942：风雨飘摇

即便是一个对协和不太了解的人，在读到聂毓禅多年后写的协和护校回忆文章时，也会被 1942 年的那段描写所震撼。那个关于协和的"激动人心的故事——人与命运搏斗、失败摧不毁的理想"，事实上是由很多协和人一起完成的。

在 1942 年之前的 5 年，因为卢沟桥事变，协和已经没那么平静了，虽然相比于其他学校，它的美国背景容它在北平暂时放得下几张平静的书桌。

在给董事会的 1937—1938 年年度报告中，如此描述："在日军占领的第三年，协和周围的基本情况跟上一年没有什么变化。对学院的项目没有干涉，对教职员工没有明显的骚扰。"但生源受到了限制，由于占领军的原因，华中和华南的学生很难到北平就读，在 1939 年，协和医学院只招收到了 14 名学生。另外，也有学校的一些重要教员离职，比如，林可胜、陈志潜……"荒谬感在某种程度上蔓延"，这"相对正常的运转"，持续到珍珠港事件爆发。

1941 年 8 月，作为协和代理校长的胡恒德会见了洛氏驻华医社董事，讨论是否要像燕大、清华一样，将北京协和的工作人员转移到中国西部。但大家担心，日本人可能会趁机将日本医生安插进协和的重要职位。最终，董事会反对这一"漫长、艰难、危险"而且只有男人才能偷偷完成的行程,"迁徙"计划未能实行。随着1941年12月7日(在中国是12月8日)日本轰炸珍珠港,"董事会无法控制的局面"出现了。

日军占领协和

对于胡恒德来说,1941年的12月8日实在是难忘的一天。前一天晚上,胡恒德还与协和外科主任、在上海的娄克斯教授,在电话里共同商议可能发生的问题:如果美日最终决裂,协和将如何应对。所有能收听短波收音机的人,都坐在收音机旁。电台里的美国总统,呼吁日本天皇制止军方行动。

第二天清晨,暴风雨袭来。上午8点刚过,一队日本兵闯入北京协和医院,关闭了所有的门,包围整个协和建筑群,设立了警戒线,禁止所有人出入。与此同时,日本兵进入了校长住宅,胡恒德正在那里与协和医生们一起用早餐。日军将正在吃早餐的胡恒德拘留。当在上海的娄克斯教授打电话给胡恒德,想告诉他关于太平洋战争的消息时,已经太晚了。接听电话的职员告诉娄克斯:"我们已经听到这个消息,千真万确,日本兵现在已走进大门了。胡恒德先生被捕了!"

胡恒德、协和董事会的财务官员鲍文被日军关押,一个月后,所有其他人未加审问即被释放,而胡恒德、鲍文、协和内科教授斯乃博,以及燕京大学校长司徒雷登,没有得到任何解释就被软禁到了胡恒德的住所,不久,被移到外交部街一所原英国商人的房子。小屋里的温度,冬天时零下13摄氏度,夏天时达40多摄氏度,不允许外人探视,只能看日本人的英文报纸,偶尔可以送出经过检查的家书。在那里,他们与世隔绝,一直被关押到抗日战争胜利。胡恒德在日记中形容,那些日子是"无尽的、惨淡的沉寂"。在"珍珠港事件"后

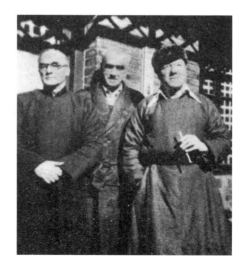

▲ 在1941—1945年,胡恒德(左)、司徒雷登(中)、鲍文(右)三人在被日军关押期间的合影。

的两个多月，洛克菲勒基金会才打听到胡恒德等人的下落。

日本官员命令，协和病房不得接收新病人，协和门诊部也被关闭了。一个月后，协和医学院被命令停课，所有学生必须离校。学医疗和护理的毕业班学生，提前得到了通常在 6 月才颁发的毕业证书。在协和医学院的历史档案中，至今还保存着一页发黄的历史记载："1941 年因太平洋战争爆发，本医院遂于 12 月 8 日停业。1942 年 1 月 18 日，医学院和护校的教学工作完全停止，各住院病人亦被日军强迫迁出。至此时，本院即完全停办，所有设备及建筑则由日方改作军医及血清研究所用。"

在此期间，协和的医生和护士被位于北京西直门的中央医院（今北京大学人民医院）接收。协和名医如谢元甫、钟惠澜、关颂韬、孟继懋、林巧稚相继到此，院长钟惠澜高标准严要求，健全了管理，彻底改造了这座过去由法国修女控制的中央医院。在后来的一年时间里，他们又重新构成了一个真正的北京协和医学院团体，在那里创造了"小协和"的奇迹。没有留在北京的一些协和人，则越过战线，陆续进入中国西部。另外一些人则去了天津、上海、广州。第一卫生事务所在日本占领期间一直开业，给协和医学院毕业的医生和护士提供了一些就业机会。1927 届的诸福棠和 1933 届的邓家栋则建立了自己的医疗机构，该机构是北京儿童医院的前身。

对可能发生的变局，学校并非没有准备。早在 1941 年 11 月，考虑到日军占领后的时局，协和存在停止运作的可能，当时学校就曾仔细讨论过一旦学校被关后，对中国员工的合约补偿。日军占领后，基金会给予 1 200 多名中国职工解除合同的补偿，共付了 23 万美元。

协和护校决定迁徙

就在林可胜中断出国休假回到中国、成立"中国红十字会救护总队"的第二年，即 1938 年，一位叫费孝通的年轻人在伦敦政治经济学院完成了他的博士论文《江村经济》。他的导师说："我敢预言，费孝通博士的这本书将是人类学实地调查和理论发展上的一个里程碑。它让我们注意的并不是一个小小的微不足道的部落，而是世界上一个最伟大的国家。"获得博士学位的费孝通回到中国，先后在云南大学与西南联大工作。他认定：自己这一生的目标是了解中国的社会，依靠自己观察的最可靠资料进行科学研究，去治疗来自社会的病痛。炮火声中，几千名年轻人与老师徒步从北京穿越大半个中国，来到大后方，创造了学术空前繁荣的景象。后来，费孝通回忆："这一段时间的生活，是我一生里最值得留恋的。时隔愈久愈觉得可贵的是，当时和几个年轻朋友一起工作时不计困苦追求理想的那一片真情。"

同样的故事也发生在协和护校。那个关于协和的"激动人心的故事——人与命运博斗、失败摧不毁的理想"，其中就有一篇，由协和护校的第四任校长聂毓禅带领大家完成。

在费孝通回国的同一年，从协和护校毕业的聂毓禅，在美国的密歇根大学获得了理科硕士学位。她没有按原计划继续攻读博士，而是决定提前回国。她本打算探望一下住在北平的母亲，即去参加抗日战争。协和校长胡恒德劝她留在北平接替协和护校校长一职，他说："在这里，你可以为中国培养更多的高级护士人才，这不也是中国所需要的吗？"他对聂毓禅描述了未来协和的图景："我们的想法，就是希望今后逐步地将医学院各个部门的领导位置，全部交给中国人担任。"被这番话所触动的聂毓禅，1940年接任协和护校的第四任校长。协和护校第一次由一位中国女性任校长，也是最后一任。

担任护校校长一年多之后，协和被日军占领。聂毓禅面临着护校存亡的选择，最紧迫的问题是如何安排学生。在征求学生们的意见后，对愿回家的，协助她们回家；愿继续求学的，则尽量帮助联系其他学校，聂毓禅将每个学生所缺的理论课和实习时数记录下来，分别寄往所联系的学校，请那里的老师补课。这样，三班护校学生和进修生不但完成了学业，而且都参加了毕业会考。在和学生分离前，在协和的地窖里，聂毓禅和全体学生偷偷地照了一张临别合影以纪念。

1943届的李懿秀清晰地记得在日军勒令协和停办时，儿科病房中的情形：一个恶性贫血患儿，医生正想方设法把他的血红蛋白保持在一定高度；一个患过黑热病走马疳的患儿，半边脸烂成一个大窟窿，医生已为他做了几次修补手术；一个患了严重糖尿病、每顿饭前都要注射大量胰岛素的患儿。他们小的只有四五岁，大的十来岁，已在医院里住了一两年，和医护人员亲如家人，甚至在父母来探视时躲起来，怕被带回家。当知道日军要关闭医院，自己不能留下来时，这些孩子们都哭了！医生们为了救治他们，只好大胆地采取了最后的办法：为贫血的孩子做了脾脏切除手术，以减少血红细胞的破坏；为脸上有窟窿的孩子做了最后一次面颊修补；"那个患严重糖尿病的孩子，真不敢想象他被赶出医院后能活多久""在那动荡不安的岁月里，担子最重的是聂毓禅校长，她在极端困难的条件下历经艰辛，以惊人的魄力和毅力，和教师们一起"，最终决定进行迁徙，将协和护校延续下来。

漫长、艰难、危险的迁徙行程

聂毓禅开始寻找机会，准备把协和的高级护校迁到重庆。在那时，从沦陷区出发，一路险象环生，既不能在光天化日之下走在大路上，又没有方便的交通工具，沿途的行骗、偷盗、敲诈……比比皆是。正好聂毓禅的三弟也准备去重庆工作，于是他们一行众人在 1943 年春启程，从北平出发，乘火车到商丘，后改坐人力车到沦陷区与国统区分界的界首，再换乘火车到西安。每到一处，都要为联系交通工具和寻找食宿而奔波。为躲避日军，她们的路线蜿蜒曲折，她们骑骡子、乘马车或卡车——所有凭运气能找到的任何交通工具，但大部分时间都是徒步。

聂毓禅一行凭意志完成了从北平到重庆的长达两个月的艰险旅途，也就是先前在纽约的协和董事会成员认为"漫长、艰难、危险"，只有男人才能"偷偷"完成的行程。

在这"漫长、艰难、危险"的迁徙行程中，发生了一件让聂毓禅最为痛心的事情：她的三弟在抵达西安的前一站时，因与国民党军人发生争吵而被枪杀了！她与同行的协和护校毕业的王琇瑛，在铁道旁的土坑内找到了三弟的尸体。因为人生地不熟，不宜久留，她们赶紧买了一身新装和棺椁，将灵柩运到西安，忍着巨大悲痛将他安葬后，又匆匆奔赴兰州，由兰州乘飞机抵达重庆，在重庆的中央卫生署暂时安下身来。协和的女人们，共走了两个月之久。

到重庆后，聂毓禅开始准备协和护校的恢复。考虑到成都当时大学集中，师资力量强，学生来源多，特别是华西大学又新建了一所医院，于是决定在成都复校，聂毓禅担任校长，华西大学则聘请她兼任新建医院的护理部主任。

所谓复校，实际是白手起家，重新办学。两个月的迁徙完毕，面临着更大的挑战是办学。摆在聂毓禅面前的问题很多，最紧迫的是教室、设备和食宿，最费神的是师资。当时的中央卫生署曾向聂毓禅提出警告，不能抽调他们的骨干，拆他们的台。这使得她无法聘请当时在中央卫生署工作的不少协和护校校友，只能另想出路。她四处游说，费尽唇舌，终于请到了几位专职教师，教各科的临床护理理论、实习课。其他基础课、临床课，则请华西大学医学院的教授讲。各课程的实验室和实习基地，向华西医学院借用。

接着就是招生。成都有不少从沦陷区迁来的著名大学，聂毓禅与其中的燕京大学、齐鲁大学、金陵女子文理学院等联系，招收了20名预科学生。

有了教室、宿舍、师资和学生，协和高级护士学校终于在1943年9月的成都正式开学，在这里总共招收了三年学生，约50名，另外还举办了一届两年制的进修班。虽然条件艰苦，聂毓禅仍然坚持教育办学要维持北京时的高标准。在这里，一年级不及格的学生就要被淘汰。学生们住在华西医学院内的"八角楼"。由于放宽了招生范围，同学中最大的近30岁，最小的才19岁。

一位在这里接受护理教育的学生日后回忆说：在"八角楼"的生活，自成天地。宿舍家具少而粗糙，没有电力供应，只能在昏暗的烛光下配药。唯一的水源是一口露天的井，水必须要烧开。当时纸张奇缺，经济困难的学生就用四川特产的"竹纸"裁成笔记本大小，自己装订成册。为了在实习中和当地的病人接触，学生们还学说四川话。

随着难民、军人、伤员、病人纷纷涌入，对护理服务的需求更急迫。协和护校的师生夜以继日地每周工作7天。护校的其他女生在经历了漫长艰险的旅程后，也来到成都找聂毓禅。其中就有1929年毕业的包艾靖，她曾在南京中央医院做护理，日军轰炸南京后，留下来接替护理负责人的职位。之后，她带领150多名护士和学生从南京撤退到杭州，又转移到长沙、贵阳，后来到了成都，与聂毓禅共事了6个月，担任学校护理系负责人。

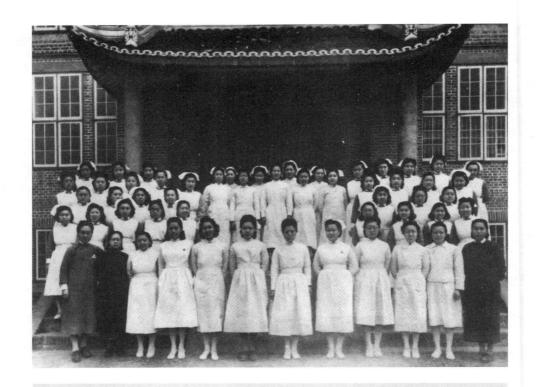

▲ 协和护校师生在成都时的合影。

　　在国难当头的抗日战争时期，协和护校在成都的复校和顽强的生存状况，如同费孝通日后所回忆的："战时知识分子的生活是够严酷的，但是谁也没有叫过苦，叫过穷，总觉得自己在做着有意义的事。我们对自己的国家有信心，对自己的事业有抱负。那种一往情深，何等可爱。"

　　抗日战争胜利后，内迁的大学各自返回原先的城市。协和护校则根据医学院董事会的决定，计划于 1946 年暑假前迁回北平。在动身之前，学校举办了一次大"甩卖"，三年内积累的东西，除了特别必需的，都统统低价出售了。1946 年 5 月，聂毓禅率领全校 60 多名师生，分别乘 3 辆大卡车，告别成都，踏上返回北平的征途。他们到陕西换乘火车，经河南、安徽、江苏到上海，又改乘海轮到天津，最后再换火车到达北平。

路上走了两个月，换了 6 次交通工具。这长达 1 900 公里的跋涉是靠步行、坐大卡车、乘满是臭虫的公共汽车和卡车完成的。

"几百件行李上车下车全靠我们七八位女同学搬运，搬不动的就抬，实在抬不动就一步步向前移运。"1945—1947 年曾在协和的护士师资进修班学习的黎秀芳，参加了重返北平的学校搬迁小组，她如此描述。这次返回北平的旅途虽然劳顿，但她们的心情已与来时两重天，明亮而愉快。

可以想见，1952 年协和护校因上级决定而停止招生时，曾克服千辛万苦内迁办学的聂毓禅，内心有多痛苦。她说，全中国唯一的高级护理教育，"竟断送在我的手中，实为终身憾事"。

面对困境时的生机和坚韧

在聂毓禅带着协和护校学生进行一场"只有男人才能进行的迁徙"时，不愿意在沦陷区工作的张孝骞也离开了协和，回到家乡湖南长沙的湘雅医学院。回到湘雅后，大家希望他能主持校务。长沙当时的局势也不妙，但美国雅礼会不愿给湘雅提供搬迁经费。张孝骞这个在有些人眼中"地地道道的书呆子，只知道人体血容量和胃肠消化功能的人"，凭着严密的运筹和规划，竟在很短时间里把湘雅的校务处理妥帖，把全部愿意南迁的人员及学校的大部分设备，运到了贵阳。因美国人阻挠没有搬走的湘雅医院，后来果然在日军占领长沙时，被破坏得精光。

在抗日战争的艰苦年代，由张孝骞主持的迁到贵阳的湘雅医学院，教学标准却从未含糊。那时人才缺乏，张孝骞千方百计地聘请高水平的教师，反复强调一点："不能因条件不好而放弃严谨作风，一切医疗须按照从前的常规程序进行。"比如，像实习医生必须在 24 小时内完成病历，要亲自做常规化验，住院医生实行 24 小时负责制，主治医生坚持早、晚巡诊……这些张孝骞在协和工作时的制度，依旧保留执行。"三门不及格就留级，四门不及格就走人。"1939 年时，一年级有 60 人，因考试不及格等原因至第二年只剩下 30 余人。严格的淘汰制度保证了学生的质量。

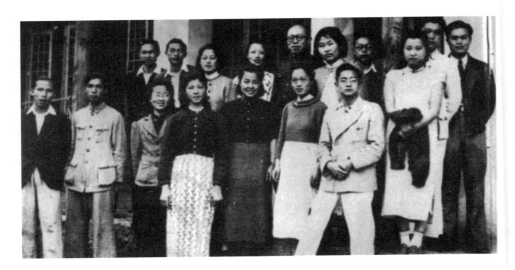

▲ 1940 年，张孝骞（后排左五）任湘雅医学院院长时与教师们在一起。

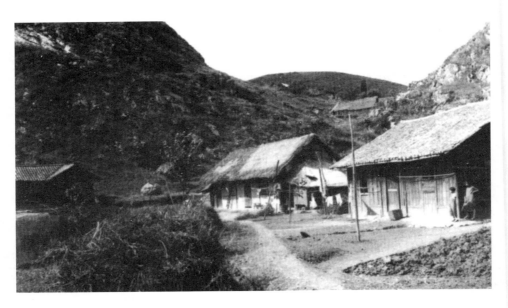

▲ 1939 —1944 年，湘雅医学院在贵阳湘雅村时，教职员工居住的茅草房。中间一栋的三分之二为张孝骞及夫人居住的房屋。

张孝骞在担任院长期间，从不停止每周的查房。他查房的特点是，首先让医生背诵病史；另一个特点是，紧密联系病情，从诊断、鉴别诊断开始，一直问到病因、发病机制、病理、生化改变、治疗等。"查房不放过任何一个细节"，曾有个胸水病人，抽过多次胸水后原因没有找到，张孝骞查房时，"连抽了多少胸水、什么颜色、比重多少、是渗出液还是漏出液，显微镜检查有什么发现，有无送培养等细节都不放过"。

有人对他主持湘雅医学院那段时期的评价是："抗日战争经历了8年，师生生活水平降低了若干，而在院长（张孝骞）艰苦卓绝的英明领导下，学校的艰苦朴素的风气和学生的学业成绩从未有所降低。"后来，因为日军入侵贵州，张孝骞又率领全校师生，把湘雅医学院迁到重庆。由贵阳转移到重庆的艰难日子里，他始终坚持巡诊、出门诊。当时的湘雅没有临床实习基地，同学们只好分散在各地实习，张孝骞就奔走于各个医院，参加临床和教学，直到协和复校。

在这段最艰辛的岁月里，人在面对困境时迸发出的生机和坚韧，也许更能说明支撑老协和脊梁的是一群什么样的人。除了聂毓禅和张孝骞，协和的李宗恩教授也筹建了贵阳医学院并担任院长。位置偏远的贵州省，在这段时期成了几个医学项目的中心。朱章赓被任命为贵州省卫生委员会主任，他劝说以前的同学和教授，把医学专长带到贵州。国家卫生署也将其公共卫生人员训练所设在了贵阳，协和医学院的几位毕业生都与该所有关。贵州最大胆的医学项目也由贵州省政府与洛克菲勒基金会的乡村改造委员会合作展开，在距离贵阳100公里的定番县施行了一个样板县计划。定番县的社会医学部设在一座佛教寺庙中，陈志潜亦参与其中。而留在北京的医生中，仅林巧稚在北京东堂子胡同自行开业的一家小诊所，就留下了8 887位患者的完整病历。

协和的"激动人心的故事"，不是几个人的特写，是来自协和、发散全国的群像故事。"他们在艰难竭蹶之中，为国家保存和培养了可贵的医疗卫生人才，使中国的医学高等教育在残酷血腥的战争期间也没有中断。"除此之外，有人说在抗日战争8年里，协和教职工中没有一个人为日本人当差，没有出一个汉奸，这也是协和的奇迹之一。

朝向希望之火不熄的征途

如果说 20 世纪 20 年代洛克菲勒基金会在中国的项目与政治环境还不直接相关的话，那么到了后来，它们则越来越快地被卷入中国的政治漩涡之中。

著名历史学家入江昭（Akira Iriye）描述了 20 世纪 30 年代理想主义受到的种种挑战："人们震惊于国际主义者的努力，他们试图克服所有困难以保持其希望之火不熄。"这种坚持，既隐含着影响中国的愿望，也有一份对文化国际主义价值的根本信仰。

中国连续不断的战争及动荡的时局，并没有阻止基金会的坚持。即便在协和医学院关闭期间，洛克菲勒基金会仍继续拨款，支持已迁移至西南部的医学院的本科、研究生和护士教育：从 1942 年到 1945 年，共拨款 100 多万美元，帮助了 8 所国立医学院、2 所教会医学院、迁往成都的协和护校，并建立了一个"战时顾问委员会"，委员会成员包括协和董事翁文灏、刘瑞恒、周贻春、时任全国卫生署次长的朱章赓。这使得基金会仍能保持与中国官方、民间机构的频繁联系，及时掌握中国战局的发展，也使得基金会在日本投降后，有可能迅速恢复在中国的工作。

来自战时中国的一封封信件，会定期交给纽约总部的洛克菲勒基金会，在各部门之间传阅，许多故事读来令人沮丧，但这些来自战时中国的悲观报告并没有让基金会停止在中国的项目。恰恰相反，与美国国务院协调后，基金会甚至还新设了一个项目，即把中国知识分子带离战争中的中国，到美国一年。后来，历史学家资中筠写道：这些"援助"中国学院和知识分子的不同洛克菲勒项目，是基金会在民国年代所做的最大贡献……"洛克菲勒的主要特点就是，不管中国的条件如何动荡，依旧坚持不懈"。

商议协和复校

到了 1945 年夏天，看到美国飞机掠过北平上空，身陷囹圄的医生们深受鼓舞。这一年，胡恒德被释放出狱，他迅速视察了协和：医学院的结构尚未破坏，但校舍已脏乱不堪，许多可移动的设备已难觅踪影，发电厂设备需要彻底更换。胡恒德向董事会提交了报告，这成了规划协和复校的第一步。

在日军管制的这段纷乱时期，幸运的是，协和图书馆、病案室完好无损。当时的协和图书馆中，除了西医课本外还有一批传统的中医藏书。这些书籍被复制在微型胶片上，至今仍珍藏在美国国会图书馆里。基金会继续为学校图书馆订购科学及医学杂志，保证了后来协和复校时图书馆的期刊数量和水平。当时的日本少佐松桥堡，战前曾到过协和这家亚洲最大的医学图书馆，知道它对于科学有多么重要，所以未让日军加以破坏。当他奉命到协和病案室销毁病历时，在病案室主任王贤星的坚决反对下，也居然同意保留。

在曾经的冲突和混乱之下，一切被连根拔起。但协和的生命力，仍在尽力延续。

1945 年年中，一群协和同事及中国医学界领袖在协和董事周贻春的重庆家中相聚，商议协和重建后的教学问题。林可胜、杨崇瑞、朱章赓、袁贻谨……大多提倡：永葆协和为一流医学院。连最积极于"泛医学培训"的人，如陈志潜、杨崇瑞、朱章赓，也都一直把协和视为"国家医疗体系的尖端"。甚至有几位，依然认为应该用英语教学，同时重拾建设中文医学词库的努力。

这一年，洛克菲勒基金会第三次评估介入中国的理由。回顾之前，第一次是在 20世纪初，那时的基金会钟情于科学医学，也具备将科学理念及高水准的西方文明引入中国的潜能；第二次是在 20 世纪 30 年代，基金会开始转向对中国核心社会问题的关注。这两次，他们都曾寄望西方文化培养出来的中国知识分子，能想出一些针对中国问题的解决方案。20 世纪 30 年代中期实施的"中国计划"，曾暂时将洛克菲勒基金会的注意力偏离了协和。但即使在战争时期，洛克菲勒二世仍在考虑：是否存在"有一天把协和迁到内地，在更简单、更便宜的基础上重建"的可能。战争结束后，基金会又把注意力重新转向协和。1945 年的第三次评估，基金会关于"到底想在中国做什么"的话题，大部分围绕着"北京协和医学院怎么办"进行。在解决与协和有关的未来问题之前，基金会暂且很难规划一个全新的中国项目。

当时任政府行政院院长的宋子文写信给基金会，请求恢复协和医学院。协和的同行及竞争机构——北京大学医学院院长马文昭，也希望基金会继续支持协和医学院，以作为中国现代医学和公共卫生的"辐射中心"。

"北京协和医学院是我们皇冠上最璀璨的一颗明珠。我认为我们有强烈的责任感，继续支持中国的现代医学事业。"这是基金会的负责人在 1945 年年底写给洛克菲勒二世的信。

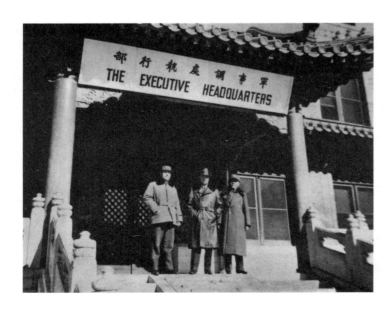

◀ 1946 年 1 月至 1947 年 5 月，设在协和医学院内的军事调处执行部。左起：中共代表叶剑英、美方代表马歇尔、国民党代表郑介民。

第四次考察团

第二次世界大战结束带来的复校希望，很快就被解放战争的爆发所阻断。重建协和医学院的计划，就是在这样的情形下制订的。

1946 年春，洛克菲勒基金会决定：派考察团去战后的中国，了解一下这个经历过 8 年战争的国家，医疗卫生是什么情形。他们审视的远东局势是：战后中国经济萧条，农田荒芜，铁路中断，城市破烂……但这也许是在中国继续开展医学教育的机会。因为抗日战争使得大批百姓背井离乡，冲淡了穷家难舍的乡土观念；国语和英语教学的推广，打破了封锁的地方主义；科学逐渐占上风，西方文明开始渗透。从 1936 年到 1946 年，中国的物价水平上涨了四五倍，但中国以农业为主的国家性质，将有助于其经济的恢复和巩固，从长远看前景还算乐观。

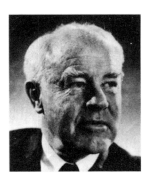 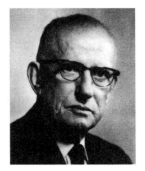 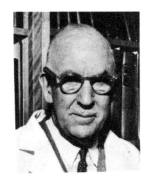

▲ 1946 年的"第四次考察团"由洛克菲勒基金会医学科学部主任葛莱格（Alan Gregg，左上）、原协和医学院外科主任娄克斯（右上）以及哈佛大学医学院院长伯威尔（Sydney Burwell，右下）等组成。这次的行程有两个多月，他们访问了北平、上海、南京等地，以审视远东局势，了解在经历 8 年战争后的中国医疗卫生状况。

当时的中国大学存在着普遍的管理问题：对中央政府的权威有很强的依赖，一些学校的领导缺乏管理经验，财政上缺乏稳定的来源……医学院也一样，全国每 37 500 个人只能配 1 名医生。战争破坏了医学院的校舍和仪器设备，学校经费不足。中国医学教育发展的最大障碍是缺乏合格的教师，在当时的 28 所医学院校中，只有不到 1 000 名教师。

董事会对中国的情况再次进行了评估，认为当时中国所需的医学援助过于庞大，这会耗尽任何一个私人基金会的全部资金。4.5 亿人的医疗需求和恶性通货膨胀、硬性规定的汇兑率，会使在中国的资金投入效率大打折扣，必须用有限资金投入，换来相对更大、更持久的效果。基金会希望在中国扶持医学教育、预防医学，这个目标已通过协和医学院实现了一部分。

截至那时，协和医学院虽仅培养了约 170 多名护士，300 多名医生和 2 000 多名进修生，但以"小、精、尖"闻名于世。协和已成为中国医学专业教育高质量的象征，"协和人"也成为医术、医德双重高峰的典范。当时中国迫切需要的是医学教育，而基金会能对中国作出的最大贡献是，集中力量重振"协和医学院"的威名，将资源集中于协和这样一个高标准的机构，来推动中国的医学教育。这是一个明智和经济之举。基金会对充当桥梁与试验田的协和医学院寄予厚望，期待它能产生新的历史意义。

一个意外的决定，一笔 1 000 万美元的捐赠

基金会的第二个重要决定是，解决协和医学院的"老大难"资金问题，以便终止对协和的财务责任。当初洛氏驻华医社独立出去时，基金会就拨款 1 200 万美元作为它的本金，但它的收入不足以维持协和的开销，多年来，洛克菲勒基金会一直在补贴。

1947 年，基金会召开了一个有关中国问题的董事会特别会议。为说服对此项拨款将信将疑的董事们，70 多岁的洛克菲勒二世出席了这次会议，相当引人注目。虽然此时的洛克菲勒二世在法律上已不是基金会的董事，但他"不动声色、巧妙地，一次又一次把议题拉回到这件事上"。最终，一次性捐赠 1 000 万美元的提议获得通过。当天，洛克菲勒基金会的档案中如此记载：

洛克菲勒基金会今天捐赠了 1 000 万美元给洛氏驻华医社，用以支持北京协和医学院。这一数目使得基金会自 1915 年以来对洛氏驻华医社的捐赠总数达到 44 652 490 美元。其中，9 804 999 美元用来支付土地、建筑及设备费用；12 849 491 美元用于维持学校每年的开支；2 200 万美元给中华医学基金会作为本金。这总计 4 500 万美元，是洛克菲勒基金会历史上给一个单独项目的最大一笔捐赠。

今天对此表决时，基金会希望记录在案，这将是它对中华医学基金会最后的捐赠。在基金会看来，它已经完成了 1915 年在中国创办一个医学院的任务。未来协和医学院开办新科系或支持现有项目的经费，将有赖于协和的其他朋友们了。洛克菲勒基金会（的资助）到此为止。

这最后一笔的 1 000 万美元捐赠，是一个意外决定，它几乎是洛克菲勒基金会 1947 年所有预算的一半，也是其历史上最大的一笔支出，超过了许多美国的医学院。从 1939 年起，洛克菲勒二世就不再担任基金会的董事，但在与中国相关的事情上，他的观点总是占上风。在这次会议上，他表示支持拨款，并将数额增加到 1 000 万美元，以保留并扩大北京协和医学院。

当时持反对态度的基金会领导雷蒙德·福斯迪克在基金会的年度报告中写：“这真是一个奇怪的时刻……在一个不幸的国家，为现代医学的发展进行新的投资。”不过，他还是肯定了基金会创建协和的历史缘由：不仅在中国推进了现代医学的发展，而且在远东地区建立起科学医学和归纳推理的价值观，这是美国能给中国的最好礼物。

复校之后的协和

李宗恩被任命为协和复校后的校长，此前他曾在协和医学院任教 14 年，1937 年越过多道军事防线来到中国西南部，筹建了贵阳医学院并担任院长。他一回到北京，便着手筹办这一耗时费力的复校任务。

当时，管理协和财务的最大困难是外汇汇率不稳定。协和建立之初，不到一个银圆可换 1 美元，到了 40 年代，要用 2 480 银圆兑换 1 美元。对这段时期的协和来说，计划和预算是每个月的必做工作，这是美国医学教育中从未碰到过的开支状况。"世界上没有任何一家医学院的预算，像协和医学院的预算那么复杂。"

胡适在给洛氏驻华医社的信中，希望协和立即复课：

> 现在建筑物都已腾空。我们怎能任其闲置？……以前人们批评协和医学院过于富有，员工和学生都过于舒适，离中国的现实生活太远。假如我们推迟复校直到可以重建战前的工作条件，而其他人却在同一时间正在不利的条件下进行教学和救治，那么协和医学院不能面对逆境的责难，就真的有了事实基础。

北京协和医学院正式复校开课时，人体解剖学是靠从北京大学"借来"的两具尸体开课的，显微解剖学幻灯片则是从散落在楼内各处的杂物堆中找回的。复校后的协和，像一块磁石吸引了散落在各地的协和人重新回家，他们的归来使得协和迎来了历史上的"白银时代"。之前的1917年到1942年，是协和历史上的第一个"黄金时代"。

聂毓禅带着50名学生和教师，离开成都经过1 900公里的跋涉，回到北平，开始为秋季重开协和的护理课做准备。林巧稚则于1948年5月回到协和妇产科。

1948年秋，张孝骞从湘雅重返协和，担任协和医院的内科主任。展现在他眼前的协和，除了绿色琉璃瓦下的建筑群依旧，人员设备都已残缺不齐。内科只有15张病床，各实验室的仪器设备空空如也。他和内科副主任一起到各个库房仔细查找可用的设备，把已经拆散的仪器拼凑起来继续使用。

像第一个"黄金时代"一样，复校之后的协和不希望降格为"通用标准"的牺牲品。基金会坚持教学质量高于一切，这比扩大招生或者增加短期培训班都重要。医学生能否走完8年的求学道路，很大程度上由学生的品格和能力决定。医学院的教员应当全职教学，从制度上保证他们全身心投入教学和临床工作，不得在院外开业，不允许从院内病人身上接受好处。此外，继续邀请国外医学教育家担任客座教授。

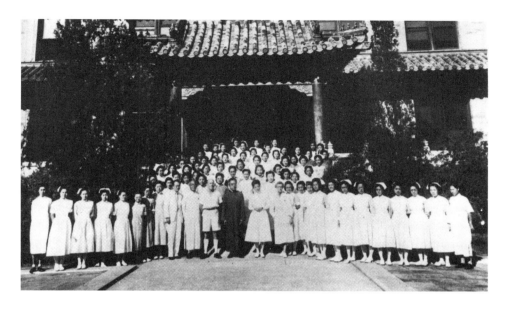

▲ 1946 年 9 月 6 日，协和护校学生回到北平。前排中间是聂毓禅和胡适。

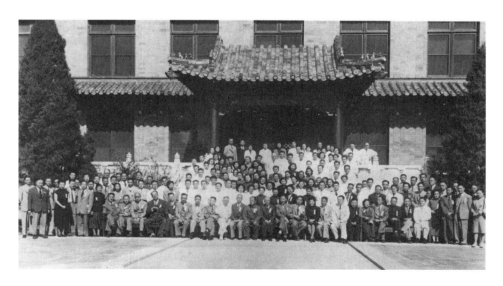

▲ 1949 年 10 月 9 日是返校日，应、往届毕业生及老师在协和医学院第一次复校后团圆，他们热情充溢心中，期盼重铸协和辉煌。前排中间为李宗恩。

　　值得一提的是，协和这次复校时，除 3 人外其他教员均为华人，大多曾受教于协和医学院，其中 16 名是以前协和的毕业生。在协和办学之初，主要是外籍教师，并招聘一些留学回国的、高素质的中国第一代医学科学家和医生。这次复校，教师团队已逐渐由协和自己培养的第二代人才组成。他们经过多年的住院学习、海外留学、回校担任初级教员，已经成为各系领导：内科的张孝骞、妇产科的林巧稚、儿科的诸福棠、病理学的胡正祥、生理学的张锡钧、外科的吴英恺……那曾经挑战、磨炼也滋养了他们的协和文化，即便在严酷坎坷的环境中，也在学生身上继续传承着。那时的学生在半个世纪后回忆，协和仍尽可能提供苏格拉底教学法、导师制、严格的实验室培训，"教我如何学习、如何思考、如何想象"。

　　1949 年北平解放，协和医学院因情况特殊，没有立即被新政府接管。学校的美国高级职员回国述职。

　　从 1949 年到 1950 年，李宗恩仍然在管理着协和医学院。他甚至作为科学协会的代表之一，出席了中国人民政治协商会议。李宗恩在给纽约的一份报告中说，新政府，包括高层官员充满困惑并犹豫不决，缺乏处理城市问题的经验。在他看来，新政府尚未对管理协和这样的机构做好准备，有意推迟对协和作出政策性的决定。

　　1950 年，协和医学院和护校均招收了 25 名新生。校舍外部重新刷漆，签订了全年的购煤合同，购买并安装两台新锅炉的计划已提交至董事会。下一年度 60 万美元的拨款已获认可，包括官方要求的，将工资总额的 2% 拨给新成立的医学院工会。但中美关系变化和破裂的速度，远超想象。

　　1950 年 11 月，朝鲜战争爆发。当时，正在美国述职的 4 位协和美国职员，取消了回北京的船票，辞去了在协和的职务。娄克斯在给李宗恩的信中说："美国人从你们中间销声匿迹，或许正是塞翁失马焉知非福。"

　　1950 年 12 月 18 日，美国财政部正式冻结了所有与中国有关的金融业务以及与中国有关的银行账户。娄克斯在美国寻找着给协和汇款特别许可证的可能。

　　1951 年 1 月 23 日，李宗恩给洛克菲勒基金会发去电报："1 月 20 日本院收归国有。"这是来自协和的最后的直接沟通。合作自此戛然而止。

1951 年 1 月 20 日，协和医学院、协和医院由中央人民政府教育部和卫生部全部接管，仍由李宗恩担任校长，学校的组织结构和规章制度不变。经费由教育部拨，教职工原职原薪，学生可领人民助学金，校名改为"中国协和医学院"，协和医院定名"北京协和医院"。

这一天距离洛克菲勒二世第一次来中国参加协和的开幕典礼，差不多是 30 年的时间。年近八旬的洛克菲勒二世给长期任职协和董事会秘书的福梅龄（Mary E. Ferguson）去信：

> 我与你一起深感遗憾，北京协和医学院应该已经脱离了洛氏驻华医社的怀抱，被北京政府接管……我们不应该认为，这所学校的用武之地提前终止了，不如说这只是换了一种管理，很可能会对其理念和标准带来某些限制。但我们又如何能说这不是上帝的安排，以实现缔造者们的意愿呢，虽然这与我们萦绕在心的方式完全不同。让我们盼望、祈祷，并相信所有的一切都将臻于至善。

之后，模仿苏联隶属于各工业部的、仅关注研究和技术的专门院校教育，开始在中国风行。曾在中国扎根的美国"文理科学院与综合大学模式"被取而代之。中国的"约翰·霍普金斯"，也面临同样的命运。20 世纪 50 年代初期，在采取了苏联的教育模式后，公共卫生教育竟从协和的医学课程中消失了，因为在苏联公共卫生只是一个技术工种，层次较低，公共卫生学校在创建时就与医学院校没有关联。

1952 年，协和医学院变成了一些人反对美国医学科学的狂热之地。一份来自政务院政文字 119 号的命令，决定了协和移交军委："为加强国防建设，决定自 1952 年 1 月 1 日起，中国协和医学院划归中国人民革命军事委员会建制。"

1952 年，全国护理教育被纳入中专学校，协和的高级护校停止招生，改用中文授课。第二年，协和医学院的护理学校全部结束，许多护理教员离开协和，被安排到附近的医院。曾经让聂毓禅在战时来回颠簸共 4 个月的艰难迁徙办学，也并没有保住协和的护理学校。多年后，聂毓禅回忆起来，仍觉遗憾：

> 我对每个运动虽都不甚理解，但我重视它们的意义，也从中吸取到不少

教益。唯独对取消全国唯一的高级护理教育，我百思不解，深感痛心。我国的护理事业在医学界本是薄弱的一环，不但人数不足，质量更跟不上需要。本来我希望在接管协和护校后，能在培养高级护理人才方面做出一点贡献，效劳祖国。在大动荡的岁月里，无论什么情况，都没能动摇我坚定的意志。谁能料到我 10 年的挣扎却成泡影，高级护校竟断送在我的手中，实为终身憾事。

高水准的护士教育突然中断，直到 1983 年才开始逐渐恢复。这样的命运很快也落到医学院身上：1953 年协和医学院停招医学生，改为"为全军培养高级师资和提高部队医务干部水平"，向干部进修学院过渡。1957 年，协和二度停办。

大半个世纪的质量与数量之争

　　1920 年 4 月，协和还没有正式开幕典礼之前，在纽约附近的盖内农庄（Gedney Farms）度假村，洛克菲勒基金会召开了一次与北京协和医学院有关的会议。这是基金会的定期战略会议，主要讨论一些重要议题，以便写在董事会讨论日程案卷中，将来递交董事会讨论。

　　这次会上，针对协和医学院的教育方针，参会众人激烈地讨论了如下几个尖锐的问题：

　　1．在中国追求"最高水平"的教育目标，是否可行？

　　2．医学院应该培养一批优秀的医学教育者，还是培养更多的高质量医学从业者？

　　3．学院能否招募并留住高水平的教员？

　　4．如何在教学和科研之间保持适当的平衡？

　　5．为实现这一"最高水平"，洛克菲勒基金会的财力能否承受？

　　6．这一项目是否会成为基金会沉重的经济负担？

　　此时，距离举行协和开幕典礼还有一年多，但校园建设所需的高昂费用远远超出预期，这已经让董事会开始担心远在纽约 14 000 多公里之外协和医学院的管理问题。对于协和财务上的过分关注，可能会导致降低建校标准，不再是当初设定的"世界一流"，而是一个强调数量重于质量、几乎不提科研的平庸医学院。

为进一步强调坚持高标准的重要，上次会议通过了建设协和医学院的科学宗旨：主要任务之一是提供可与欧美最优秀的医学院相媲美的高水平的医学教育，应通过如下途径：1）设立本科医学课程；2）为培养实验室人员、教员和临床专科专家进行研究生训练；3）为一般医生提供短期培训。主要任务之二是提供科学研究的机会，尤其是针对远东地区的特殊医疗问题。次要任务是面向公众扩大现代医学和公共卫生知识的传播范围。

在创立伊始，协和便设定了"世界一流医学院"的高标准。设定高标准，需要雄心和视野。在此后的时间流转中，坚持高标准更需要勇气。是重质量还是重数量，一直都是争论的话题。早期洛克菲勒的医学教育家们所关注的"标准"问题，在中国，并非轻易就能解决，也并没有一个非黑即白的明确答案。协和固执地坚持了重质量而非数量，但在这坚持的一路上，面临了诸多困难。

一道算术题：如何为千万中国人培养足够的医生

1921 年，在协和开幕典礼期间的一次晚间讲座中，来自湘雅医学院的院长胡美试图通过列举数字来形容中国的医疗危机：在 1921 年，中国每 17.5 万人中有一位医学生，美国则是每 8 000 人中就有一个医学生；美国每 720 人有一位医生，而在中国则是每 12 万人才有一位受过现代训练的医生。这样的数字几乎令人绝望：怎么可能为千百万中国人培养足够多的医生？然而，非常自相矛盾的是，胡美很快就从医生的匮乏，转向呼吁将协和"强调建立的高标准"推广到全中国的医学机构。

1917—1942 年是协和历史上的第一个黄金时代，但即便在这期间，政府及医学界的许多人士也并不赞成维持协和这样一个以高质量和科研为核心的昂贵机构。他们认为，中国更需要大量可以满足一般医疗需要的医生。

在 1930 年召开的全国医学协会会议上，林可胜发表会长致辞，呼吁人们关注农村的医疗需要：

　　我们现在必须面临的一个问题是，如何为几乎占我国全部人口的农村大众提供医疗服务……我想提出的建议是，我们必须目标高远，保持不低于西方最佳的标准，但却不必完全照搬西方的所有细节……有多种可能修改医学课程和学系设置，而仍然维持令人满意的学术标准。例如，我们完全可以讲授普通人类生物学，而不是分成解剖学、生理学、生物化学和药理学等多个独立科目。

　　1932 年，吴宪用笔名在《独立评论》上发表文章，讲述了定县正在组织的医疗辅助队，为农村地区解决医疗问题。4 年后，他再撰长文细数医学专业面临的各种难题：传统习俗和现代医学的冲突、医务人员的监管、各种不同的医学教育方法。他列举了标准多样、分往农村地区的医生不够、财力匮乏等问题，但最关键的是教育。中国大约需要 4 万名医生，才能使每 1 000 个人拥有 1 名医生。

　　1931 年，纳德·法泊尔（Knud Faber）发表了《中国的医学院校》（*Medical Schools in China*）这篇报告。国际联盟卫生组织以中国政府的名义，邀请这位哥本哈根大学的内科学教授对中国的医学教育进行评估，在长达 3 个月的调查后，他承认了协和医学院的优越性："这是一所出色的医学院，拥有一个设有 250 张床位的医院，设施极为完善，包括所有临床前及临床教学和研究所必需的设备，它对中国现代医学发展的影响无论怎样评价都不过分。"但他建议协和医学院应扩大招生，更紧密地融入一个全国性的医学教育体系中。

　　无论是林可胜还是吴宪，他们都认为中国需要一所协和这样的医学院，但协和自己需要进行一次彻底改造。并非是要牺牲其卓越的水准，而是要确保一个国家体系可以更多地得到协和医学院的服务。但从另一方面来看，这两者又似乎不可调和、难以平衡而兼得。

　　多年任职协和内科主任的狄瑞德，是反击这一观点的先锋。狄瑞德讨论了在苏联政府领导下正发生的医学教育变革。苏联人设计了一套多轨制，为社会各种具体的医疗服务领域培养专门人才。他承认，苏联模式对中国是有参考价值，因为两国有相似的社会状况：人口众多，几乎没有现代化的学生。但他呼吁中国的医学教育家们反对苏联模式。他认为，这种模式传授的只是技术而不是科学。他本人反对低层次的技术性医学院校。

"不管怎样，要培养理论上所需要的医生数量都是一个艰巨的任务，必须经过大半个世纪的努力。然而，培养出大量低素质的医生会减缓现代医学的进步……医学事业需要最好的领导者，他们与技师不可同日而语。"

狄瑞德在协和担任课程设置委员会主席一职近10年，他在1934年10月写道："医学专业人士和医学院校，一直被指责过于传统和保守。在许多时候和地方，这些指责无疑有其合理之处。然而，在医学实践活动中，贸然并时常引入激进的革新，不会对公众有益。一种明智的保守主义，不会阻碍新生事物，而是要求细致的思考和实验，这完全适合医学教育。"

协和医学院的教员、毕业生中，有不少成为当时国民党卫生部的领导，他们直接向"协和的精英模式"提出了挑战。最尖锐的批评来自"医学教育委员会"，这个机构由洛克菲勒基金会全资支持，由协和自己培养的1928届毕业生朱章赓领导。挑战最多的，还是在一道算术题上：中国4亿人口需要多少名现代医生？这还是数量与质量之争，即协和精英模式不能满足中国实际需要，中国有4亿人口，需要几万名现代医生。

从1934年到1937年，医学教育委员会这个机构每年都会对协和的工作进行检查，在第一次检查后，对协和提出了如下要求（一年后，再次检查协和时，发现没有一条建议得到实施）：

1. 增加新生录取数量；
2. 纠正"过分强调"使用英文作为教学语言的做法；
3. 在行政管理工作中使用中文作为主要语言；
4. 重新调整学生奢侈的生活环境。

林可胜也同意这些看法，认为协和应扩大招生，虽然他不会中文，但却认为教学应该同时使用两种语言。他本人对国家医疗和农村的公共卫生项目很感兴趣。抗日战争爆发后，林可胜离开协和，担任红十字会负责人和中国军队的医疗顾问。刘恒瑞当时在卫生署身居要职并在协和兼职，据说，他曾对林可胜说："谁现在还关心协和，它已经毫无希望地出局了。"

基金会内部的更大争议

不为外人所知的是，其实，在洛克菲勒基金会内部针对协和的教育模式争议更大。韦尔奇、弗莱克斯纳、盖茨……这代人，已成为过去。基金会的继任者们在中国寻找着新的医学和社会方法。协和最初的理念及其实施，主要从美国医学教育的弗莱克斯纳改革中演化而来，与中国环境的演变存在着诸多不同步。

基金会中国负责人兼副主席甘恩（Selskar M. Gunn）在1931年来华考察时，批评协和模式脱离了中国现实。在20世纪30年代初，甘恩根据考察开始计划成立"中国项目"，建议综合发展中国乡村社会及提高其生活水平。1934年，基金会收到甘恩提交的"中国项目"方案，这是一个帮助中国的全新概念。甘恩建议用跨学科的方法解决中国的社会问题。他在报告中对北京协和医学院提出了尖锐的批评，特别强调其财务支出过于庞大。如果以1934年的年度预算为例：协和医学院的预算是3 167 700银圆，仅次于它的是济南的齐鲁医学院，约30万银圆。虽然协和的预算包括了一个护士学校、一所大医院及众多房屋设备的维护，其他学校仅是医学院自身的费用，但300万与30万之间的差距，还是很惊人！

甘恩与为协和争取预算的顾临，同时竞争着基金会对中国的资助。后来，甘恩的"中国项目"得到了预算批准，三年共100万。

但在20世纪30年代，为争取对协和持续的预算投入，而不是预算紧缩，顾临仍然是协和创始之初时的那个顾临，他近乎固执地为协和辩护："没有哪个美国机构……像协和医学院一样承载着未来的重托，为了能在中国维持高标准的医学教育和研究，它几乎在孤军奋战。"

在协和董事会主席周贻春的描述中，顾临是"一个认真、进取、委婉、开明、公正、高效的管理者"。在基金会的一些美国领导眼中，顾临"举止保守、感情强烈、对协和医学院有强烈的个人责任感、目的性强"。在某种程度上，因为不屈不挠地为协和争取办学预算、反对精简费用，顾临多次与纽约总部发生争执，使得他"失去了作为纽约和北京之间成功的中间人所应有的灵活性"，以至伤及了自己在协和的职业生涯。

1935年秋，胡恒德重返协和担任代理院长，开始重新思考"洛克菲勒先生在协和开幕典礼上的讲话"。他总结，协和从建立起到 20 世纪 30 年代中期，共经历了两个时期：一是建立和组织时期（1915—1924 年）；二是产出及根据中国形势和政府的急速变化而进行调整的时期。而现在，该是考虑如何充分实现协和创办人理想的时候了。他对协和的一些重要办学政策提出了改革设想，包括对协和模式作出改进，扩招学生到 50 人，采用双语教学，强化研究生项目。协和的高标准是对中国的最大贡献，但他也承认，"在一些方面，给学院教授们提供的奢侈条件和辅助人员，超过了大多数美国比较好的医学院"，存在削减余地。胡恒德觉察到了中国国家医疗发展的趋势，认为协和须顺应这种趋势。医学非常可能成为使治疗服务、预防医学、公共卫生、卫生教育紧密结合的体系，它将主要是中央和省级政府的职责。协和仅仅通过毕业生来发挥作用是不够的，未来协和应对政府的计划给予直接、实用、创造性的帮助。

此时，陷入战争且动荡的中国，对医生和护士的需求巨大，几乎难以为继。林可胜、兰安生和刘瑞恒均认为，协和应更重数量而非质量。但以协和内科系主任狄瑞德为首的"老警卫"、护校校长胡智敏、已在美国退休的顾临，仍然反对这些变革。双方角力的结果是，支持精英教育的力量略占上风。这主要是因为，几乎什么都还没来得及尝试，"七七事变"爆发，日军占领北平，一切改变都提前终结了。

无论如何，在长达 20 多年的医学教育中，太平洋两岸都显示了"坚持办学的巨大力量和人格的品质"。只是，设定理想与让理想成为现实，总是存在着裂缝。

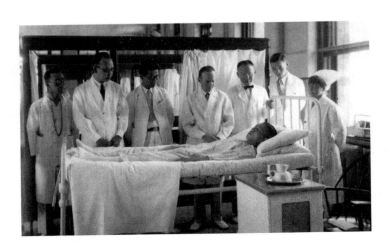

◀ 协和内科主任狄瑞德一直坚持医学教育"质量更重于数量"。图中为 1938 年 5 月，狄瑞德离开协和前夕进行教学查房。

向中央上书，建议恢复协和长学制

协和被新中国政府接管后，关于数量还是质量的争论，依旧持续。新政府在对协和的调整中，把协和当成一个"人才宝库"，曾抽调出不少骨干去协和之外建立新的医疗机构。当时，协和医院内科主任张孝骞就担心，这样的调整对保存协和整体及日后发展考虑不够，是"拔萝卜"而非"割韭菜"，破坏了协和技术队伍的结构和完整，不利于"高级医学人才"的培养。

对协和医学院 1953 年停止招生，张孝骞也一直持有不同意见。那时中国医学教育普遍趋于短学制、重数量，主张更多的平均主义，迅速扩充三至五年制医学教育，尽快解决医务人员的短缺，质量退而求其次，1957 年"大跃进"开始，这一趋势更加明显。面对中国 5 亿多人口并且大部分人在农村的现实，协和医学院每年培养的 30 名学生，显得微不足道。

张孝骞却认为，新政府领导下的中国，仍然需要一所较长学制和高水平的医学院，致力于培养高水平的医、教、研人才。虽然在当时，由于协和的历史背景，不少人害怕再提老协和，怕被扣上"崇尚资本主义医学制度"的帽子。当时有多位中央领导正接受协和医生的治疗，但这些，也并未转变成对协和长期教育计划的政治支持。

协和课程的核心是八年制教育，三年医学预科再加五年临床教学及研究。虽然学制的长度并不一定等同于临床能力或研究能力，但协和对维持其顶尖地位的"八年制"极为珍视，并抵制一切改变。即便在政治敏感时期，协和领导层仍尽最大可能，希望能保持一贯的"协和标准"：基础科学的强大预科基础，以及对临床指导、临床研究的重视。新政府多次想要大规模扩大机构、降低标准的努力，均被协和领导拒绝。在长达 25 年的时间里，协和医学院拒绝了扩招，拒绝了三到五年制的课程设置。宁可终结这一教育项目，也不降低标准，这同时也付出了巨大代价：

> 1954—1959 年，没有招收新班级；
>
> 1966—1979 年，没有招收新班级；
>
> 1968—1987 年，没有毕业生。

1957 年之前毕业的学生，还是接受了与前辈类似的"协和式教育"，即三年在北京大学读医预科、五年在协和医学院，之后是系统的住院医生培养。1957 年秋，一组英国医生来中国访问，其中有一位是《柳叶刀》杂志主编，对世界各地的医学教育有独到见解，他在访问报告中描述协和："虽然历经变迁兴衰，（协和）仍被认为是中国的约翰·霍普金斯。尽管世异时移，国际教员也已离去，但协和依旧保持了一流的水准，执中国医学界之牛耳。"他也描述了苏联模式对中国医学教育的影响：当时的中国，学习苏联模式培养二等医生，大大增加了行医者的数量，缩短学时，课程缩短成 3 年或 4 年，过度扩张学校规模，降低了医学教育的水平。

1957 年 11 月 25 日，卫生部正式通知：中国协和医学院与中国医学科学院合并，称中国医学科学院，附属医院称北京协和医院，接受中国医学科学院领导。1933 届协和毕业生黄家驷被任命为院长。这一年，张孝骞毅然向中央上书，建议恢复协和的长学制医学生教育。

"新中国成立以来，由于国家的迫切需要，医学教育不得不照顾数量，缩短年限，因而降低了质量，这是一时的权宜，原是迫不得已的。其中主要的缺点是在错误地强调了全国医学教育的一致性，没有在某些具备条件的医学院为国家培养一部分质量较高的医学生。这个错误的影响，在医学科学研究亟待开展的今日表现得特别明显。现在医学院学制仍为五年制，而且医预课程极不充实，生物、物理、化学三门课的总时数只有 504 学时。在基础医学和临床医学方面，由于学生人数过多，师资、设备、病床都感缺乏，教学也很不够理想。"

张孝骞极力主张，从速开办几处年限较长、学生人数较少、基础课程较好、教学质量较高的医学教育中心。他分析了协和医学院的状况，认为协和虽在短期内脱离了医学生教育，还是具备了恢复这项工作的有利条件：多年的教学经验与教学方法还没有遗忘；教学组织与较高级教学人员还没有完全拆散；不少教学设备，还是原封未动。"因此协和还是可能作为一个名副其实的医学院。更重要的一点是，协和不像其他医学院，没有负担着几千名医学生，因而可以很快地辟为比较小型的医学院，以适应部分提高医教质量的要求。"

他建议协和早迈一步，尽快招收医学生。协和教务处组织全院进行讨论，临床科室一致赞成，但终因基础科室更愿意搞科研出成绩，反对浪费过多时间在教学上而否决。直到1959年提出"普及与提高相结合"，张孝骞的教育思想才逐步为人们所理解。这一年，在原协和医学院的基础上，恢复了八年制，将协和命名为"中国医科大学"。卫生部委托医科院的党委负责筹建和领导，提出了一个特殊的领导体制：一个领导班子（党委），一套组织机构，二块牌子，二个任务，简称"一一二二"。校长为中国医学科学院院长黄家驷，张孝骞是副校长之一。复校后的三年医预班学习，安排在北京大学生物系。解剖、生理、生化等需要的显微镜和实验设备，一个学生一套。人体解剖两个人一组，每组一具尸体。进入临床后，每位学生一副听诊器、一套血常规化验用具。

1985年6月5日，张孝骞在日记中记载："下午参加医大和医院更名仪式，医大为中国协和医大，医院为协和医院。会上谈协和的优势和贡献。回忆1951年接收协和时我与部分教授联名上书及1957年建议恢复招收医学生以及为此而二三十年中受的批判，不禁感慨系之！"

协和八年制的中断及恢复

从20世纪50年代末到60年代初，氛围较为轻松，协和八年制教育得以恢复，学生们仍然去北大上预科。但复苏期很短暂，协和的第三批毕业生并没有一个人能完成正常的八年课程。所有人都被不明所以地列为1968年毕业生，那时协和医学院已关闭。几乎所有人都在1970年被分配到边远地区工作。1965年，黄家驷被下放到农村，带着协和医学院的一批教师，对他的特别指控是："一直对八年制教育念念不忘。"

20世纪60年代初期的协和虽然短暂，却是"解放接收后的最好时期"，也是协和的第二个黄金时代。在这段黄金时代，召集从老协和毕业的专家教授经过反复研讨，产生了《旧协和教学经验总结》，把好经验纳入协和的规划，也提到了旧协和教学中的缺点：老师上课随意发挥、学生费大力气看书摸索、学习负担重……推出了《医院工作41条》，总结出了"三基三严"的协和文化，此外还有著名的协和"三宝"。协和医院也根据培养医学生的需要进行了调整，调回一些"拔萝卜"时的骨干力量，构造更合理、更完整的技术队伍，并根据新形势恢复了部分正规医疗制度。

从张孝骞 1985 年 7 月 18 日的日记中可以看到他对这段时期的评价："医院在 60 年代初起始有所整顿，可以说是解放接收后医院的最好时期，现在科内领导和骨干主要是该时期培养出来的。由于积重难返，目前内科还远远没有恢复到 60 年代前半段的程度。"

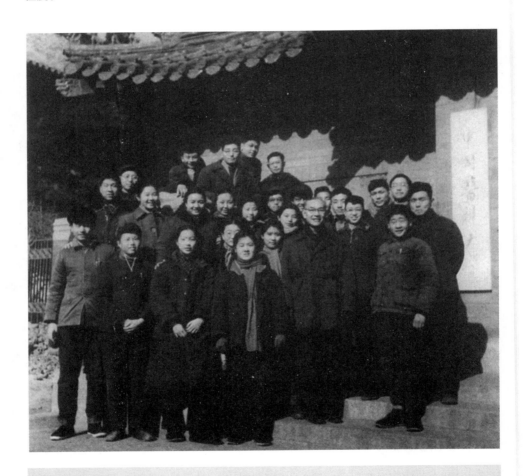

▲ 1962 年冬天，黄家驷校长与八年制医预科学生在校门口合影。协和在 1959 年第二次复校后堪称第二个黄金时代。大家对那段日子的回忆是"校长对学生特别好"，复校第一年，黄家驷校长亲自请吃饭。

协和内科主任沈悌，在参加 2006 年由协和医大学生会发起的"协和校友沙龙"时，说到了 1959 年协和复校后第二个黄金时代的情况。他是 1959 年复校后的第一批学生之一。主持人问沈悌："您上学的年代——上个世纪 60 年代对我们已经是非常遥远的年代了，今天我们所见只是协和的房子、教授的黑白照片，已无从感受老协和校园的氛围。您能不能给我们讲一讲学生生活给您留下的最深刻感受以及您印象最深的教授？"

沈悌回答：

> 小时候不知道什么是学术，只知道协和医院的医生是高级的。发烧了要找诸福棠看，眼睛有病要找张晓楼看，印象中这些优秀的医生都出自协和。等我们考了协和后，头三年在北大，是另外一个天地，北大的学术气氛和文化给我很深的印象。后来跟你们一样回到协和，协和宫殿式的小楼、花园至今很漂亮，小而精巧。国家很重视 1959 年复校第一年，开学典礼在小礼堂，黄家驷校长亲自请吃饭。

> 在基础课上我们开始领略协和的风采。开始是解剖学，解剖的第一堂课由张鋆教授讲。他是中国解剖界的第一人，当时已快有 80 岁的高龄，不仅知识渊博，最拿手的是双手画解剖图。后来各位老教授都给我们讲课，觉得能听到很荣幸。"文化大革命"当中的基础课上，教解剖的张炳常老师人比较胖，外号叫胖胖，（曾）是美国在华国共合作军调处翻译，住在你们现在宿舍的 5 楼。我和张老师是上下铺。这位老师后来去管毛主席纪念堂了。

> 临床上的老师就太多了。给我印象深的，如外科吴蔚然教授，北京医院院长。他讲肛肠疾病，从直肠齿状线开始，讲到肛瘘的形成，一步一步地从解剖到临床，讲得特别清楚，所以我们的记忆特别深。协和的医生不仅水平高，而且绝大多数都是非常优秀的老师，循循善诱，能够深入浅出，讲课特别生动。

第二次复校后的协和教学大楼，内部的建筑设计：教室、实验室、学生宿舍、食堂……都是黄家驷按照老协和标准设计的。只要有一点偏差，就会提："这点没协和严，那点没协和细。"他亲自选聘老协和毕业生、长期在老协和工作的教授担任医大的教研室主任，自己参加胸外科讲课。张孝骞在医院则要求给每个学生配一名副主任医生级的导师。在 1964—1966 年，教育长章央芬带头和学生同吃、同住、同劳动，与学生打成一片。这样的黄金时代直至 1966 年发生"文化大革命"，教学停止，1970 年协和奉命停办。

"文革"后再次恢复协和八年制，黄家驷和张孝骞是积极推动者之一。1979 年国家批示，恢复"中国首都医科大学"，设医学专业学制八年，医预科在北京大学。6 年后改名为"中国协和医科大学"，恢复高级护理教育。在关系中断长达 28 年后，协和与美国的洛氏驻华医社重新建立了联系。1980 年洛氏驻华医社再次进入中国。麻省总医院院长及洛氏驻华医社董事，如此描述对北京协和医学院的首次访问：

> 当我们在协和参加第一次会面时，我震惊地看到所有与会者都是长者，非常年迈。没有一名会讲英语的年轻医生……和我们见面的都是 60 岁以上、70 多岁的人……我们在房间走动与人们交谈，这些年长而受人尊敬的医生，都在"文革"中饱受折磨……可以感觉到一种重建医学的巨大需要。唯一能与之重建医学的，就是这些长者，但其西方医学知识显然已经过时了。

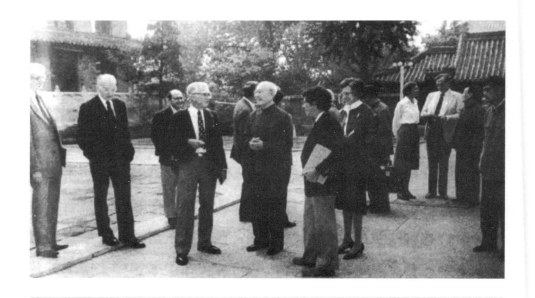

▲ 1981 年黄家驷（左六）接待约翰·霍普金斯大学医学院的代表团。

这一年，洛氏驻华医社拨给协和155万美元，55万美元专门用于更换协和老建筑中的旧管道。黄家驷会见了约翰·霍普金斯大学医学院的院长，恢复了两所学校之间的联系。

1987年9月，协和70年校庆，一本叫作《话说老协和》的书出版。一位参加编辑的北京市政协文史办公室的工作人员回忆说："1985年前后我们大胆地把征集北京协和医学院的史料列入工作计划。用'大胆'二字，是因为在当时的条件下，人们的思想还没有今天这样解放。记得有一位领导同志就曾经很'那个'地跟我们说：你们敢碰协和这个题目，胆子不小啊！"这个学校的背景和历史曾让人讳言，虽然它培养出来的医生照亮了中国医学天空。

李宗恩保持在领导职位上，直到1957年"反右"时被罢免。之后，黄家驷被任命为校长，直到1984年去世时，他担任协和医学院校长近30年，可谓目睹了各个时代的变化。据说，黄家驷事后回想，自己被挑中或许因为曾在倡导"百花齐放"时与中国科学院院长郭沫若一起去过苏联，所以才没有受到"反右"的冲击。他与周恩来读同一所高中，是中共早期党员，曾经保护过一位亲近共产党的积极分子。在黄家驷之后，由1942年的协和毕业生吴阶平短暂接手校长一职。无论政治压力多么巨大，这三个人始终尽最大可能维护着"协和标准"。

只是，在曾经的协和教育长章央芬看来："到了20世纪80年代，医科院和医大彻底合二为一，所有领导都兼任两个职务，取消教育长……谁也没有时间专门负责领导医大的工作，实际上是医科院'捎带着办医大'，以至发展缓慢。"

回顾协和的百年历史，与一路坎坷和曲折并行的是光荣和梦想，希望之火不熄的努力。在时间长河中，它展现的是一种生命力的努力延续，几代人演绎的传奇。

协和式的临床思维

张孝骞诊断过这么一个疑难病例：一位老年妇女，腹部极度膨出，皮肤被绷得亮光光的。别的医生诊断为冠心病、肝硬化，但老太太入院已经很久，经过各种检查和试验性治疗，腹水的原因一直没有查出，各部分主要脏器均受到影响，生命危在旦夕。

张孝骞看了病人，和病人交谈，发现她表情淡漠、反应迟钝，极像甲状腺功能低下病人的症状。他翻阅了入院以来的病例，马上诊断，这个病人的腹水是甲状腺功能低下引起的。他告诉主管医生，这种少见的疾病，国内外只有少量报道，相关的资料在什么书籍、什么杂志的第几页，书和杂志在图书馆哪个书架的什么位置。

腹水和甲状腺有什么关系呢？张孝骞解释说："做好临床工作，必须警惕机械唯物主义的倾向，不能只看各种检查、化验结果，不看病人，不亲自接触病人。因为病人的情况不同，同一种病在不同人身上的表现千差万别，临床医生要把自己的基点放在认识每一个具体不同的病人身上。"

一位女病人，住院时口唇、下巴长着明显的黑胡子。她患黄疸，低血糖，有饥饿、心慌、盗汗的症状。可这和胡子有什么关系？张孝骞经过认真的查问说，这个病人得了胆道肿瘤。看着面露惊奇的大夫们，他解释："这是一种能分泌肽物质的肿瘤，所以造成低血糖、黄疸和长胡子。你们去查一下图书馆的文献，那上面有这类病例的记载。"经过超声检查和 X 光透视，完全证实了张孝骞的诊断。

张孝骞从医一生，有着丰富的实践和理论，但他更强调正确的临床思维。董炳琨概括张孝骞的临床思维方法："两个突出之点，一是全面和辩证，二是发展和变化。"从协和创立到今天，医学科学发生了巨大变化，但老协和的某些特色，却不因技术的改变而改变。

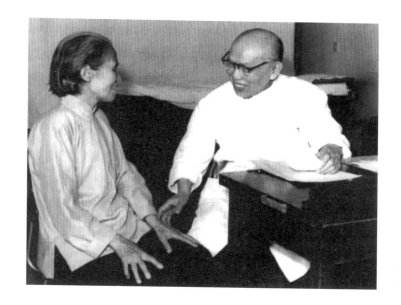

◀ 张孝骞在门诊
为病人看病。

临床思维的经年锻铸，成就协和名医

1998 年北京医科大学、中国协和医科大学联合推出了一本叫作《内科疑难病诊断》的书，副标题叫"协和医生临床思维例释"。来自北京协和医院内科的 30 多位专家，一起编写了这本 35 万字的书。这 30 多位协和专家，以各自多年的内科临床实践，通过具体病例，给后辈确切地讲解什么是临床思维。很少有书能够生动地阐述这么一个道理：一位优秀的医生，拥有正确的临床思维有多重要。

这本书的主编之一是协和内科教授张之南，他是临床思维的倡导者和总结者。

张之南是典型的协和人，1929 年他出生于北京协和医院，20 年后又以北京协和医学院四年级学生的身份进入协和医院实习。1954 年毕业后即在协和工作。从上学到工作，他在协和度过了大半生，直到退休。在梳理了大半生的智慧和学识之后，这位老专家认为，临床思维决定了一个医生如何对病人的疾病进行诊治：从哪里下手，途中可以经过哪些清晰的路径，忙而不乱地抵达，又在何处结束。他认为，做一个好医生，最重要的是这种临床思维。

曾经成就了老协和诸多名医的，正是这种临床思维的经年锻铸。这种临床思维是如何习得的呢？如果关联到学习理论，何谓"有效学习"？第一，是找到自己的"学习共同体"。大量知识存在于学习共同体的实践中，不在书本中，有效学习需要找到属于自己的学习小团体。在协和，可以找到这种集体去锤炼自己的临床思维，找到探究疑难病例的氛围。第二，是隐性知识显性化。隐性知识使得人可以有能力利用概念、事实、程序，来解决现实问题。认知复杂度越高的人，隐性知识的比例越高，具有高度复杂化的思维能力，更善于同时使用互补与互不相容的概念，来理解世界的真相。第三，是模仿榜样。在协和，可以理解为周围的导师或随处在病房、门诊可见的医学专家，模仿他们如何观察、分析、解决问题，如何对一个病例进行诊断和鉴别诊断。第四，是多样性。在各种各样的场景中实践，学习广阔的应用范围。见到的疑难病例越多越杂，思考越多，越能锻炼临床思维的丰富性。

晚年的张之南还主编另外一本特殊的杂志，这是一本只在协和内部流通的《协和内科临床》杂志。因办刊经费有限，所以杂志看上去很简朴，甚至简陋，但一直坚持出版。其中，经常收有协和内科疑难病的病例及分析。在面向全国 200 万医生的《中国医学论坛报》的《临床病例讨论》一版，也经常刊登来自协和内科的病例。凡有经验的医生都知道，在遇到一些表现特殊、情况复杂、经一般检查不能明确诊断的病例时，医生的思维方法就显得特别重要。

张之南晚年写过一篇谈内科的临床思维的文章。这种思维在他看来具体包括：从事物的联系性、整体性看问题，以矛盾统一的观点分析综合，注意时空的连续和扩展，动态地观察和看待问题，注意共性和个性，学会对比分析、综合推理，处理好观察与思维的关系，以及原有知识和经验的运用。

当年轻一代可以轻松地使用电脑完成病历，眨眼间从电脑中调出类似病历，在PUBMED这样的医学搜索引擎中敲进关键词后，数百篇文章尽收眼底时，他们得到的仍只是高科技带来的信息海洋，而不是使用、分析、诠释这些信息的人类智慧。人工智能也许将渐渐取代医疗的某些模块，但高复杂度的临床思维及面向真实个体病人的判断，仍旧闪烁着人类智慧之光。

张之南在讨论现代协和导师的作用时提到，医学生可以在电脑上写病历、查结果，在网上找参考材料、写出分析讨论，一气呵成，这时见习生的导师们应如何辅导学生？指导的侧重点要不要做调整？是否要从注意病史的文字写作，转向更多关注病史的逻辑性，条理性，写病历摘要的概括能力，从具体经验、知识的传授，转向学习方法和思维方法的指导？从关注学生怎样写，转向注意学生如何做、如何想，以锻造他们的"协和式临床思维"？

如果将看来抽象、玄妙、似乎外人不可习得的协和式临床思维与学习理论对照起来，会发现，协和其实提供了一个有利于医生进行"刻意练习"以不断提升诊疗技能的环境。"刻意练习"，是由著名心理学家安德斯·艾利克森（Anders Ericsson）命名的一套提高技能与能力的有效方法及普遍原则。这位心理学家几十年来，在"专业特长科学"领域，研究了一系列专家级人物：国际象棋大师、顶尖小提琴家、运动明星、杰出医生……提出了"刻意练习"原则。

一位工作20年的医生，可能比只工作了5年的年轻医生差。原因在于，他只是在简单重复，没有在20年的行医生涯中设定阶段性可达到的高目标，而刻意去提高医术，也没有即刻反馈机制。"天真的练习"只是反复做某件事，指望只靠反复就能提高水平。"有目的的练习"具有明确的阶段性目标，此外还需要专注、有反馈、走出舒适区。专注指的是把注意力集中在你当前的任务上，并且每次练习会有即时反馈。具体到医疗方面，在协和，有导师帮带氛围、内科大查房，甚至有追踪病人疗效的直接反馈，用即时反馈来强化练习效果。刻意练习还要求一个人持续地尝试刚好超出当前能力的目标，一般来说，走出舒适区并不令人愉快，需要自律及深层的精神追求。即便已行医30年的医生，如果日常诊疗中并没有精进，没有为自己设置更大的挑战，也很难进步。

一般来说，当医生面对复杂疑难病例时，至少需要做这几件事：理解关于病例的信息，回忆相关的知识，运用这些事实和医学知识来辨别可能的诊断方法，从中选择正确的方法……如果医生掌握了更复杂的"心理表征"（mental representation），这一过程将变得更快更有效，甚至使不可能变得可能。这也是年复一年的刻意练习可能获得的结果，它改变了大脑中的神经回路，创建了高度专业化的"心理表征"，这些"心理表征"反过来使得令人难以置信的记忆、规律的识别、问题的解决成为可能。如同经验丰富的攀岩者，已对把手形成了心理表征，这使得他们无须有意识地思考，便知道看到的是哪一种把手，需要用哪一类抓握方法。

疑难杂症的最后一道希望线

在中国老百姓中曾有这么一个说法：在中国疑难杂症的最后一道希望线，是去北京找协和。"我们千里迢迢到北京协和看病，是到了头。无论如何我们心甘了"便是来自病人的话。那些连夜在门诊部门前排号的队伍中，有一部分人就是在其他地方不能明确诊断，最后经过层层的转诊来到协和的。他们不远万里，甚至变卖家产，全家出动，只为了到这里找到明确的诊断，实施有针对性的治疗。

协和医院有 70% 以上的病人是从外区、外省市转诊来的。住院病人中，疑难危重病人、需二级以上护理（病人不能自理）的垂危及大手术病人，占一半以上。协和医院被指定为解决全国疑难病症的技术指导中心之一。世界卫生组织在这里设立了疾病分类合作中心。从 1987 年至 1989 年，诊治的病种有 1 600 多种，其中仅见一例的 500 多种，非常罕见病例 20 多种，有些在国内外均是首例。

一种可分泌激素物质并导致钙磷代谢异常的"叶间瘤"，当时，只在全世界人口中的八个人身上发现过，第八例的发现者便是张孝骞。此前，很多医院都对这位男病人下过诊断：腰肌劳损、类风湿关节炎、骨软化症……几年过去，他仍然腰腿疼痛，活动困难，常常奇怪地发生骨折。张孝骞给病人体检时在右侧腹股沟触到了一个肿块，检查了肿块的形状、大小和硬度，然后对在场的医生说：这大概就是病根。手术切除后，病人逐渐恢复。病理报告：疾病为叶间瘤合并抗维生素 D 的低血磷软骨病，与张孝骞的诊断完全一致。

即使到现在，人类对医学的认识仍然充满了不确定性。科学的发展并没有消除医学中必定存在的不完美和不可知。在面对疑难杂症时，协和的医生与病人一样，面对的是充满谜团的待破解的疾病。不是所有的谜团都能够侦破，但 100 年来，协和一直在磨炼侦探的武器，不断传承、提炼和锻铸临床思维。

除了技术上的磨炼之外，还有精神上的追求、深度探索的动力。妇产科从事绒癌研究的杨秀玉教授说，自己最受不了的就是一个医生当着病人的面，判病人死刑。她认为一名医生永远不能对病人说："你就这样了，你的病没治了！"也许是因为在她的从医生涯中，亲眼目睹、参与了宋鸿钊教授领导的绒癌小组，把不可能变成了可能，创造了很多奇迹。在协和的努力下，绒癌病人从 20 世纪 50 年代前的患病即死，到能活三个月、能活半年，到今日 80% 的治愈率。如果医生不对自己有所要求，医学就不会发展。为什么协和一直保存着对疑难病的探索兴趣？是因为他们还有着这样深层的精神追求。

1985 年 6 月，一位来自美国的阿根廷籍男子，因为严重肺部感染呼吸衰竭，进了北京协和医院的重症监护病房。当晚，病人气管被切开，神志昏迷。第二天一早，内科副主任王爱霞被请去会诊。病人胸片为典型的肺孢子虫肺炎，病情进展异常迅速，"太典型了，艾滋病晚期"这个惊人的诊断跳入了王爱霞的脑中。根据病人携带的证件，打电话到美国洛杉矶的电话局，联系上了病人的家庭医生，结果证明：病人在美国已被诊断为艾滋病。但是要说服同仁相信中国已经出现了艾滋病人，必须拿出血清学的证据。当天会诊同时，王爱霞取完病人的血样，亲自跑到实验室分离出血清标本。这是一份让大家闻风丧胆、躲之不及的血样，"谁也不许动，我亲自来做"，她请卫生部药品生物制品鉴定所检测，结果是艾滋病病毒血清抗体阳性。几天后病人死亡，病理报告与血清学报告一样，支持艾滋病的诊断。就这样，北京协和医院发现了中国第一例艾滋病，全国震惊。

在今天的协和，有些专业科室的床位数并不算多。因为新中国成立后从协和抽调出去不少专业骨干，有些专业的力量也不如昔日协和那么强大。如果就某个专科与后来建立的专科医院相比，可算是小巫见大巫。在面对疑难杂症时，除了医生的长年技艺磨炼及探索精神之外，协和的优势在哪里呢？在于综合，在于结合，在于各专业之间的碰撞和整合，形成了一种多样性和丰富性并存的医疗氛围。

协和的医疗、教学、科研相结合，临床和医技相结合，医生和护士配合默契，各科各专业之间有着互相交流的通道，也具备可综合的能力。比如，1991 年，一项名为"激素分泌性垂体瘤临床与基础研究"的课题，获卫生部科技进步一等奖。通过对国内外最大系列（1 041 例）垂体瘤病例的临床分析，总结出中国的特点，并对各种垂体瘤引起的代谢紊乱和脏器损害的范围、严重性深入探讨，在国际上第一次提出了垂体卒中后有完全和部分破坏两种结果这一概念和治疗原则。这不是一个科室单打独斗的结果，而是内分泌科、神经外科、眼科、耳鼻喉科、病理科、放射科、放射治疗科、麻醉科和计算机室共 9 个科室的"大兵团"长期合作的成果，仅论文就有 79 篇。像协和的这些课题："根治绒癌""卵巢癌淋巴转移""脊柱侧凸症""人工胃肠支持"……也都是多学科联合、医技医护配合的成果。

如果要举一个近来更鲜活的例子，那就是在协和内科对现代医学反思的过程中，诞生了普通内科这么一个看似回归传统、回归全科思维的科室。在今天，协和仍然在尽己所能，进行医学精品的中国式打造。在一次全国医疗会议上，一位曾在协和担任过管理工作的院长，被要求谈一谈协和的特色。他谈的是协和的非技术特色，其中一点就是全科思维。在 20 多年前，协和风湿免疫病学家张乃峥就倡议成立普通内科。20 世纪 80 年代初期，血液病专家张之南考察了美国十几所医学院校，也向内科主任张孝骞建议成立普通内科。协和医院给出了在大内科建立普通内科的两大理由：一是全面、整体地解决病人医疗的需要，二是人才培养的需要。2004 年年初，协和医院正式成立了全国第一个学术性普通内科，成为在大内科领导下与其他专科齐名的科室。

以上种种，折射的是：在现代医学分科日趋细密的当下，协和如何尽己所能，深度锻造临床思维赋予医学更多的整体观，如何培养医生的跨科思维、更整体的观念，使得医生成为"医家"而非"医匠"。《内科疑难病诊断——协和医生临床思维例释》这本书，仍在继续积累素材，以期出版更多的续集，给更多的医生、医学生展示协和式的临床思维。

自省、专注和慈悲

老协和不只是那栋带有博物馆、冷藏室、动物室和组织学实验室的解剖学系三层小楼，或者是藏有 5 万篇德语论文的图书馆、那些拥有约翰·霍普金斯大学、哈佛大学等名校博士学位的老师，更重要的是，老协和还有一种不可言说的科学探索精神。这种精神弥漫在整个校园，造就了它独特的专业科学气质，也是理解协和人的最合适通道。

当 100 年前"专业化"在美国的医学院校都还很新鲜时，协和学生的基本课程就由这些领域的专家来教学了。解剖学教师是步达生，生物化学教师是吴宪，生理学教师是林可胜……他们不仅是国际知名的医学科学家，还在协和的实验室中继续进行前沿研究。客座教授们又各自把国际医学的最新发现带进中国，进一步激发了科学研究的气氛。在面对这些浓厚的学术氛围时，学生作出快速反应并积极投入其中。

有美国学者评价："在 20 世纪二三十年代，中国人建立了一个高度自主的、自我更新的专业科学群体。构成这个群体的教育和研究机构直接受到美国科学经验的影响……这些主要是通过两个资金充足的机构做到的：洛克菲勒基金会的洛氏驻华医社、中国促进教育和文化基金会。"

因为身在科学圈，有着普世一致性的追求，中、西文化的不同背景差别可以退而其次，科学家之间变得更能合作。步达生和著名地质学家丁文江是好朋友，步达生去世时，丁文江说，与对科学真理的探求相比，国家、种族的概念微不足道。刘瑞恒在国家卫生署时经常接受兰安生的咨询建议，并一起在上海的酒吧庆祝新年，他们的友谊保持了40多年。后来，协和的学术渐渐从西方教员身上向中国人、协和学生转移。黑热病作为一个最具挑战性的研究项目，通过数位教员、学生的研究，到1940年，引起黑热病的杜氏利什曼原虫在中国的传播链条基本确定下来：从狗到白蛉。根除该病，只需要灭绝黑热病狗和白蛉。黑热病研究展现出西方人与中国人，教师和学生之间跨国界、跨年龄的合作典范。

有人描述，协和毕业生除了"扮演领袖的角色"外，都过于美国化，与社会隔绝，不能适应现实问题。形容他们"在高墙内过于密闭""寺庙般与世隔绝"。在混乱年代，协和犹如一个自给自足、独立于纷扰之外的孤岛，专心于科学及教育的进步。1942年，日本关闭协和医学院，协和护理学校在聂毓禅的带领下，转移到西南的成都开张。协和医学院没有能进行类似的集体迁移。原因之一是，缺少一位有力的领袖，时任协和校长的胡恒德，当时被囚禁在北京。

协和人几乎不以政治为归依，更多地选择以个人隐退的方式应对动荡，保持低调。大概唯一真正影响到协和学生的示威抗议，是由1925年5月30日的"五卅惨案"引发的全国运动。当时，林可胜带领学生走上街头抗议，但很少有协和人像林可胜那样，将医学学术和爱国主义集于一身。后来在台湾地区发展的1929届毕业生卢致德回忆："大部分都想继续学习，在规定的时间内完成学业，拿到学位，而不是为政治浪费时间，他们还不理解那些不同的政治观点是为了什么。"

协和人更多地归属在一个专业学术群体内，其特点在于学术性，而不在于政治敏感度。他们在自己的专业领域内精进求索，用一种独特的协和方式面对专业、面对病人、面对自己，以及面对外界动荡。

专业群体内的协和处世方式

"文革"期间，妇产科专家宋鸿钊被当作反动权威拉去批斗，他站在高凳上，一站就是几个小时。但批斗会一结束，他马上戴着口罩回到病房。有一次，学生杨秀玉忍不住问他："他们都批斗你什么？"宋鸿钊笑说："我也没听清楚，我光顾着保持平衡来着。"身处在极端的荒谬之中，他还是尽己所能，保持了一个医学学者独立的内心世界和尊严。

在《老专家谈医学成才之道》中，因在研究绒癌方面取得成就而被评为院士的宋鸿钊，回顾了从1949年起的艰辛研究之路，感觉最大的困难是传统观念产生的阻力和人为的困难："长期以来，恶性肿瘤有了转移，就是不治之症，医生不再治疗，这已成为一种天经地义、理所当然、无可非议的事情。而绒癌这样高度恶性的肿瘤，有了转移还想治疗，又要保留病人生育功能，难为人们所理解，而只认为是'痴人说梦''想入非非'和'狂妄之举'，是个人名利思想作祟。因之，这一工作开始不久，即遇到阻力，不仅绒癌的病人难以入院，化疗后病人血象下降，需要输血，也被认为是浪费，发生了一些问题，更是备受指责和讽嘲。"

刚开始研究时，疗效不够好，极晚期病人死亡多，有人造舆论说绒癌病房是"死亡病室"。研究绒癌在"大跃进"时才公开，后来取得一些成果仍被视若无睹，认为是虚夸的"大跃进"产物。后来许多事实让他们不能不信时，又说"这种肿瘤本易治疗，正巧你们碰上了"。

绒癌在1956年列入国家科研规划肿瘤研究专题，但到了1963年修订时，绒癌项目被取消，自此科研经费一无所有。在"文革"中，绒癌研究被诬陷为"拿病人做试验"，是"杀人的罪行"，研究被迫中断，一些重要研究资料丢失，用以试验的动物则被处死，一些可以救治的病人不幸死亡。这时的宋鸿钊最感谢的是病人，"他们及时给予鼓励，主动写了保证书，自愿配合治疗试验，有的病人不幸不治身死，家属不但无怨言，还含泪提出捐献病人尸体，进行解剖研究，尸检率高达65%"。

宋鸿钊的这篇长长的回忆文章，展现了协和为医的3个词：自省、专注和慈悲。在自省之中，是内化的自我审视、精神独立；在专注之中，有勤奋，有不断探究问题的精神，还有对病人的关注度；在慈悲之中，是对医生这个职业的理解，对病人、对生命的态度。对于一个为医者来说，自省不断优化着他的关注领域，专注决定了他的关注深度，慈悲则是背景和色彩。最后产生的是整体内化的行动，一种清醒的理智，一种生活的方式，一种为医者安身立命的生活版本。

1929 届的协和毕业生、中国著名热带病学家钟惠澜，虽然本职专业是热带病学，但在 20 世纪 50 年代，他就开始积极主张避孕，实行计划生育。即使在马寅初的人口观点遭到不公正批判时，钟惠澜仍直言说："作为党的正直朋友，我坚持我的观点。"他受过政治冲击，但他说："这算不了什么，我不还是政协常委嘛！该提什么意见不还是照提嘛。"

一向远离政治的林巧稚，在知识分子的思想改造运动中，被确定为"思想改造"的典型。但即使在运动的强大压力下，她依然尽己所能地做到平实、客观、理性，依然只谈她关心和了解的妇产科专业，没有违心地去揭发所谓老协和推行"美国文化侵略"的罪恶，没有违心地全部否定协和的历史。在 1957 年的风暴中，林巧稚在"大鸣大放"中，关心的是最实际的问题，即中国妇女的健康问题，她对放宽人工流产限制这样的专业技术性问题提出了意见。"文革"中，林巧稚作为"资产阶级反动学术权威"被发配到绒癌病房做护工，清洗便盆、倒痰盂。满头白发的她默默地干着这些粗活，像看病一样认真。在艰难的日子里，她悄悄给已停职停薪的细菌学家谢少文送去一笔钱，用英语写道："这不是钱，这是友谊。"

那时的协和人，自己心中有一套独立的标准，尽己所能，不为外界所动。他们要求的其实也很简单：做个好医生、给病人看病、追求专业、追求科学。也是因为评价标准可以非常客观，一位医生从本质上终极面向病人的反馈。在这种职业本质的追求和塑形下，自省也变为可能。曾研究过改革开放前的中国医疗政策的戴维·兰普敦说，在 1959 年到 1960 年的"大跃进"期间，"医生工作的机构越是受人尊敬，他的专业地位越是以研究为导向，他就越少受到'大跃进'运动的影响"。

书一定要看，病人一定要看

在协和校友沙龙对话中，主持人问嘉宾沈悌："协和的学生生活是非常充实的，老师的讲课又是那样令人陶醉。那在'文革'期间学业有中断吗？听说在有非常热闹的政治活动时，您和一些同学还坚持去图书馆学习？"

　　沈悌回答："当然中断了，从 1966 年到 1968 年几乎没有上过课。每天起床以后刷牙、洗脸，吃饭前要排队早请示，每天读报、讨论的就是最高指示。有时候最高指示半夜 12 点来了，我们就到天安门游行，一直走到北大，然后天亮再回来睡觉。不是大家热衷于政治活动，是形势所迫必须参加。但毕竟大家还都是学子，都是愿意学习的，只有个别人死心塌地闹'革命'。当时我还是挺想念书的，也想学外语，就晚上到老楼西门的图书馆，先在门口看看报，表示关心政治，再看没有人，就进到楼里翻翻书，同学之间是要相互回避的，因为露馅儿要受批判。当时就是这么一个环境。但是有一个人特别胆大，就是谢少文老先生，他是我国微生物学的鼻祖，是在内科做到主治医生的时候转到基础学的。老先生是真的做学问，抗美援朝的时候上过前线，但在'文革'时期，作为反动学术权威，要接受劳动改造去扫厕所。那个时期协和的厕所是几十年来最干净的。"说到这里，下面一片热烈的掌声。

　　主持人又问："那个时代的人在谈起前途的时候总说'两眼一抹黑'，您当时有没有想过自己的学习目的和未来的前途？"

　　沈悌答："老前辈张孝骞教授当时在协和医院扫厕所，我亲眼看见病人去跟他请教看病，老先生回答那些问题是要胆量的。让你劳动扫厕所你看病，这是不听从红卫兵的指示。但他还是不管这些。老一代的协和医生确实把这个职业作为生活中的第一件要事。饭少吃点没关系，书一定要看，病人一定要看。现在条件好了，但习惯仍然没变。现在协和的老一辈教授周末还是要到协和来，他觉得生活中缺了这一点就不行了，因为这样，所以协和专家才能够成为顶尖的人……"说到这里，又是一片热烈的掌声。

　　"书一定要看，病人一定要看"，这是排在老协和人生命中第一位的事。张孝骞在世时，虽已是医界泰斗，但他仍孜孜不倦地读书学习，"胜过一个正在求学的大学生"。多少年来的星期天上午，他都是在图书馆中度过的。在家的空闲时间里，他也总是读书。他擅长消化系统疾病，但对临床生化、临床免疫、内分泌、肾病等方面的新理论、新进展也常有涉猎，以追踪世界上的最新进展。

　　　　1980 年 10 月 21 日，星期一，晴、西北风：上午赴院，颇觉空冷。在图书馆看了新书。下午看 *Hypertension Pt*（《高血压病人》）一书。
　　　　1980 年 11 月 17 日，星期一，晴、阴：上午赴院，与余光明共找关于

Progressive Systemic Sclerosis① 的文献，并讨论很久。

　　1982 年 1 月 10 日，星期日：上午步行赴院，先在图书馆看新书，后复几封人民来信。

　　1982 年 1 月 26 日：连日阅肝病的免疫问题，深感兴趣。

　　1984 年 8 月 1 日，星期三，晴、热（34℃）······开始读 Cannon 的 *The Way of an Investigator* 并做笔记。

　　8 月 2 日：终日看 Cannon 的 *The Way of an Investigator*，很有教益。因为做笔记，进度较慢。

　　8 月 3 日：整日看 Cannon 的书，很多至理名言，做了笔记。

罗会元教授在张孝骞教授逝世后撰文回忆："今日遗传学已经成为世界医界的热点。但早在'文革'之前，协和的张孝骞，当时是内科主任，就意识到医学遗传学与免疫学的重要性。"

对于那些从事科学的人来说，方法要求客观，要求对工作专注，要求仔细权衡，要尽力发掘出相反的可能性，要求自我批评与否定。它不允许一个人随心所欲地考虑问题，也不允许因一时心血来潮抓住一点而不计其余。它的特异，就是怀疑与问难的态度，就是得出普遍性结论时的谨慎，就是下断语时不忘记说明限制和条件。"我，作为一个思考着的人，通过一种内省的行动，来关注对我本人的个体存在的理解问题，抓住事实的真相。"用这段话来说明协和人的自省和专注，也许是再合适不过的了。

雅斯贝尔斯的大学理念中，也有关于自省、专注的气质论述：

○ 关于自省：一种远离现实事务舞台的生活，因为被一种好学深思的激情所支撑，而富有意义。这是一种内化的行动，是行动在自我约束基础上的一连串凯旋。远离约定俗成的言说方式，远离陈规和傀儡的把戏——远离所有一切只是前景和表面的东西。

○ 关于专注：如果工作并不限于简单的无休止的埋头苦干，如果工作还有更深刻的含义，那它需要的是借助另外一些不是单靠一腔热情就能获得的东

---

① 进行性系统性硬化症。

西。凡是从事理性的科研工作的人，必须得是对自己的工作始终都念念不忘的人，必须得是彻头彻尾地沉浸在工作之中的人。他的整个生活方式对于他的想法来说都是一个必要的保障条件。尤其是对那些需要一丝不苟地对待的想法。有一些人，他们有不错的想法，但由于不够专注，这些想法也就渐渐被遗忘了。

来自内在的指引

在《天堂没有路标》这本关于林巧稚的传记中，有这样一段话："日复一日地面对仿佛永无尽头的疾病，面对一个个因疾病而痛苦不堪的女人，即使是医生，即使有着更坚强的神经系统，是不是也有厌倦和疲惫的时候？可无论什么时候，林巧稚总是和悦地接纳、善待每一个人。她所做的一切不仅出于道义和责任，也源于她的信仰和内心的需求。能够为别人所需要，能够帮助和给予别人，使她的生存有了明确的意义。身体虽然累乏，心灵却平安而宁静。"

在协和医院的病案中，至今仍保留着张孝骞与河南省延津县丰庄农民赵玉兰的通信。赵玉兰在协和住院期间，被确诊为慢性活动性肝炎。临出院时，张孝骞再三叮嘱：回去后常写信来，及时报告病情。

张主任，按您的治疗方案用药，现基本情况尚好，我们全家都很感谢您……

张主任，我想和您谈谈内心话，您在中国内科方面是最高的……

在 1973 年 12 月、1974 年 11 月和 1975 年 10 月的三次回信中，张孝骞写道：

建议做血小板计数，如果低可暂停服 6MP，血象回升再试服，服克尿塞时须补钾……

两次低热大约和原病无关，治疗方面无须更改，仍需查血……

病情稳定，不必来京复查，建议酌情减剂量，尽量避免感染和发热……

1892 年，奥斯勒在明尼苏达大学医学院的新院舍启用典礼上，对医学生演讲说，医学这门学科"需要高度整合心智与道德，让人求新、务实并有慈悲"。在他看来，医生追求的应是思路的清明、心地的善良和心灵的平静。

美国有一家报社，曾举办过一次"在这个世界上谁快乐"的有奖征文，其最佳答案有4个，而居首位的竟是：历尽风险开刀后，终于挽救了危急患者生命的医生。

一位协和医大的毕业生在当住院医生时，轮转到杨秀玉手下。一个月以后，她下决心把自己学了8年的专业废掉，从此不做医生。她说："因为我没有杨大夫那样的境界。我做不到像她那样，把医学、把病人当作生命中的头等大事，所以，我注定不会是一个好医生，在医学方面，也注定不会有她那样的成就，所以我不如趁早放弃，去干别的，好有工夫享受青春、享受生活。"这件事杨秀玉当时并不知道，后来，当得知这位学生放弃医学的真正原因时，杨秀玉吃了一惊，因为她知道，对于一个学了8年医学且在协和医大获得博士学位的年轻人来说，放弃是多么可惜。但是当她知道那位学生因为转行而生活得安逸轻松时，她什么都没有说。因为她在协和干了一辈子，她太知道这中间的艰辛了——对于一个年轻人来说，如果希望安逸和轻松，做医生确实不是一个正确的选择。在今天的协和，它仍然集聚了一批与杨大夫有着相似气质的人。

行医对某些人来说，或许是烦恼、操心，是一辈子的困扰。对有些人，则是每日的喜悦，是可以造福人类的快乐人生。读一读下面这段话，也许能够解释今日医生为什么普遍丧失了从业的幸福感。"科学最需要的其实是一种方向感……离开了它赖以生存的信仰问题，科学既不真实也无生命。如果知识本身变成科学的最终目的，那么科学也就失去了意义。指引必须来自内部，来自所有科学的最根本之处——来自求知的绝对意志。把科学看作道路而非终点，许多由于求知而生的沮丧情绪其实是由于丧失了内在的指引。"

杨秀玉当年参加江西血防医疗队，在江西整整待了一年，跟外科医生一起切脾，病人脾脏一切开，全是血吸虫。在血防队的一年中，因为条件太艰苦，她的肺结核复发，队领导体谅地允许她回北京休养，但她拒绝了。她说："当年大家都这样，也没什么可说的。这就是价值观的问题。当病人需要你的时候，你却躺在家里享清福，这不是我的价值观，也不是协和对我的教育。那个时候，产科值夜班，大夫睡在产科库房的架子上。^① 值一个夜班，第二天照样精神抖擞地上班，36个小时不休息，只要急诊一个电话，病房一个电话，马上跑过去。那种生活确实艰苦，但如今回忆起来也有许多乐趣。"

并非只有名医才有的协和气质

自省、专注和慈悲并不只是几位协和名医的气质，也不只是正统协和毕业生才有的气质。张之南写过一篇文章，讲述了协和精神来自哪里。他说："有一种错误的概念：一提到协和就以为专指协和的毕业生，一说到协和精神就认为那要看协和一些知名专家做得如何。"但其实，"协和人"不是少数人的专有名词，而是所有在协和工作的人，包括从其他学校考入协和进而工作的人，包括许多辅助科室的平凡协和人。"没有高水平的检验科、放射科，就没有高水平的内科诊断。没有高水平的麻醉科和手术室，就很难做出高难度的手术。没有高水平的后勤工作，就不能保证高水平的业务活动和高水平医院的运转。"

马家润曾在协和病案室工作41年。他一辈子守在协和这一个单位，盯着一个摊儿。他从协和病案室退休后，仍经常回协和看看。在马家润看来，医院接收一个病人就应该对这个病人负责，哪怕只是到急诊室换个药，医院都有责任保管好病历。

张之南在内科做实习医生时，启蒙老师是当时的住院医生何培昆大夫和黄大显大夫。

> 记得有一次跟着住院医生去查房，向一个病人解释病情，我未假思索地脱口说出一个俏皮话，没料到病人脸色一沉，勃然大怒，把我吓得不知所措。事后带我的住院医生对我说："大夫与病人之间是一种特殊的人际关系，不管你是否年轻，在病人心目中你是大夫，你的话就有特殊的分量。有些话你无意说，但病人有心听，所以对病人说话要特别注意内容和技巧，绝不能在谈论病情时开玩笑，说俏皮话。"
>
> 又有一次，我跟主治大夫早上巡诊，来到一个肝硬化病人的床前，病人

---

① 当时协和医院所有的大夫下了夜班，就在库房睡觉，人躺在库房的货架上，没有正式的床。

突然呕血，站在主治大夫身后的我下意识地向旁边一闪，但就在此刻我的上级大夫却俯向病人帮助他擦拭，紫红的血沾染了一身。这件事对我震动很大。我想：虽然我的白大褂是洁白的，但我的内心是不干净的，主治大夫虽然弄脏了白大褂，但他的心灵是干净的。我的上级大夫很可能根本不知道站在他身后的我在这一刹那想些什么，然而就是他向前这一瞬间的行动，对于初进临床的我已是莫大的教育。

几年之后，我做了主治医生，有一天发生了完全同样的一幕，当病人大口呕血时，我毫不犹豫地俯下身去用痰缸接呕吐物，用毛巾给他擦嘴，当然，也弄得我满身是血。事后，跟着我的实习大夫告诉我："您的行动像是给我们上了一堂课，大夫怕不怕病人弄脏了自己，是躲闪还是向前，病人会有多么不同的感受啊！"我体会到上级大夫对下级大夫的影响有时是无形的，身教往往胜于言教。

在协和，对每一岗位的每一个人，一层对另一层都有严格的要求。当年我做实习大夫、住院大夫的时候，上级大夫对我的病历有严格要求，就连用词是否恰当，字迹是否清楚，署名签字能否辨认，样样都不放过。到了我做老师，我对学生及下级大夫又说："必须永远记住：病历是写给别人看的，而不是自己的笔记。必须让别人看得准确、明了、舒服。"

一个诸事凝结的传奇

　　曾有不少人与机构想复制一个协和，但"协和"似乎是独一无二的一所医学院加医院，一个独一无二的百年故事。即便有时掺杂着负面声音，它仍旧凸显着在中国众多医学院校中的高辨识度和连贯性。它的独一无二，不仅体现在其古典的建筑、长方形的院落、屋顶飞檐上翡翠般的琉璃瓦在北方的阳光下闪着异质的光芒，也不仅在于，1941年12月被日军占领之前，它曾是亚洲最先进的医学中心、世界上最出类拔萃的医学院之一。

　　悲观主义者会说，学校成立之初创建者的远大理想现已付诸东流。而乐观主义者会说，它培养了那么多医学家、管理者、医生和护士，为西医在中国的传播奠定了基础，是对创建者4 500万美元巨额投资的绵延不断、跨越时空阻隔的回报。

　　一位国外学者在研究协和历史时，写下过这么一段话：协和"留下的各种纷繁的表象，表现了这个机构不断出现的模糊性。如同万花筒中的景致，不停地聚合分散。从无私到伪善，从参与到孤立，从利他主义到家长作风，一切取决于观察者的视角。矛盾中有永恒，也有变化"。

　　"协和"是一个彼时彼地诸事凝结而成的传奇，是历史的大河恰好流经某处，人、财、理念、历史时机等各种力量交织塑形之下涌起的独特波澜。

一名家长式疼爱协和的支持者

让协和得以成立和坚持的一群人之中，洛克菲勒二世是最突出的一位。他一直是"协和事业"的忠实鼓吹者，一名家长般疼爱、偏爱协和的支持者。

在中国建造一所如协和这样的现代化医学院，是一件连《纽约时报》都会追踪报道的重大项目。作为洛克菲勒基金会第一任主席、洛氏驻华医社主席，他密切参与了"协和项目"的所有决策：从"中国会议"到派出考察团、在北京购置地产、放弃上海的地产，到建筑师的选择及批准令人震撼的建筑风格，为逐步升级的建造费用辩论，挑选第一任协和校长……

1921 年的中国之行，他有着双重身份——标准石油公司的继承人及第一位全球慈善家，"我父亲和我很高兴有幸帮助这个伟大的国家建立商业。把我和中国联结起来的第二条纽带，就是人道的或慈善的纽带"。由于最初他参与了诸多与协和有关的决策，对协和的认同感伴随了洛克菲勒二世的一生。在 1921 年的协和开幕典礼上，他怀着一种"家长式"的感情把协和称为"婴儿"。他打造了并支持洛克菲勒基金会在中国的事业长达 50 年之久，几乎主导了基金会对中国投入的整体策略。

1921 年的中国之旅中，他在北京两周中的大部分时间都用来考察新建的协和，讨论协和的预算。由基金会独家资助在中国建立一所卓越的医学院，这是基金会当时最大的国际承诺，仅次于对美国洛克菲勒医学研究所和芝加哥大学的投入。

是的，在早期，盖茨确实为中国医学项目带来了新理念，但在中国的工作还未开展，盖茨就疏远了这个项目，留下洛克菲勒二世成为基金会圈子中最主要的"中国鼓吹者"。1917 年，盖茨从洛氏驻华医社辞职，他觉得传教士被排挤、北京协和医学院的设计过于复杂。到了 1927 年，他甚至完全反对洛克菲勒基金会在中国的项目，反对将可用来资助 5 所医学院的钱全部用于中国的一所北京协和医学院。

到了后来，洛克菲勒二世既非洛氏驻华医社成员，也不是协和医学院的董事，但只要涉及协和或中国的问题，他的意见都会由继任的洛克菲勒三世转达。洛克菲勒二世留在那些文件上的笔迹，表明了他对这些事务的持续关注。在洛克菲勒三世进入基金会后，如果感觉关于中国方面的某个问题需要解决，会略作总结，然后请父亲写给当事人。洛克菲勒二世给顾临的信,给胡恒德的信都展现出了这样的沟通过程。

1947 年的协和复校预算讨论会,此时已 70 多岁的洛克菲勒二世的参与,相当引人注目,尤其是他还负责着其他项目,比如修复威廉斯堡、修建洛克菲勒中心。除了基金会给中国的捐赠,洛克菲勒二世个人还捐了大约 1 000 万美元给其他与中国有关的项目。基金会从来没有给美国之外的其他任何一个国家提供过如此慷慨的捐赠。到 1950 年止,相比于给中国的 5 400 万美元的捐赠(其中 4 500 万美元给了协和),给排在第二位的英国的资助还不到 1 000 万美元。

单用出于经济或文化的帝国主义目的,并不能解释洛克菲勒对中国的兴趣。它是洛克菲勒一家对中国商业、文化和宗教兴趣的复杂混合。在这背后,是一整个时代背景,我们有时也称之为"历史时机"。

美国历史学家入江昭曾提出"文化国际主义者"一词,涵盖艺术、宗教、科学和商业诸多方面。每一代洛克菲勒人都有着非同寻常的"国际想象力",一部分是因为标准石油公司在全球的贸易,赋予了他们全球性的世界观,另一部分是因为他们先进的慈善理念。除此之外,还有洛克菲勒二世对亚洲文化的浓厚兴趣。

洛克菲勒二世及其妻子喜欢亚洲艺术,尤其喜欢中国瓷器,"研究它们是一种娱乐和消遣,我已经非常喜欢它们了。这种嗜好尽管费钱,却是清净的,不外露又不喧闹"。他的办公室里陈列了很多中国瓷瓶,毕生收藏达 400 多件,大部分在去世时捐给了大都会艺术博物馆。他最骄傲的是明朝和清朝康熙年间的瓷器收藏。

1921 年,洛克菲勒二世一家人进行了一场为期三个月的东方之旅,除了参加协和开幕典礼,对亚洲艺术、景观园林及宗教的兴趣,是使他们踏上这场艰巨旅途的动机之一。在乘坐"亚洲女皇"号轮船横渡太平洋的旅程中,他们勤勉地阅读有关亚洲的书籍。"标准石油公司的中国名字叫美孚,意思是美丽、聪明。"洛克菲勒二世在寄往美国的信中写道。眼前的中国在政治上尚不稳定,在思想上颇具活力。在中国、韩国、日本访问佛教寺庙和园林时,洛克菲勒二世的妻子开始收集这三个国家的雕塑和手工艺品。在缅因州的宅邸,她建造了一个两层空间的"佛堂"。她在另一处夏季别墅里,建造了一处亚洲式的东方花园。

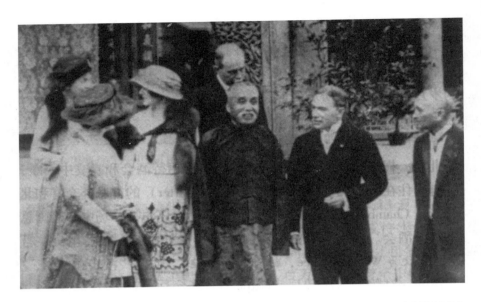

▲ 1921 年，洛克菲勒二世及随员在北京总统府。前排左起：洛克菲勒夫人、洛克菲勒小姐、中华民国总统徐世昌、洛克菲勒二世。

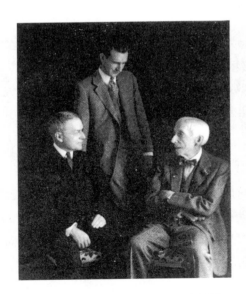

▲ "洛克菲勒三代"：老洛克菲勒（右）、洛克菲勒二世（左）、洛克菲勒三世（中）。

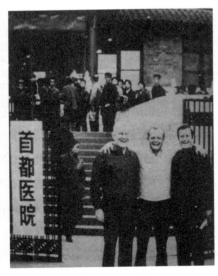

▲ 1951 年合作停止后时隔多年，洛克菲勒人再次来到北京协和医院（当时名为"首都医院"）。

洛克菲勒二世之子戴维·洛克菲勒，在回忆录里谈到1921年的这次旅行对父母的意义：

　　对他们两人而言，这都是一次影响深远的旅行：他们对亚洲艺术的兴趣更深厚了。从相遇的三种文化中，他们成了陶瓷、织品、印刷品、绘画和雕塑的收藏家。更重要的是，父亲确认，美国的慈善事业在中国的现代化中发挥着重要作用，而美国传统的传教活动则已过时，和中国的需求没有什么关系了。父母各自的经历，不仅对他们有深远的影响，对我和我兄弟的生活也一样。

在访问北京期间，明陵的现状令洛克菲勒二世很是忧虑，他立刻捐款修缮明陵。情绪不外露的洛克菲勒二世写信说："在中国时，想到那些美丽的寺庙、宫殿慢慢朽烂，毫无修复或保存的希望，我几乎痛哭失声。"他一直扩展着对中国社会情况的了解。到了20世纪30年代，他的眼光开始超越北京协和医学院，对中国表现出了更广泛的兴趣，采取了更民粹的路径。他在纽约见到中国平民教育运动的创始人晏阳初时，深受吸引。他邀请晏阳初夫妇到缅因州的夏季别墅，和其家人一起度假。

在1921年之旅结束后，洛克菲勒家族连续有四代人游历北京，并在北京协和医学院留影。三代洛克菲勒继承人之间，关于中国与协和，进行了几乎长达半个世纪的通信。1960年洛克菲勒二世离世，很多人把他和纽约市联系在一起——洛克菲勒中心、联合国大厦、现代艺术博物馆、河滨教堂、回廊修道院……但协和医学院，是洛克菲勒二世的第一个重大国际慈善项目。

一种专家治理、科学决策的工作方法

除了有充足的预算支持，有强烈的信念和东方文化情结为基础外，协和的幸运还在于"专家治理"：设计整个协和项目的都是100年前当时美国最顶尖的教育家和医学专家，他们带来了专家洞见的同时，也提供了科学决策的工作方法。

洛克菲勒医学研究所建立之初，以及设立其他医学和教育项目时，基金会便吸引了一批当时在美国教育界和医学界最有名望的专家，组成了其慈善事业的领导层和智囊团。他们有着"洛克菲勒人"的典型特征：白人、男人、新教教徒、盎格鲁 - 撒克逊的文化背景，对"社会应该是怎么样的""富人应该对社会承担什么责任""如何改造社会"等问题有着相同的政治与文化观念。这些人包括哈佛大学校长艾略特，芝加哥大学校长贾德森，美国医学界的两位领袖人物：约翰·霍普金斯大学医学院院长韦尔奇、洛克菲勒医学研究所所长西蒙·弗莱克斯纳。在 20 世纪初的美国医学教育改革中，约翰·霍普金斯大学医学院成了全美医学教育的榜样，支持改革的资金则来自洛克菲勒基金会。

此时，洛克菲勒基金会正在寻找中国项目，这批专家自然成了中国项目的顾问。美国医学界的两位领袖人物在 1915 年亲自出马，为"中国的约翰·霍普金斯"确立办学方针、教育标准。洛克菲勒二世则在 1921 年参加协和开幕典礼时，再次邀请考察团专家之一韦尔奇同行。经过多年的医学项目合作，洛克菲勒二世非常敬仰这位医学教育家。后来，他给韦尔奇的信中写道："我觉得除了我的父亲，没有任何其他人可以比拟我对您的深情。"作为当时美国医学教育改革的领军医学院院长，韦尔奇分别在 1915 年、1921 年两次到访中国，给协和创建提供了关键的专业建议。他亲自在约翰·霍普金斯大学挑选前往协和任教的教师，在将其招聘来协和之后，关注这些人的事业发展，并协助其回美国后的职业发展。

行业专家的参与，使得基金会从寻找项目到政策界定，都体现了专家们的一流科学观念和教育观念。仅仅为协和项目而进行的实地调研，就先后派遣了 4 次专家考察团。由专家进行详细实地调查，得到制定政策所需的第一手资料，成为洛克菲勒基金会"科学慈善"的标志，确保项目建立在尽可能"理性的基础"上。

从 1901 年建立洛克菲勒医学研究院开始，到在美国南部进行的钩虫调查防治项目大获全胜，洛克菲勒基金会的医疗事业很快扩展到了南美洲和亚洲。在创办北京协和医学院之前，基金会已经开始在中国南方进行关于血吸虫和钩虫的调查。它的慈善视野从一开始就面向全国、面向国际，并希望能彻底根治社会问题，促进科学、教育和公共卫生发展，根除产生社会疾病的病源。当时，西方崇尚"科学医学"，将发展医学和公共卫生作为解决社会问题的路径。基金会在初创时，几乎将全部资金投入到与医学有关的项目中。卡内基基金会促成了"Flexner 报告"，又与洛克菲勒基金会一起共同支持了美国医学教育改革，到北京协和医学院成立时，则达到了新的高潮。

从国内到国际，从医学研究到公共卫生，洛克菲勒基金会成立不到 20 年，便建立起了一个整体战略体系。北京协和医学院不只是一个孤立的项目，它在设计之初就有着美国顶级专家的参与，在招聘师资时可以从欧美选拔人才，在规划研究项目时可以获得人力、物力、理念的全面支持，其中"北京人"、定县项目、助产学校都是这样的典范。在其长远规划蓝图中，协和是所有中国医学院的最高衡量标准，也是全中国甚至亚洲医生和研究人员深造的中心机构。在协和背后，为其提供理念、工作方法、人才、资源支持的是一整张全球医学战略大网，有着更广泛的全球视野和蓝图作为支撑。

一个呼唤科学的历史时刻

再看当时的中国，五四运动之后中国人对科学思想的迫切需求，期待西医能够带来科学思维，能强大国家，这也是难得的历史时机。

用科学解决美国的社会问题，最突出的贡献是在公共卫生领域。洛克菲勒基金会在黄热病、钩虫病等疾病上的防治成功，向人们展示了科学的实用价值。它让人们相信，在未来，"科学医学"有力量消灭任何疾病。科学从象牙塔或实验室中释放出来，成为万能的"应用科学"，可应用到社会管理的各方面：政府立法、公共卫生和教育改革。

清朝最后几年的维新运动和紧接而来的辛亥革命，为新文化运动开辟了道路。受过西学教育的新兴知识阶层形成气候，给洛克菲勒基金会来华提供了机遇，也决定了中国新型知识分子与基金会合作的可能。胡适和地质学家丁文江是积极参与鼓吹科学的重要人物，他们深受西方思想和科学主义的影响。胡适一生孜孜不倦地谈论科学方法，他所说的科学方法既是一种"实验室的态度"，又是一种思维术。他把这种方法视为"普遍法则"，运用于各个领域。

西方医学所代表的科学方法，是中国摆脱"东亚病夫"形象、成为一个强国所急需的救国手段。中医与西医的关系，一度成为不同意识形态和不同政治目的对立的焦点所在。批判中医始自维新运动的倡导者郑观应和梁启超。辛亥革命后，新一代知识分子跟随潮流，希望改造传统文化，建立新文化。当时，有一种观点是，日本维新运动的成功和社会进步，与接受和发展西医联系紧密。梁启超说："医学在促进科学精神上的影响，可以通过日本的经历来说明。日本最先与西方文明的接触是通过荷兰人，并且主要是通过医学。这在今天的日本被称为'兰学'。科学的精神和方法反过来促进了这个岛国物质和社会的进步。对中国来说，日本的经验值得客观地借鉴。"

1933 年，胡适受北京协和医学院代理校长顾临的委托，为西格里斯（Henry S. Sigerist）的《人与医学》（*Men and Medicine*）中译本作序。胡适写道："我们东方人根本就不曾有过自然科学的文化背景。"他认为在中国这样做骈文、律诗、赋、八股文，静坐讲理学的知识阶层中，绝不会产生出维萨里、哈维、巴斯特这样的医学家。读了这本书"再回头想想我们家里的阴阳五行的'国医学'，在这个科学的医学史上能够站一个什么地位"。

中国现代知识分子推动西学传播，既受西方科学主义的影响，也是在鸦片战争后对自身文化的反思，他们希望用西方模式重塑中国。公共卫生被介绍到中国后，改善了城市居民的卫生条件，也防止了传染病，更有助于加强西医的好形象。一场灾难性的肺鼠疫于 1911 年前后在东北爆发，成为推动西医在中国传播的一个契机。疫情最初发端于满洲里，后到达北京，半年内夺走 6 万条生命。西医、公共卫生被视为"强身、强种、强国"的政治武器，强国必先强种。比如英国自工业革命以来，在公共卫生、医疗和医学教育方面推行种种措施，保证了国家的强大，进而才可能征服人口为其数倍的中国。

北京协和医学院在五四运动发轫时出现，也许是一个令人回味的巧合。协和创建时，正是一个各种观点、思潮勃兴的时代：对西方科学的崇拜、对中国传统文化的摒弃，以及政府政策的变化。洛克菲勒人推崇的科学正是五四运动的口号，北京协和医学院的西方"科学医学"，被新式知识分子当作改造旧文化的工具。

在改变中国的大趋势中，洛克菲勒基金会希望扮演一个重要角色，他们选择了高标准。只有高度代表西方科学的"现代医学"，才能改变中国人的思维和生活方式。如同南开大学校长张伯伦曾向盖茨解释的:"这样的项目越深刻,其性质越不可或缺,中国人保留它们的时间也就越长。可能取代中国人的传统思维方式和精神的,只有那些最久远、深刻而基本的努力。"

基金会当时确信,中国如想进步,必须学习现代科学。能给予中国人的最好礼物,就是科学精神和方法的示范,在中国建立协和医学院,就是建立这种示范。"假设每个中国人,能够用科学武装自己,强大到足以重新振兴其政府,然后重整中国社会而不需要额外的帮助"。中国知识分子对科学的推崇和对中医的批判,又鼓舞了基金会,这些人对协和项目的参与,更是对基金会理念的支持。1930年左右,协和毕业生已开始在医学、公共卫生方面崭露头角,这让基金会更有信心。只是,五四运动之后大量的知识分子逐渐抛弃了"科学救国",选择了更为激进的道路——革命。这与洛克菲勒基金会用科学来改变中国的路径,逐渐分岔。

一个具有可塑性的时刻

此外,中国当时处于一个"可塑性时刻",政府软弱,无法控制外国机构,给基金会和外国改革家提供了"千载难逢的机遇"。政府也希望在国际上建立一个开明、革新的新形象。基金会派出的两次医学考察团受到了当时北洋政府总统袁世凯、副总统黎元洪的接待。协和医学院动工后,中华民国大总统徐世昌致电洛克菲勒,并亲自出席了协和开幕典礼。

当然,这种"可塑性"也存在着另一面:意味着政治上的持续变化和动荡。政府的软弱,又使得它无力为这些机构提供在中国发展所需要的稳定支持。洛克菲勒基金会希望在中国建立一个持续性的项目。洛克菲勒二世也曾说过,医学是"无党派的、无论在何种政府之下人民都会有兴趣的工作"。专注于传授最新的科学医学,脱离了当时中国社会沉重的一面。但在实现的过程中存在着诸多波折,首先面临的挑战就是,缺乏在不同文化环境中管理跨文化项目的经验。中国当时政治动荡加上内忧外患,也使得实现一个如此长远的计划几乎是不可能的任务。革命和战争,又使得协和的发展轨迹几度被打断,在设计模式之初,变数之大,始料未及。

但就像历史学家资中筠形容的:洛克菲勒基金会的主要特点就是,不管中国的条件如何动荡，依旧坚持不懈。即便是在战时的中国，一封封信件定期交给基金会的纽约总部，但这些来自战时中国的悲观报告，并没有让基金会停止在中国的项目。即便第二次世界大战结束带来的乐观情绪，很快就被解放战争爆发所冲击，他们依然制订了协和医学院的复校计划，"试图克服所有困难以保持其希望之火不熄"。

在协和的第一个黄金时代，即1917年到1942年，它独具4个优越条件：办学资金、办学理念、师资人才、学生生源。诞生之时独一无二的协和渐渐凝结了自己的独特气质，并且在医学领域迅速崛起。但在1921年，洛克菲勒二世来到北京时警言："罗马不是一天建成的。因此，曾激励了协和创办人的那些理想，也不会在一天、一年或者十年内实现。最稳定而持久的结构是建立在深厚而广阔的基础上的……雨后春笋式的发展是不会长久的，因此要小心避免的一个危险就是，被其快速成长和表面发展所诱惑。"

使得协和成为百年中一个奇迹的是：即便一次次饱经冲突和混乱，经受各种政治和文化挑战，一切看似已被连根拔起，但协和的生命力仍在尽力延续。在"大跃进"和"文革"期间，关门的高等教育机构中，协和是时间最长的。但在中国的众多医学院校中，协和仍是一家"辨识度很高、连贯性强"的机构，保持着教师和领导队伍的连续性，协和的某些核心特征也延续了下来。如同一次次纺织，它是这么多年来密密麻麻织成的一种专业自主性和科学标准的精神认同。

跨越时代，跨越国界，跨越数代人，跨越辉煌及磨难，协和用100年时间展现了一种普世性："人类文明与精神生活上一种合作性成就的理念。"

医圣时代已过，良医余韵仍存

2017 年的中国医学和 1917 年时已大不一样。医学的演变，既包括在技术上的进步，也包括它所付出的人性化的代价。

在 19 世纪末的美国，约翰·霍普金斯大学医学院有"四大巨人"：医学院院长及病理学家韦尔奇、外科学教授霍尔斯特德、内科学教授奥斯勒、妇产科教授凯利。相对应地，也有人称协和内、外、妇、儿这几个科也有着"四大天王"：张孝骞、黄家驷、林巧稚、诸福棠。而刘士豪、邓家栋、许英魁、冯应琨、钟惠澜、陈志潜、王季午、吴英恺、曾宪九、黄萃庭、金显宅、关颂韬、胡传揆、李洪迥、罗宗贤、吴阶平……这些协和医学大家的相继涌现，照亮了 20 世纪中国医学的大半个天空。

但是 21 世纪已不是产生大家的时代，划时代的发现也越来越少。

如果清点一下目前中华医学会各个专业学会的任职人员，人们会发现，那个"协和占大多数"的年代已经过去了。这个曾经几乎是由协和人从头创建的中华医学会，至今依然在中国医生群体中有着广泛的影响。

变化中的世界，变化中的医道

当年协和初创时，是一个可以树立标杆的年代。那时的中国大地上散落着一些医学院，它们大多由教会办学，有的没有足够的资金，有的没有先进的办学理念，有的没有顶级人才，有的没有优秀生源，协和从耸立在北京东单的那一刻开始，这 4 个条件一一具备，并且能够靠着许多协和人的智慧和努力，坚持下去，拒绝降格为平庸。

在那个时代，医学的发展刚刚开始有了最初的欣喜，还没有达到后来的高峰。所以，沐浴在世界一流学术氛围中的协和人，因为各种条件的幸运，加上自己的内在动力，得以站在了医学的前沿。也是在最黄金的年代，诞生了后来的大家，这其中就有另外一个版本的"协和四巨人"：张孝骞、林巧稚、诸福棠、刘士豪。他们把尚未成形的科室，变成了专科。那些专科是第一个在协和建立，也几乎就是第一个在中国建立的。他们毕业后去美国的进修和科研，更打开了这些第一代中国"新医学人"的国际视野，也让世界知道遥远的东方有个"协和"。他们在学术水平上，几乎与欧美没有任何差别。

那个时代的物质和精神，注定是可以产生或是培育大家的时代。而在后来的演变中，先是重新调整了的全国卫生系统安排，接着，又是几度中断使得协和失去了血脉的传承。几场政治运动将许多人曾经视为神圣的东西，一夜之间彻底打碎，经年积累的"协和传统"顷刻被踩在脚下。大破之余能否大立，成为现实的问题。

再到后来，协和独具的 4 个优越条件——办学资金、办学理念、师资人才、学生生源，逐渐都失去了当年显著的优势。按照老教育长章央芬的说法：在 20 世纪 80 年代，医科院、协和医大合二为一的领导机制，使得协和医大的管理落后。中国其他一些医学院校却珍视了这一大好时机，加强自己的师资队伍，增办新专业，扩建校舍，更新教学设备，教学科研大发展。相比之下，协和医大有"奄奄一息"之感。100 年前，协和的创建是创新的产物，来自美国医学教育的改革理念在中国扎根，堪称先进；100 年后，协和并未能顺应时代，敏锐地捕捉全球医学界变化，用灵活的机制继续引导中国医学教育的潮流，相反，它过多受传统所困，面露陈旧之相。而这期间，美国的医学教育在面对新问题时，已开始了如"新路径"（New Pathway）这样的尝试，开始反思"Flexner 报告"之后一个世纪的美国医学教育，已产生关注"教学过程""教学结果"的新运动。

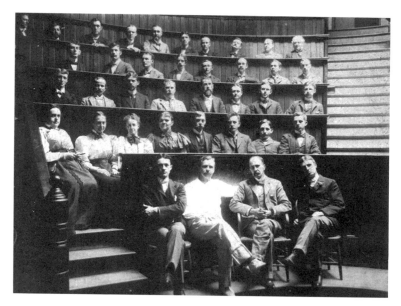

▲ 约翰·霍普金斯四巨人（前排）。

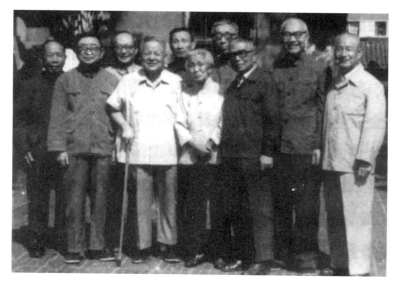

▲ 眼前这个时代，已不适合巨匠的产生。回望协和 1929 届和 1933 届部分毕业生在 1979 年合影，那时他们已是医学大家。钟惠澜（左一）、荣独山（左四）、林巧稚（左六）、陈志潜（左七）、施锡恩（左八）、林元英（左十，以上为 1929 届）；邓家栋（左五）与黄家驷（左九，以上为 1933 届）。

　　与此同时，在医院和医学院之外的那个世界，也在飞速变化。价值观的更替与医生这个职业的最初定位，开始出现了错位。世界的膨胀和变化，还挑战着人们对传统的认识。这时的医学技术平台，也已几乎可以对所有希望接近的业内人士开放。各家医学院或是医院的人，都可以接触最先进的学术会议、最新的学术进展，和世界一流的专家交谈、切磋。确切地说，自20世纪80年代开始，单独一家医院在技术上全面地独领风骚，已完全不可能。在中国，按照目前的医疗系统安排，有综合，有专科。当初由协和调出去的专家去领导、建设的专科医院，在技术上，注定会超过协和现在的那个专业科室。

　　但是除了技术因素，医学还有另外的意义。这"另外的意义"，就是为医之道，就是医学中的人性化因素。

　　近百年之间，医学技术在进步，"今日的技术，已经成了一个独立的巨人"。它在成长和壮大，攫取了人们的注意力，带来了一场全球范围的、统一而有计划的大开发，这场开发产生了经济利润，展示的是人类生活中一个全新的领域。人们折服于技术的魔力，似乎再也不能控制那源自更深层本质的东西了。可是，技术给人类造成的影响仍然不清晰。广泛开展的无休止的技术变革，使得人们在狂喜、迷乱之间，"在最难以置信和最原始的无助之间徘徊"。

　　对医学来说，在医学技术与医学面对的人性之间，一开始是拉开了距离，后来变成了鸿沟，进而产生了一些副作用。比如，医疗的形象变得负面化了，医生的从业自豪感和自主动力在一日日降低。又比如，专业化和技术化削弱了医生与病人的感情交流，大众对技术的狂热吹捧、对医疗技术高费用又加以无情的贬低，这两者矛盾、混乱地交织在一起。

　　今天，医生这个职业，还被无奈地赋予了更多的关系和更庞杂的内容。比起100年前，这个职业离科技更近，离人性更远；离专门更近，离整体更远。

　　如果深入到医生这个群体来看，他们之间的关系，百年流转中也在演变。从前老少间"传、帮、带"的关系可以很浓厚、亲密无间，可以像一个大家庭、一个专业团体，大家信奉同一种价值观，追求同一种目标。在今日，医生们已经不像从前那么关心本专业的传承和未来。一方面是，自己跟本专业的传承和未来究竟有什么关系？回答这个问题时，已经没有从前"老协和时代"那么多的责任和主动。另一方面是，如果老师想"传、帮、带"，这部分如何计算、评估、尊重他们的付出？年轻一代又会怎么看待老师的付出、苦心、价值观？像"老协和"那样曾经以"无以复加"的严厉、精雕细刻、言传身教为特点的"导师制"，是否能生存于今日的土壤，已经是一个问题。端详"导师制"的导师和学生这两个方面，都会发现今日它们之间的格局已不比从前，在今日的运转必将不如当年那样顺畅。

重读一百多年前的报告

所有这些，与医学的演变有关，也与社会的演变有关，更与中国这样一个百年间价值观几度翻转、剧变的事实有关。在巴金辞世时，曾有文章这么写：

> 一个人走了，中国文学一个时代最后的象征也随之终结。上个世纪 30 年代就基本建立起来的"巴、老、茅、曹"并称的中国现代文学文豪时代曲终人散，也给当今文坛、读者留下了一片无文豪、巨匠相伴的空寂和青涩……天空已无巨星的光耀、灵翅的扇动。在无尽的追思和缅怀中，中国文坛就这样走进了一个"文豪后时代"。

这段感慨，读来发人深思。因为它说的，不仅是某一个领域里的故事。最起码在医学，也面临着相同的境地。

协和曾经的名声和耀眼光芒，确实是因为从这里走出了一连串可以让同行、老百姓记住的名字，人们把他们叫作"医圣""医学家"或者"名医"。他们除了精湛技艺，即技术上的杰出之外，还有一点也不该忽略——为医、做人的精神。他们为病人而生，在病人床边工作，向病人学习，以诊治病人为幸福，还有着探究未知的持续动力。他们愿意"做一辈子的值班医生"，"给病人开出的第一张处方是关爱"。那时的医生，成天泡在病房里，像铁屑被磁石吸引着。当病人终于康复，得到的是一种"爱情爆发般的幸福感"。

而现在，他们曾经站过的这块高地上，却已归于寂寥。大师终会陨落，在一个信仰飘零的时代，医学界同样处于自己难以解脱的尴尬境地：医生们难以参与医疗政策，病人和医生之间变形扭曲的不信任关系，医生的收入没有透明的高薪保障，医生职业的辛酸，信仰缺失，幸福感低下……在新的时代、新的体系下，需要创造出新的系统来评价医生这个职业。只是，目前一切还未定型，一切还需医学界年轻人持久努力。

重读100多年前洛克菲勒基金会考察团的报告，对今日仍有警示作用。考察团注意到：如同在美国一样，西医在当时的中国也在迅速商业化。韦尔奇在报告中这么写："西方医学现在对中国人有巨大的吸引力，它几乎成为一种风尚。对西医大夫的大量需求，使得这些人很快就能发财致富，反过来又刺激了更快更多地'制造'医生的现象，结果很多人都成了庸医。对很多学校来说诱惑就是，吸收大量不合格的学生，并让他们在最短的时间内毕业。"

发表于100多年前的"Flexner报告"也显示，约翰·霍普金斯大学医学院并非完美。比如，临床专业的教授们，由于他们个人的医术和约翰·霍普金斯的名望，各地有钱人慕名而来，大量出诊使得这些教授应接不暇，更多地在满足院外病人的需求，有的教授甚至开办了私人医院，收取高额费用。这些教授们没有时间潜心教学和科研，与基础教学的教授们相比，他们对医学科学的贡献甚少，反而在课堂上刺激了学生的贪婪，而非对科学的热情。

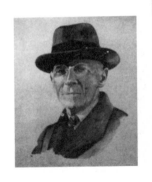

▲ 美国20世纪初医学教育改革的先驱亚伯拉罕·弗莱克斯纳。这位约翰·霍普金斯大学的毕业生全面调查了当时全美的高等教育，尖锐地指出了其弊病，打破了一个旧世界，建立了一个美国医学教育的新世界。

"如果教授的首要目的是在校外行医来尽可能多地赚钱，那医学院就不可能讲授科学医学。若一个老师的目的是这样的话，他很可能对工作心不在焉，学生虽然想学习并投入到图书馆和资料中，却得不到任何鼓励。在这样的学校，是不会有科学机制的。"盖茨当时如此评价道。他还说："医学几乎没有希望成为一门科学，除非它得到资助，除非有能力的人能够靠着充裕的工资而完全从行医中脱身出来，心无旁骛地投入到医学研究中来。"100年前的这段话放在今天仍然适用，似乎并不需要改变其时代背景。

在20世纪初，美国医学界凭借科学知识和高标准获得了"社会特权、经济实力和政治影响力"的权威地位，精英风格成为其社会标志。

在今天的中国医学界，单纯的拥有临床功底、行医水平、科研水平已不足够。在这背后的商业力量，使得脱颖而出、能攀到金字塔尖并拥有话语权的，是一些带有更强名利动机的医生，能够更好地将以上几种力量熟练地综合运用的医生。曾经的"老协和式"的医生，将可能在这样的医学氛围中，淹没于众生。

良医余韵仍存

吴宁教授在 1956 年毕业于协和，此后她的全部生活一直与协和有关。她的父母都是协和医学院的毕业生，深信生在乱世"不为良相，便为良医"。曾经担任过中华医学会心血管分会主委的吴宁，到了晚年说自己其实资质平平，但她这席话却发人深省："医学其实是一门不需要太聪明的人来干的工作，只需像我这样资质平平，但绝对是踏踏实实、勤奋肯干肯吃苦的人，它要求必须踏实地练好基本功，一步一个脚印。说到底，医学最终是为病人服务的，是为了切实给病人解决病痛的。"

"像我们当时，起码知道自己在做医生这一行，是在干什么。我是医生，是在给病人看病。现在动不动就必须得搞科研，搞高、精、尖的课题，必须和基因什么的沾上点边。搞着搞着，可能偏离了医学最初、最朴素的目的，一些医生可能会看不起听诊器，忽略了最基本的——为病人治病。我们那时上医学院，将来要做什么？是要做临床家，而临床家，才是病人真正需要的。我们那时碰到的协和上级大夫，就在用自己的言行时刻无声地教育着我们，怎么去做一个好医生。像张孝骞这样的名医，到了 80 岁时，仍然自谦，说自己没有资格写书，永远在学习，对病人的病情永远是：如临深渊，如履薄冰。"

对于"良医"的定义，还不止技术和品德这么简单。也许吴英恺在多年前强调"良医"有多重要时，未能预见到在今天的医疗世界中，医生需要承担多大的压力。杨秀玉有一次看特需门诊，一个外地患者由于婚后多年不孕，四处求医，在以赢利为目的的私立医院花了 20 多万元。那些医院态度倒是很好，左查右查。杨秀玉看完病人说，你没有什么毛病，就是内分泌失调，建议先看看内分泌。病人听后破口大骂，挂了一个 300 元的专家号，非得现场解决问题，非得看出点毛病来。当时杨秀玉很委屈，但后来想，既然当年选择了这条道路，那么也只有像她的前辈一样勇于担当，这样才能无愧于心。

1985 年的一天，协和医院的第一例绒癌脑转移开颅手术。那天傍晚，杨秀玉已经上了班车准备回家，急诊护士跑来，告诉她来了一位重症病人，在当地已确诊是绒癌。杨秀玉跑到急诊部。当时，病人因脑转移、脑水肿而处于昏迷状态。杨秀玉当即告诉病人家属，必须要开颅减压才有望争取时间获得治疗时机。病人母亲问杨秀玉："如果是你的女儿呢？"杨秀玉说："是我的女儿我也会这么做，否则发生脑疝就无法挽回了。""那么开颅一定有救吗？"病人母亲又问。一般情况下，医生不愿回答这个问题，回答就意味着承担责任和风险，毕竟在此之前没有先例。杨秀玉对家属说："绒癌的晚期治愈率有 50%，如果不死于脑疝，应该有希望。"那一夜，杨秀玉和做手术的教授一起留在医院，等着手术结果。病人后来不仅痊愈，还生了个女孩。作为第一例脑转移开颅手术且彻底康复的患者，这位病人为自己感到幸运，因为她遇到了良医。只要有人问这位病人："什么叫好医生？"她会说："一个好医生，仅有水平是不够的，还得愿意承担一定风险。"

2006 年中央电视台一期《大家》节目里，嘉宾是协和妇产科主任郎景和。这期的题目是"一个医生的哲学"，郎景和在 1964 年从白求恩医科大学毕业，来到北京协和医院妇产科，写有《妇科手术笔记》。在节目里，他自言"看去温文尔雅，却是开刀匠人，每天看病、查房，做手术最开心，不知疲倦"。他对医学精神的领悟、他的人文关怀理念，是今日中国医学领域少见的风景。在他的《妇科手术笔记》中有一节，说的是"外科医生的哲学理念和人文修养"，分为三个部分：

1. 哲学是自然科学与社会科学的总和，是分析问题的智慧和方法；
2. 人文修养是医生的基本修养，因为医学的本质是人学；
3. 做一个德技双馨、文武兼备的外科医生。

"除了专业知识以外……文学可以弥补医生人生经历之不足，增加对人与社会的体察；艺术可以激发人的想象、心境的和谐、美的熏陶；伦理与法律给我们划出各种关系、语言与行为的界定。我们还应该学习一点历史，特别是医学史，我们会从《革命医生》中，体会到塞麦尔维斯（Semmelweiss）的敏锐和勇气。"

在他看来，当医生有了丰厚的哲学与人文底蕴的时候，便会有一种升华的感觉。"这时，再追寻与反思医学或外科的目的，则不难理解治疗（包括手术），显然并不总是意味着治疗某种疾病，而是帮助患者恢复个人的精神心理与生理身体的完整性；医患关系，也不意味着我们只注重疾病过程，更应该考虑病人的体验和意愿"，这样才能将自己"塑造"成为真正的外科医生。这段话让人想起奥斯勒的一名学生，在 1939 年曾警示医学界中"科学的满足"正在取代"人类的满足"，倡导应把病人作为一个人来治疗。

在张孝骞去世时，协和医院曾写了一对很长的挽联，试图概括他的一生，不知是否也在缅怀一个"医圣"时代的终结：

> "协和"泰斗，"湘雅"轩辕，鞠躬尽瘁，作丝为茧，待患似母，兢兢解疑难。"戒慎恐惧"座右铭，严谨诚爱为奉献，公德堪无量，丰碑柱人间。
>
> 战乱西迁，浩劫逢难，含辛茹苦，吐哺犹鹃，视学如子，谆谆无厌倦。惨淡实践出真知，血汗经验胜鸿篇。桃李满天下，千秋有风范。

老协和曾经培养的医学大家相继离去，留下一道道伤口，甚至是发炎的伤口。他们的每一次离去，都是不可再复制的记忆。像张孝骞这样的内科通才，在今日的技术条件限制下，几乎不可能再出现。

大师时代已去，良医尚可期待。一位能将医术、关注"整全的人"融合在一起的"良医"，可能是今日协和尚可能存在的示范意义。

新时代的大学精神

　　在中国，每年的秋天，都会有一批年轻的医学生跨进医学院大门。一些是怀着悬壶济世的理想，一些则是肩负着家族里出位医生的期望，另外一些对医学则有着模糊不清的了解和期待。他的高考分数不错，他天真，有一点理想主义，有一点清高和特立独行，否则他就会去学其他可以更赚钱的专业。当然，因为医生这个职业在今天中国的生存困境，使得它不再是吸引无数优秀学生奋力前往的热点，有时会出现不得不降低分数线以招全学生名额的尴尬境地。

　　现代的中国医学院在如何办学，似乎从来就没有成为热门话题。虽然几乎全社会的人，一生中都会和"医院""医生"打交道。人们似乎更关心的是诸如北京大学、清华大学这样的学校。那些把孩子送往这些中国最高等学府的父母，也许会在书店里买本《过去的大学》《逝去的大学》或是《北大往事》。但是那些把孩子送往医学院的父母，除了对孩子未来从事的职业带来的安全感有所期待之外，并不确切地知道自己的子女将如何度过大学岁月。家长们最清楚的一点莫过于：孩子日后将学会看病、开刀，将会成为医生或者护士，家里看病也有了熟人，不用求人。即便是孩子考入协和医大，家长也多半如是想。

　　按照一位哈佛医学教授的说法，一位医学生在医学院里应该完成 5 个方面的成长：

知识的增加、躯体的成长、情感的成熟、社会判断和道德操守的提高。但在中国,全社会对高等医学教育的问题,很少给予关注,但却对从这里培养出来的医生质量,寄予了过高的期待。

只是一条满足学位需求的生产线?

对于中国的高等医学教育,也许思考、总结得最多的还是协和。这思考,从 100 多年前洛克菲勒基金会派往中国的三次考察团就开始了。那些关于中国的医学报告,今天读来依然有意义。第二次复校时,学校曾将老协和毕业的专家召集在一起,总结了《旧协和教学经验总结》,将好经验纳入新校规划,力避旧协和教学中的缺点。到了新时代,协和的重建以及"高校大合并",也一直充满了争议,那些在争议中提出的问题起码显示了:来自协和民间的医学教育思考,仍未停止。

在 100 年历史中,协和曾用过很多中文名字:北京协和医学院、北平协和医学院、中国医科大学、中国首都医科大学、中国协和医科大学等,除了难能可贵的生存延续之外,难以坚持的是一贯的大学精神。有位美国医学教育专家杰拉尔德·拉扎勒斯(Gerald S. Lazarus),中国人亲切地称他为"老拉",曾写过一篇《一个美国专家眼中的中国医学教育》。他曾是北京协和医学院的客座教授,有着 30 多年的医学教育经验,和中国 70 多家医院交流过医院管理的经验,到医学院探讨中国医学教育的方向。他认为,中国医学教育存在两个问题:一是,中国的医学教育着重记忆知识,不重视解决问题的能力,在能力与知识之间存在距离;二是,中国医学生的人文修养缺失,医学生直接从高中考入医学院,单一的教育背景,从"医"而终,爱好寡淡。

不仅仅是医学院,几乎所有的中国大学在今天都沦为了"一条满足社会学位需求的生产线"。在医学生的大学生活中,只图考试过关,从应试角度出发,去判断哪些知识值不值得学习。读书阶段被看作一段职业生涯开始之前的漫漫长夜、痛苦煎熬。这段熬过去,自己便掌握了脱离苦海的舟楫。医学生们更愿意"死记硬背"那些据说是有用的知识,教育不再是对个人的全面塑造。即便是那些获得"博士学位"的学生中,也有一些也许从未超越过机械记忆的境界。他们有的尽管有百科全书一般的渊博知识,但却从未真正感受到一种作为医生的精神劳作的气息。

如何在医疗的科学和艺术之间找到平衡点，是今日医学院教学面临的新挑战。中国医学生过早地接受"专才教育"，而非"通才教育"，将更容易过度地强调医学的科学因素，也更容易忽略医学的人性关怀与悲悯。奥斯勒极力主张，医生的教育重医术的养成，但由于医学知识的有限，应辅以人文的修养。人文修养有如酵母，可以催化医疗的关怀、同情心。"在一根树枝生出的两串果实，就如医学的人道与科学，必须互相补足。"

不管今日的综合大学多么崇尚"膨胀"，将各种研究所和学院收罗旗下，包括将医学院收罗旗下，多数仍然没有能够在自己的校园内密切地关注自然知识与人文知识的整体感，并使这种整体感不断地在校园得到再生。如果没有能够达到这两点，那么收罗医学院于旗下，则只是"身在形不在"。而一所真正的大学，可以成为精神生活和技术相互对话的场所，可以激活技术以及来自技术的困惑，创造一种整体感。技术的世界将会变得更深刻，它的自我肯定和局限，它的过分乐观和悲剧性的失望，都将被放置在更深刻的背景之下进行考察。

功夫在医外

一位协和医科大学的学生，曾记录了与来协和交流的几位哈佛大学医学院及加州大学旧金山分校医学院医学生接触后的感想，提到两个重要问题：知识和能力的转化，人文修养的缺失。

在哈佛大学医学院，最早实行了全美的基于病例教学法（case-based study），加州大学旧金山分校后来也开始实行。要求将学生分作若干组，老师每次提供讨论的病例和参考文献，学生们课下针对病例自行阅读文献，学习知识。第二次上课时小组讨论。学生轮流任组长，老师参加讨论，但只答疑和提供指导，根据每个人的表现给分。这位协和医学生感慨道："这种教学模式令人耳目一新之处不在于教学内容的变化（由传统的课本变成了病例），而是一种学习主体的转变，即教学舞台上站的不再是老师，而是学生。"他反思自己在协和的学习状态说："习惯于听课—记笔记—背书—考试的我们，在大学除了考试前'这个要考，那个不考'的讨论，还有多少次认认真真地和老师、同学讨论过学术的问题？"

　　这些来自美国医学院的交流学生，都强调选择医生这一行的兴趣决定作用。一位加州大学旧金山分校的医学生，大学毕业后在公司工作，当过老师，在非洲当过志愿者，最终发现医学是自己真正的兴趣时，已 30 多岁，还是义无反顾地报考了医学院。而哈佛的一位医学生在大学修人类学，课余义务地在救护车上服务，与医生护士的接触、照料急诊病人的 4 年志愿者经历，让他对医学产生了兴趣。相比之下，协和的学生，高考报志愿时搞清楚自己兴趣的不多，8 年漫长学习中还兴趣浓厚的，更是寥寥。没有足够的"精神账户"的储存，为医的动力在单纯科学技术的支撑下，一日日衰减。一个人是在哪条学问的川流上放舟并不重要，重要的是川流所经之处，自有许多来自其他地方的溪河汇入其中。

　　在回答"在哈佛什么被认为是一个医生最重要的素质"时，来自哈佛的医学生说，在哈佛无论医术多高，不理解病人的医生是不合格的。设身处地为病人着想，根据他的背景、好恶，结合他的信息提出诊治方法，才是真正的好医生。协和学生反思道："协和用了医学院里最好的原料（考分最高的学生），采取了最长的生产流程（八年制），最高的合格标准（85 分制）。但如果有一天，另一家医学院也招到了差不多的学生，采用了同样的八年制，用同样的教材，也是 85 分给学位，我们能有什么不一样吗？如果哈佛尚能对其他竞争者说，我们的医学生最能理解病人，我们又能对自己的竞争者说什么呢？"

　　当被问及哈佛大学医学院挑选学生的标准时，回答很有意思："For learning medicine, the things out of medicine make a difference（汝果欲学医，功夫在医外）。"他接着解释：医学本身其实并不难，无论是外科手术还是内科处方，都是一个熟能生巧的过程。但要想成为一个好医生，尤其是一个富有创造力的医生，恰恰是医学知识以外的东西起决定性的作用。比如，那种良好的沟通交流能力，那种对病人深切的同情心，那种在看似重复的劳动中发现新问题的洞察力，甚至是危机来临时的那种勇敢，都不是医学知识本身所能教给你的。所以哈佛在挑选学生时尤其看重经历与品质。成绩好是必需的，但只要成绩达到一定的标准，说明足够聪明就行了，并不是非得要第一第二。非同寻常的经历和这些经历背后所代表的品质，才是一个医学生未来成功的基石。而"协和的同学经历相对简单，两年半北大（或清华），五年半协和，从中学开始，念的就是几乎一样的课本。书念好固然要紧，但这些医学知识以外的东西，这些被别人看重被我们忽视的东西，该怎样去补回来呢？"

何为世界一流的医学教育

真正的大学，曾经是让人激动的，它将一群优秀的年轻人聚集在一起，激发他们的热忱和创造力，产生使他们得以独立地存在于世界的智慧。创立一个像大学这样的机构，首先要考虑的是：项目何以立，经费何以筹，楼台何以至，骨干何以选？但在这些骨骼搭建起来之后，需要考虑的是：附着在骨骼上的肌肉，身体内流动的血液。在北京大学 100 周年纪念时，人们在回忆历史的同时，也在审视当代的大学之道。那些尖锐敏感的人，难免会失落。这样的失落，对于今日的协和，一样有着警示作用。警示之后，获得的是自省前行的智慧和力量。

《逝去的大学》中提到，一个真正的大学，应该具备三个"大"：

第一，要有"大"校长，起码是位教育家，不单单是大会计师和大乞丐，他须有大气。谈到大学的管理，蔡元培、蒋梦麟、梅贻琦、张伯苓、竺可桢这些昔日的大学校长们，至今令人怀念。一个大学的兴衰与校长的人品胸襟及办学思想极有关联。

第二，要有"大"师，不独是各专业各领域的"大师"。曾担任浙江大学校长的竺可桢说："教授是大学的灵魂，一个大学学风的优劣，全视教授人选为转移。假使大学里有许多教授，以研究学问为毕生事业，以教育后进为无上职责，自然会养成良好的学风，不断地培育出来博学敦行的学者。"

第三，要有"大"学生，一些精神气质上有所追求、一些"冒险想成为自己"的个体。

对比这三个"大"，现代大学似乎是失去了真正的理念精神，医学院也一样。在"大学膨胀"的今天，人人谈论"世界一流大学"，却淡忘了大学的基本理念。如同一位哈佛大学教授的感慨："我们大学里的行政管理人员只知道年复一年地埋头于公共关系方面的事务和纷至沓来的鸡毛蒜皮的琐事。我们有时都对自己的能力丧失了信心，觉得没有办法把高等教育的那些超越单纯功利目的的价值理念告诉一年年多起来的大学生，甚至都没有办法告诉我们的同事。"

毕业于北京大学的薛涌在《谁的大学》中，批判了中国徒有口号的"建设世界一流大学"运动。这一"民族主义"在高等教育上的自觉，与美国 19 世纪下半叶有着相似之处。那时美国的大学，比起欧洲来相去甚远。在德国模式的影响下，19 世纪末，美国的一系列研究型大学开张，约翰·霍普金斯、斯坦福……在这个国家掀起了以德国大学为范本的"建造世界一流大学"的运动，只用了不到 100 年时间，美国大学真正成为"世界一流"，包括它的医学教育。

教育的本质是为了充分发展年轻人的能力和个性，让他们意识到自己的尊严，成为有教养的、独立自由的公民。世界上那些曾经创立了真正大学标准的大学，都是靠"树立标准、展示理想、坚持价值"获得了生命力。它们有一种高于现实一截的精神气质，傲视短见的实利主义，庇护一切虽被现实冷落，但具永恒价值的东西，坚持把自己作为人类对话的基地，顽强地坚守着真正知识生活的条件：自由、自治、超然、独立。

近代大学理念从德国开始，从 18 世纪洪堡创办柏林大学开始。在"老协和"身上具备的大学精神，和德国的大学理念密不可分。在 19 世纪末，一批去德国留学的美国医生，深受影响，他们日后回到美国，在建立新医学院的同时，也带来了德国大学精神，比如韦尔奇提炼出了自己的"约翰·霍普金斯"大学精神。协和创始之初，提出的"世界一流医学院"标准，并非一句不切实际的空话，而是用了不到 10 年的时间即开始真正兑现的实话。在这一过程中为精良规划付出的努力和智慧坚守，尤其值得今日大学借鉴思考。

回顾协和 100 年的历史，也许从中能够对眼前的中国医疗问题提供一些答案。当整个社会对今日医生的形象有诸多不满时，也许我们首先应该关注的是医学教育。这个教育，并非我们之前理解的狭义教育，它包括 3 点：1）大学的独立精神：有独立精神的教育家立场的校长，可参与医疗决策的有公共意识的医学知识分子；2）增加与人相关的部分的教育：在教学中，增加与人的整体相关的部分，塑造"整全的人"，在富有人文环境的大学中学习，增加社会学、心理学等人文教育的比重；3）专才教育的"严格要求，循循善诱"：广泛的基础预科建立之后，学习以床边为主，以病人为中心。抛除过多的传统权威立言，减少讲台宣读式的上课方式，减少违背事实和数据的传统方法，增加启发式和锻炼思维方法的"刻意练习"式教学，增加实验室和自学部分。珍视、提升教学医院对医学院的作用——医院即学院，它能带领学生走出课堂中的知识云雾，与病人接触，投入病房中汲取关键知识，鼓励年轻人在病房中担当角色，并进行住院医生精益求精的继续培养。

大众视野中的协和吸引力

　　2007 年 1 月 17 日，一则关于协和打假的新闻，出现在大众媒体上。全国 50 多家冠以"协和"名义的机构，露出了真面目。是什么原因使得"协和"已经需要打假了呢？如果用专业的商业说法就是，因为"协和"这个品牌的含金量。在这个品牌背后，蕴含着关于无限生机的想象，救死扶伤和悬壶济世的民间传说，曾经的医学大家的丰功伟绩，它们使得"协和"成为吸引病人的金字招牌。就像一家假协和吹嘘的："协和品质，值得信赖"。

　　其实早在 2007 年之前，中国各地就已经陆续有一些机构假借"协和"二字误导病人。通过搜索引擎，能搜出 50 多家建有网页的假协和医院。这些假协和，用各种虚假手段，企图说明它们与北京协和医院有着千丝万缕的联系。有的则打着北京协和医院的旗号，推销贩卖药品。有的竟然盗用了赵朴初先生专为北京协和医院题写的院名，在宣传资料中抄下北京协和医院的院训，再附上一张青砖白玉栏杆的协和建筑照片。还有一家假"协和医院"在开业宣传册中，用了领导人出席北京协和医院 85 周年院庆的照片，广告则是"协和医院登陆某地"。

　　很多病人被骗后，把自己掌握的证据寄给北京协和医院，希望真协和来揭穿假协和。2007 年 1 月 17 日，北京协和医院发表了这样一份声明：中国医学科学院北京协和医院的执业地点在北京市东城区帅府园 1 号和西城区大木仓胡同 41 号，与全国各地所有冠有"协和"二字的医院或医疗机构都没有"技术合作""业务支持"和"分院或连锁医院"关系。

协和医院也曾考虑过注册"协和"这两个字，但已被一家日本公司捷足先登。后来想注册"协和医院"，但在中国还有武汉协和医院、福建协和医院。最后只能申请在北京注册"北京协和医院"6 个字，但这 6 个字仅在北京有效。

在一则新闻报道里这么写道："全国冒出 50 家假协和医院以及数不清的假协和药品，说明患者对协和医院的医疗需求还是很大的"，但协和未来还没有"开分店"的计划。现在的北京协和医院，仅在 2002 年与北京邮电医院进行过一次合并，形成了现在的"东西两院"。当记者询问为什么不开更多的分店，协和的院方答道："目前我们没有这个能力。"理由是，一名医科大学毕业的医学生，临床培养 10 年才能成为独当一面的副主任医生。"这和饭馆培养厨师不同，几年就能开个分号。"

一次协和病案展，成为一则社会新闻

在这之前，2006 年 8 月 10 日开始的协和病案展所引起的关注，已超越了协和院方主办时本希望影响的范围，成为一则面向大众的社会新闻。

协和院方办展览的初衷，本是为了教育、影响年轻医生，"让年轻一代医生能够看到好病历与不合格病历之间的差距"。在年轻医生中，"病案的书写质量在严重下滑，这是个普遍现象"，存在着不同病人同类手术病程记录雷同、文字难以辨认、记录不全等许多问题。但是，这个展览除了它本来的教育意义之外，还引发了许多大众媒体的浓厚兴趣。他们纷纷扛着照相机、摄像机，前往位于协和新楼的展览厅，挖掘那些首次公开的病历的背后故事，满足大众了解协和的渴望。在媒体的叙述中，这个古老的医院和医学院，除了行使它们正统的医、教、研功能之外，更增添了几分神秘深远的吸引力。它跨越 85 年、关联着 240 万人。

在这次展览的差不多一年之前，2005 年 6 月，有这么一则新闻："80 年前在北京协和医院出生的李锦明老人，今年初忽然接到通知，回到医院接受了一次体检。一起接受体检的共有 2 000 多名从 1921 年到 1954 年在协和诞生的'老婴儿'。李锦明说：我都 80 多了，没想到协和医院还有我们的病历……这次大规模体检的结果，还将用于一项关于'胎儿宫内发育与老年慢性病关系'的研究。协和是目前全世界保存病历档案数量最多、时间跨度最长的医院。"

在 2006 年协和病历展之后，如果将一波又一波的大众媒体报道协和的热潮概括起来，大致与这几个方面有关：

一是协和医生如何写病历。这次展览有林巧稚、张孝骞、吴阶平等 40 多位医学大家亲笔书写的病案和图文并茂"画"出来的病案：林巧稚用整齐娟秀的英文书写的病历；一位胡姓的外科教授在病历中画的一幅"灰指甲"患者的病足，用黑笔把病甲很匀称地涂了出来，看上去一目了然；郎景和教授画的一组三幅手术图，精确、细致地勾勒出身体器官的形状，又用红笔标出有病变的部位和手术切除、清扫的部位。

二是 240 万份完整的病历如何保存下来的。在协和，保证病历的原始、客观、完整、安全是件十分神圣的事。这个看似简单的问题折射的不仅仅是医疗档案的保存，而是协和人的独特气质。协和的病历，无论达官贵人还是平民百姓，全都保存完整，丢失的病历只有几份。这些病历，被视为协和"三宝"之一。协和病案室的第一代掌门人王贤星，从 1921 年建立病案开始，就有一个现在看来弥足珍贵的观点：把病人当成一个整体看。他确定了"整体制"的病历管理原则，就是一个病人不管他得过几种病，看过几个科，都应该把这个病人当成一个整体来看待，各科病历都要放在一起。协和医院在创建时复制了约翰·霍普金斯的病历系统，其中从 1920 年到 1951 年的全部住院病人的 10 万份病历，以及门诊病人的 55 万份病历，都用英文写成。

在多次政治运动和战争中，几代协和病案室主任为完整地保护协和病历而据理力争，扛过了好几次濒临销毁的危机。1942 年日本侵略者占领了协和，曾打算把病案销毁。60 年代国家经济困难缺乏纸张，曾有人提出将部分老病案送到造纸厂。"文革"时，病案室更是成了重灾区，"一堆废纸"之说风行，很多医院贴出了大字报。而在每次紧要关头，协和人总能斗智斗勇，奋力挽救，最终完整地保全资料。

一位研究中国史的美国学者来中国查资料，到了北京，就直奔协和病案室，去找可供分析的研究点。一位美国女人的故事更是有趣。她 1949 年出生于协和医院，1972 年陪同尼克松访华时，无意间对中国友人提及她在协和出生的事。朋友建议她到协和医院找找当年的出生记录。她带着摄像机来到协和医院，拍下了找病历的全过程。她甚至清楚地看到了自己在出生时，医院为她印下的小脚印。

三是这些保存下来的病历有什么用。协和病历管理得很科学，查起来方便，所有病历统一编号。只要需要，随时能调出。20 世纪 30 年代，王贤星曾向医院申请到美国学习病案管理，当时的校长胡恒德说："不是你到美国学习，而是美国医生应到协和去学习。"

协和医院收治的疑难病多，病种多，因此，这些病历的价值相当于一套珍贵的实例教科书，一个简朴而浩瀚的医学图书馆。妇产科教学时，讲到子宫积脓，可是从抗生素应用后医院再也没有治过这样的病人，结果病案室提供了具体的病历资料，解决了教学中的难题。临床上遇到少见病，可从病历库里调出类似的病例参考。内科曾经遇到一个腹泻屡治无效的病人。张孝骞教授叫住院医生去病案室找一份口炎性腹泻的病历，结果就解决了这个病人的诊治问题。此外，这些病历对于医学疾病史和文化史的研究，也是难得的史料。

病历还可以作为科学研究的材料。林巧稚为了得出中国女性骨盆尺寸的正确数值，查阅了上万份产科病历。新中国成立初期，钟惠澜研究黑热病，曾宪九研究胃癌治疗效果，都动用过上千份病历。而绒癌治疗的突破，激素分泌型垂体瘤的研究……都曾从协和病历中得到过启迪。

四是一些奇特病历和名人病历。比如，一份记录了中国医学史上最早、最完整的连体人手术的病历。比如孙中山、梁启超、张学良、蒋介石、冯玉祥、宋氏三姐妹、林徽因等名人的病历。这些后面几乎都藏着吸引人的故事。1935 年，冯玉祥因腹股沟疝住进协和医院，手术时需进行局部麻醉。但冯玉祥说："我是一名军人，绝不怕疼，不用麻药！"

五是协和病历里反映出的严谨态度和医道仁心。张孝骞教授在世时，一直坚持检查学生所写的病历。一次查房时，他发现病人的病历写得不够详细。他一言未发，坐到病床前开始问病史，并认真查体，详细记下了所查病情。他这种无言的行动，深深刻在学生的记忆里。

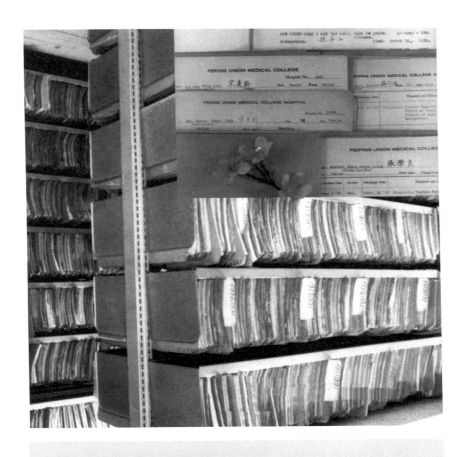

▲ 孙中山的病理报告，宋庆龄、宋美龄、蒋介石、张学良的病历。

1983 年春，鲁重美忽然收到《中级医刊》的稿约，出版单位让她写一篇《写好大病历的体会》。编辑部的同志说，这是张孝骞教授建议的。

我从医学院毕业后做了两年病理科的医生，来到内科后，张教授要我再写一年的内科大病历。开始，我认为，做实习医生时已写过大病历，不愿意再花费时间，唯恐因写大病历而耽误了看书学习的时间。但张老当时的态度异常坚决、严肃，我不敢违命。在协和内科轮转了一年多，经治 170 多位病人，写了 170 多份大病历。由于日常医疗工作较多，加上写大病历耗费时间，且要求在病人入院当天的 24 小时内完成，我常常感到精疲力竭，不免有埋怨情绪。通过一年的训练，我收集病史，查体，书写病历及病历摘要时，都能做到系统、完整、翔实、迅速、疏而不漏。实践使我获得了真知。我逐渐意识到张老对我的严格要求是玉成于我。

我接受了中级医刊的稿约。写好后，将工整抄写的稿件交给张老过目。几天以后，张老递过经他修改的初稿，上面写满了他的意见，重要的地方，连语气、语句、段落的顺序、内容都做了改动和说明。

事后张老与我的一次谈话，使我终生难忘。他语重心长地说："临床医学最大的特点就是一刻也不能脱离实践，不能离开病人，要深入到病人中去，而不是单纯地把工夫用在书本上。"

"写大病历的阶段至为重要，要通过它形成一种终身不改的习惯，即使在诊务繁忙之中也能如条件反射般运用，在诊治病人的过程中不遗漏任何要点。这种训练是短暂的，稍纵即逝，一旦落课，就无法再补，切勿等闲视之。"

钱熙国是内分泌学界的著名教授。他曾于 70 年代中期在协和进修半年，他说，这段进修经历对他一生的医学事业产生了深远的影响。他后来曾到过十几所一流的医院参观学习："每到一处总是先看病历，虽然每处都有写得好的病历，但总体上都不及协和……协和的病历是不外借的，如果要做病例分析，病案室可以把相关病历找出来，然后到病案室去做整理分析。当时我曾帮史轶蘩大夫整理过原发性甲旁亢的病例。"

娱乐新闻中的协和式自律

2006 年 5 月，还有一件事使协和进入了大众视野。一位演艺明星到协和医院生产。从她住进协和医院待产开始，整整半个月，在协和医院门前，聚集了大大小小"痛苦待产"

的娱乐记者。据说，为了获得新闻和生产后的第一张照片，那些远道而来的港台娱记每一位的平均花费是几万元，有人甚至为这第一张照片开出了上万元的高价。在协和医院之外的那个世界，娱乐媒体对于这场新闻的追踪展开了绵密的持久战。从这位明星预产期的那一天开始，各种传言就满天飞。原本就不畅通的东单街道的交通，比往常显得更加拥挤。

一位记者到协和医院打听时，协和医院宣传处告诉记者："她只是一个住 VIP 病房的普通病人，不会对她进行额外的照顾。"后来，这位明星终于在协和医院生下小宝宝，因为协和医院把守甚严，外界没有人能够拍到小婴儿的照片。

几个月后，这位明星的家人告知外界，刚出世的小女儿患有唇腭裂。早知内情的协和医护人员一直没有走漏风声。他们遵守的只不过是他们看来天经地义的一条为医之道："绝不透露患者的隐私"。

几个月后，经历了世态炎凉的明星家人，写了一篇名为《感谢》的文章，部分引用如下：

> 首先要感谢的是协和医院的两位产科大夫。她们是最早的知情者。从产检到生产，是她们陪我们一路走来。她们是值得尊重的人。
>
> 感谢协和医院的有关领导和医护人员。她们是最具职业操守的人。
>
> 感谢在媒体围堵之下悄悄来到病房为我们的女儿会诊的专家们。感谢他们的医疗建议。
>
> ……
>
> 这次的事情像是一面镜子，让我们看到了一组众生相。除了少数曝料的"友人"，把孩子病情公示且引以为荣的大嘴人士，用孩子病情作头条新闻的媒体之外，在这段时间的实际接触中，更多的知情者（算不上是我们的朋友，甚至是素不相识的人）表现出令人尊敬的教养和善良。善良也许不存在于少数有话语权的报端与网络，却依然存在于芸芸众生中。我感激而欣慰。

"协和现象"及"未来协和之道"

有人说今日的"协和"在靠名声而活。它的"近亲繁殖"的体系，已容不下年轻人的创造力和自由的思想。它身上过分沉重和严格的传统，和身外这个高速变换的世界，显得越来越脱节，无法灵活地调转自己的零件。它不再是全中国医生的唯一信仰之地，也不再是全中国那些高考高分生的首要之选。

但是，协和依然静静地站立在北京的东单三条，它在此已站立了100年，并将继续站立下去。有时，班车会在繁华的东单三条和西单的协和西院（前北京邮电医院）之间穿梭，提醒着人们一个新时代产物"西协和"的存在。

在热闹非凡的"金街"、"银街"、长安街之间，它看上去像一个过时但仍自律，甚至有点孤傲的旧式知识分子，静静地散发着某种无言的力量。在散发力量的同时，它也在尽己所能地积聚能量，静静地等待着那些依旧向往协和的人的到来，包括医学生、医生和病人。

事实上，协和的名声，并没有因为与几十年前黄金时代相比之下的"滑坡""没落""保守"……而有明显的减退。新华社曾有一条新闻《全国人民上"协和"》，以此来描述人们争相到北京大医院求医的现状。

一种近乎神秘的传承力量

上文提到,在 100 年历史中,它曾用过很多名字:北京协和医学院、北平协和医学院、中国医科大学、中国首都医科大学、中国协和医科大学……而其英文名却一直是"PUMC"。在中国,没有一个机构像它,经受了各种政治和文化挑战。在"文革"中协和医院甚至被称作"反帝医院",在几个主要时期被关闭过,但还是坚持了下来。协和的某些核心特征,也延续了下来,实在令人惊叹。

1929 届的协和毕业生卢致德在 1972 年写道:"我们身在协和深感荣幸,为其荣耀深深陶醉,我们所说、所写的一切因而都带有强烈的倾向性,对此我们有理由,我们有自己的理由!"

到底是什么力量使得这些核心特征能够延续呢?它是一种专业自主性和科学标准形成的情感认同,跨越时空阻隔。黄家驷、张孝骞、吴阶平、邓家栋……他们的共同特点是有着精英医学机构要求的科学能力,强烈的专业共同体意识,还有一种"近乎神秘的对老协和的信仰",使得协和医学院的精英模式免于灭绝。这不禁让人想起,洛克菲勒创办协和的最初目标:专业自主性和科学标准。经过这么多年的曲折发展,协和医学院的体系依然传承了下来。它宣称的特点就是当初创建者们孜孜以求的目标:精英医学教育、小班级、高标准。

协和几乎不顾时代演变地顽强坚守了"Flexner 报告"中提倡的医学教育方法。有段时间,全国重点医学院都在模仿协和,除了招收学生人数这一点。不管有多少缺点需要改进,在中国医学教育体系之顶端,协和那独特的约翰·霍普金斯模式,即与基础研究、临床培训和全职专业实践密切结合的医学精英培养模式至今仍存在着影响。

在 21 世纪初,协和公共卫生学教授黄建始曾列出过"协和现象"能坚持的 4 个理由:清晰的使命、全世界认可的约翰·霍普金斯模式、独特的文化和传统、持续的改革与创新精神。除了这 4 个理由之外,"认知共同体"决定了协和穿越时间等重重障碍得以传承的力量。这是一种"协和现象"。

对价值、规范持有共同观念的知识共同体,其专业认同感常常超越国界。这样的共同体是专业人士的一个网络。"这些人在特别的领域有被认可的专长和能力……有一套规范的、原则性强的信仰……还有一套与一系列问题相关的共同做法,而他们的专业能力即指向这些问题,其出发点是基于这样的信念,即人类福祉将得到提升。"即使在不同国家,认知共同体往往能保存共享的专业认同感。

在曾经的协和,形成了一个专业群体,由一群可以自我传承的医学精英组成,他们的事业自始至终都受到美国科学与中国现实的影响。

1923—1943 年协和只有 300 余名毕业生。很难想象:经过精心挑选、培养、指导,就是为了使这一小批人能成为现代中国的医学领袖,最后竟也证明了在他们身上的慷慨花费和所寄予的厚望是值得的。

甚至,在接受协和教育之前,有意选择协和这条职业道路就已经筛选出一批气质相似的人。比如,有几位是中国著名政治家梁启超、曾国藩和周贻春的后裔。其他一些人,则越来越多地来自现代的专业人士家庭,比如军事界、法律界、商业界和教育界的。学生大多数来自相对宽裕的家庭,当然,协和也向一些学生提供全额奖学金,比如妇产科专家林巧稚、血液学专家邓家栋、公共卫生专家陈志潜。此外,愿意选择医学作为终身事业,本身就需要能接受长时间的预备教育,这也把这些学生与其他学生区别开来。

拒绝平庸、拒绝二流、拒绝偷懒

在 1995 年,朱大夫来到协和医院,开始了医学生的实习生活,后来就一直在这里工作,经历了住院医生、研究生加住院医生的双重身份、住院总医生、主治医生的烦琐而漫长的医生成长过程。她选择的科室,是协和医院收入最低的几个科室之一。但在其他地方的有些医院,这种科室因为经常用到核磁共振之类的影像检查而会有提成。外地来进修的医生,经常惊讶于她在协和的收入如此低。与她同龄的、选择其他道路的年轻人,大多过上了外表光鲜的物质生活。而她的生活,说来枯燥且辛苦,大多与每天的病房、门诊、科研、带见习和实习医生有关,简单概括,就是协和传统里经常提及的"医、教、研"。

每周四是他们科室固定的大查房时间，像几十年之前的程序一样：先是年轻大夫汇报病历；接着来到病人床边查体；然后看各种检查结果，包括影像学的；最后全科大小医生一起讨论。看到这样的情景，以至从其他城市、其他医院来交流的医生，会突然被这一套古老的、一直坚持的程序所触动。但这种生活对她来说，从进协和的第一天起，就是天经地义的寻常程序，也就是老、少协和人早就习以为常的协和生活。

朱大夫清贫，收入低、工作苦。她甚至不知道大处方、拿回扣、拿红包、技术主义、冷漠、没有人道……这些词的确切含义，更不知道这些词已经开始一次又一次地出现在协和医院门外报摊的报纸之上，它们统统被用来妖魔化今日的中国医生形象。

和她交谈，她觉得自己平凡至极，说"周围有不少像我这样的年轻大夫"。你会感觉到她生活在一个几乎与世隔绝的、有着自净过滤系统的清苦世界里。那个世界看起来像旧日某个熟悉的场景，洋溢着另外一套标准评判之下的幸福。

当问她为何能够在这么一个清苦职业里坚持至今，她说："协和的名声很高，在中国几乎老少妇孺皆知，外界对每一个协和医生的期望值也很高，我希望自己和这种名声匹配。我们的一言一行，在别人眼中都代表了协和形象。"她的科室主任也有同样的感受："我出去主持会议或是发言，总觉得不是自己在发言，是代表协和在发言。而我不想给协和抹黑。从1981年进了这个地方开始，我一直到现在都是这么想的。"

"协和"，因为这两个字形成了金字招牌，大多数最后选择留在协和工作的人，基于一种近乎神秘的"专业自主性和科学标准形成的情感认同"，希望自己不给"协和"这两个字抹黑而自律、勤奋、精进，他们因此拒绝平庸、拒绝二流、拒绝偷懒，形成了相似的气质和精神追求。这可以称为另一种"协和现象"。

百年之后，未来的协和会是什么样？

也许在老协和人眼中，有远比"协和现象"更重要的事。那就是：在过去的辉煌几度中断、元气大伤之后，未来的协和会怎样？在"三基、三严"中浸润多年的老协和人，对未来协和的担忧一直存在。他们有着老式知识分子的忧患意识，丝毫不粉饰、不委婉，常以警世忠言的方式发表自己的见解。这是他们认为的，一种"爱协和"的最好方式。

张乃峥回忆说："我 60 多岁时在杭州和另一位老协和人王季午教授一起写书，他亲笔纠正了我两个白字：传染的'染'不是'渁'，副作用的'副'不是'付'。他默默地为我改正，我感觉又像钟惠澜教授当年申斥我一样，那以后，我再也没写过这两个白字。遗憾的是我同样几次呼吁纠正这两个白字，而不少年轻人照写不改。"

在张孝骞的日记中写道：

1979 年 2 月 8 日：上午赴院，看了林巧稚，谈了一些院中存在的问题。

1979 年 4 月 3 日：9：30 到医院看病，由于不熟悉新门诊，楼上楼下奔波，颇感吃力。有的门诊服务台态度生硬。本院工作人员看病尚是如此，何况其他门诊病人！

1985 年 6 月 25 日……据云明天住院医生讲课，又无大查房！学术气氛冷淡，不重视临床实际，如此下去，医疗质量，人才培养，十分堪虑。说话无人听，只得任之！

2006 年 3 月的《协和院报》上刊有一篇文章《从严执教是协和核心传统之一》。在回顾了老协和的从严执教之后，文章结尾读来尤其发人深省：

以上是我们对老协和的回忆。希望我的介绍能帮助年轻一代理解老人们为什么对那些年代如此珍惜和留恋。从严执教的传统造就了协和人的优良素质，激励了协和人追求卓越的精神，它使我们学会如何在失误中学习、在批评中成长，它给协和营造了一个学风端正的环境，它直接促进了协和学术水平的提高，最终，它使我们懂得了协和传统的真谛和价值。

到此似乎应该结束了，似乎不应再画蛇添足。但是，协和的现状，督导组前一阶段所发现的问题，使我无法保持沉默。请看以下的例子：

○ 一些主治医生查房只"查"不"问"（不问住院医生和医学生）；

○ 一些主治医生不看也不修改住院医生病历，"克隆"病历成风却视而不见；

○ 有些住院、实习医生根本没给新病人查体，但病历中体检资料却一应俱全；

○ 住院医生对实习、见习医生的带教工作无人检查和指导，不教不带、教好教坏一个样；

○ 一些住院医生查房时拿着摘要读病历，屡教不改，屡禁不止，如果提出批评，马上会有人出来辩解："他／她刚接班"；

○ 一些住院医生早上不提前进病房，查房前不独立看病人，查房时跟着主治医生转圈儿，晚查房也只是"走一遭"；

○ 主治医生给住院医生、实习医生的分数，几乎都是"优"；

○ 当完住院医生或读完研究生后就当主治医生，似乎是理所当然……

我在此吁请所有关心协和前途命运的、年老的和年轻的协和人深思，抛弃"从严执教"的传统意味着什么？它会不会败坏协和的作风，涣散瓦解我们追求卓越、力争最优的意志？它和不少人感到的"现在的主治医生、住院医生拿不起来"的现象有无关联？它会不会使一部分人不去走刻苦奋斗的道路，使不正之风抬头？它对于我们个人的成长、对于协和的医教研成就和学术水平、对于协和的前途命运会有什么影响？当今大环境下恢复"从严执教"的传统是否绝无可能？

这6个连续的问句，出自当时已76岁的陈元方教授。为这次发言提供素材的，还有一些曾经在各自学科引领风骚的老协和人：连利娟、罗慰慈、张之南、胡天圣、李蓉生、戴玉华、汤晓芙、刘鸿瑞、罗爱伦……他们都在协和学习、工作多年，年逾七旬。他们对协和充满了感情和眷恋，仍然选择了以"严格"为起点，以"发问"为治病的良药。

在晚年时，也许他们最大的期望就是重回那个卓越的协和，那个独立的协和，那个以"严"为一切基点的协和。就像文章中说的："协和应该是奋斗者的园地，不应该成为逍遥懈怠、投机取巧者的天堂！"只是，在现代图景下，对传统的回归需要更切合时代与年轻医生的方式。

曾经成就协和辉煌的办学资金、办学理念、师资人才、学生生源等优势如今已渐渐消失。曾经被韦尔奇、林可胜等看重的实验室研究，更是情景尴尬。不少基础学科的科研队伍，存在着一种普遍的怪异现象：实验室里是曾有建树的老一代和年轻的学生，中间年龄段几乎断层。中间的这批，带着家眷，去了欧美，他们的名字经常能以第一作者出现在不错的，甚至顶尖的学术杂志上。

2006年，协和与清华大学合作，诞生了两个名称并列的新机构：北京协和医学院（清华大学医学部）。这是在先前几度其他形式的合并意向受到强烈抗议之后的产物。协和的重建，与其他医学院、综合大学合并与否，一直充满了争议，常常有来自协和民间的坚决反对意见，甚至集体联名反对。求质量还是求数量的问题，被一再提出。只是今天的协和，再无当初建校的意志决绝、资金保障和目标导向。今天的协和，生存在中国自1998年就开始的并入综合大学成为"学院"的大气氛中，生存在"大学膨胀"却徒有其表的年代，自身还有管理机制上的缺陷。它睁着一双多少有些保守、过时的知识分子眼睛，尝试在新时代走出自己也觉得无解的困境。在它走出困境的路上，又面临着其他困境。协和与清华大学的"合作不合并，合作要紧密"，曾试图闯出一条新路，但一路困难重重。新协和所经历的一些挫折，不仅仅是它自己的窘迫，也是中国大部分医学院和大学的问题。

对于一个有着洋背景、非正统出身的医学院来说，协和的几次停办和几次复校，印证着一种顽强的生命力。延续的除了生命力之外，难以延续的是一以贯之的办学精神和为医标准。从外表来看，八年制得以坚持了，住院医生制度得到坚持了，大查房得以坚持了。只是在老协和人"古董式严谨"加"精神劳作的气息"的映照之下，内涵却在渐渐丧失。对年轻医学生、年轻医生的培养，已失去了往日的严格和严密规划，上级医生也失去了往日的影响力和教导力，教学带徒已不是排在第一位的事情，年轻医生从业的内在动力不足，社会也没有给予足够的职业承认和物质保障，客观地说，是在"一代一代衰减"。

从前的协和有著名的三宝，一说称为：图书馆、病历、名教授；另有一说，则包括了：图书馆、病历、严格的住院医培养制度。在今天，"协和三宝"则需要重新定义。

在今日的信息革命之下，许多最新医学信息在网上可以即时得到。藏书40万册的协和图书馆，已渐渐失去它昔日的权威和力量，虽然人们在其中还能找到一些偏门、古董的资料，比如：1824 年创刊的《柳叶刀》，1827 年创刊的《英国医学杂志》，明朝初年楼英编的《医学纲目》……老协和教授们曾经每周日上午固定去图书馆读书的习惯，到了年轻这一代，已经只需在家中连上互联网，顷刻就能完成。信息如海洋，点击鼠标一瞬间便可得到，只是少了接近知识的仪式感和敬畏感，也少了观察、读懂医学全景图的思维和智慧。

传统的病历，将被系统化、模式化的电子病历所取代。在高科技对传统病历的收编过程中，是否也消除了年轻医生在亲笔书写的过程中，许多需感性体会、需思维整理、需要一对一思考的东西呢？是否也消解了年轻医生在具体操作执行中的神圣和精神锤炼呢？

更令人深思的是另外两宝："名教授"和"住院医生培养制度"背后的隐藏意义。每个老去的协和人，都会像盘点财富一样，回味亲身经历的或者传说中的那些高年资医生的指导和教诲。这种指导和教诲，有业务上的严格要求，有思维方式上的循循善诱，有职业信仰上的坚定，即如何看待医生这个职业，如何面对病人，如何看待"床边的艺术"这件事。他们身上有着眼前这个时代罕见的"自省、专注和慈悲"。今日的师道，则失去了可以凝结起来的实质内容。

每位年轻的协和人，在跨入协和的那一刻起，也在寻找自己的理想可以生根依存的力量和氛围。然而，协和的现实和大社会环境却往往让他们彷徨。20 世纪 90 年代中期，一位协和医科大学的八年制毕业生，天资聪颖，曾获北京市桥牌冠军，以优异的成绩考上了全北京最难考的协和医大。但毕业之后，他没有做医生，而是进了公司。即使现在回忆起来，他觉得协和最难能可贵的是，至今仍保持着一种精英文化，一种精英的追求和气质。只是，在读书的 8 年里，他更强烈地感到这种精英文化急需环境、体制、氛围的配套，他也曾渴望找到那种把自己"熏"成老协和人的气氛。但脱离了环境和氛围的支撑，自己的那点精英意识和坚持，稍纵即逝，过分脆弱，难以持久。加之耳闻目睹眼前现状，难免产生怀疑和错位，最后，他还是选择离开了医学领域。

在曾对协和的发展与管理有过深刻思考及工作体会的董炳琨看来，"三基三严"也许才是原先得以成就协和的最根本因素，因为"三基三严"道出了医学工作的根本法则。只是今日的协和，面对的是不同的时代、不同的文化、不同的人群。"伟大的医生永远是在应对或是制造改变，成功的秘诀也是设计一种允许改变、鼓励改变的制度。"从前有"协和三宝"，有它们营造的"熏"的气氛，但当这些随着时间流逝，有的衰减或消亡时，如何定义、继承"协和传统"，急需现代体制和理念，急需在传统之上的创新。

老协和已经成为历史，新协和需要新一代人用新的方式，以求维持医学精神的长存。让我们尝试定义一下在今日环境之下的"协和三宝"：

第一，为医的尊严和幸福感。从协和的医学教育和临床实践开始，展现从医的职业认同，维护医生这一职业的尊严，争取医生应得的社会地位。在对协和医学生的多次"双向选择"和对优秀人才的无框架吸纳中，选择对医生这一职业有真正认同的人才，以此设置作为医生这一类知识分子可以达到的高境界，他们能得到优厚的待遇保障，能摈弃其他非正规收入的物质影响，能专注地完善自身，展现给医界和大众，使医界和大众得到信心。如希望中国的医疗达到最佳水平，必须提供足够好的条件，吸引最好、最出色的人到医疗行业来。

第二，高级医学人才的医学教育新路。提升教学和教育者在医学院、医院的地位，在对协和传统的理解之上，加入现代教育理念，根据中国情况改良后设计课程，完善评估系统，在社会文化背景下运用现代医学。以培养有自省、专注、慈悲气质的良医为终点，形成良医氛围。

第三，大医学的全景思维。坚持"治人"而不仅是"治病"的气氛和传承，敏锐地发现医学发展中的技术主义等问题，成为率先进行快速调整的医疗"试验田"。努力保存协和的大内科思维、内科大查房、住院医生培养制度、疑难杂症诊治思维等几大传统特色，倡导对医学的全景整合、以病人为中心的医学气氛。

那些渐渐老去的"老协和人"，依旧在为这个曾经卓越过的机构如何发展而进言。年轻人们，则在努力用自己理解的现代新方式，有意无意地改变着协和，赋予它以新的生机和内容。"一味蔑视传统"和"全盘否定年轻人"都非理性解决之路。不如向传统寻求力量和回归的本质，向年轻一代寻求传承的载体、更新鲜的话语和适应时代的通道。未来协和之道，必是一边从传统中挖掘出可赋予医学以人格的因素，另一边在新格局中将自己尽可能地放在独立、自主、自省的位置。这需要勇气和智慧，需要强大的内心，更需要必胜于老年的一代医学青年。

协和曾以卓越理想与精品打造而照亮医学中国，在品读它的每一段传奇故事时，都是为了积攒智慧与力量，合力突破现代中国的医学难题和困境，以将"真医学"发挥得淋漓尽致，继续前行。

我的协和情结与"泛意义协和"

1991 年，我在高考志愿表里擦去了"北京大学"，写上"中国协和医科大学"，用的是一支 6 块钱的灌了碳素墨水的钢笔。尖锐的笔头，甚至在志愿表上划了个洞。

现在想来，这次修改志愿，是协和的民间影响力的结果。当时，我对这个学校仅有的印象，就是中学里为即将报考大学的高三学生张贴的大学宣传画。它们的样子如出一辙，如果不是好友的提醒，我的目光甚至会略过"中国协和医科大学"那张设计得平庸的招生广告。但好友跟我说起了一部讲述林巧稚的纪录片。那是我第一次听说一个西医领域的人名，第一次听说协和。林巧稚是从老协和毕业的妇产科医生，习于协和，作于协和，卒于协和。基督徒，终身未婚，却被尊为百万婴儿的母亲。我被朋友的描述触动了，确切地说，是被她描述的那种生活方式中包含的内省、专注、慈悲感动了。

因为一部纪录片与一位医生的名字，我决定考协和，把未来交给一个从未设想过的医学领域。否则，我奔向的可能是另外一个专业，另外的成长路途。这个曾经被称为"东方的约翰·霍普金斯"的学校，校园局促得连个像样的篮球场都没有，却有着长灯不灭的通宵教室和呼吸中有古老灰尘的图书馆。迂回的地下走廊，使得我们可以自如地在教室和医院之间往来，而不需露出地面、接受阳光，到处可见置身在"金街""银街"的世俗热闹气氛之中那一张张苍白的"协和脸"。那时，学校门前的东方新天地，还不是十几栋连成一体的高楼，它是一片灰尘满天飞、噪声不断的工地。在这里，我和我的同学们完成了入学时曾觉得无法坚持的 8 年，也是堪称艰辛和折磨的 8 年。

我们的毕业典礼，像前辈一样，是在被列为文物古迹的协和礼堂举行。这一回，没有传说中的"淘汰制"，也没有民间传说中的"世界承认"的医学文凭。在收下写满中国字的毕业证书的同时，我的一些同学们已收拾好行囊，准备去美国，读一个"世界承认"的文凭，去医，去教，或者去研。一些留在了那个琉璃瓦覆盖下的医院。我则离开了医生这个行业。

在此之前一年的夏天，有两位朋友同时接到约翰·霍普金斯大学医学院的录取通知书。一位是我的师姐，一位是我的中学同学。在即将毕业的夏天，他们的眼里闪耀着憧憬的光芒。这所位于美国马里兰州一座叫"巴尔的摩"的城市的学校，为何吸引了许多这样的医学热血青年？师姐告诉我，协和与和约翰·霍普金斯很像，甚至建筑都差不多。三年后，我驾车穿过巴尔的摩，经过城中心一栋栋看起来破旧的公寓，有的窗户玻璃已残缺不全，传说中这里时有事故发生。突然眼前就出现了古城堡一样的建筑，自成体系和王国，年代古老，这就是约翰·霍普金斯大学医学院。我认识的两位优秀青年，正在其中的某间实验室里埋首青春，体验某种接近科学的神圣感。

而在我的英文简历里，仍然有时常被不同国籍人问起的毕业学校，那个曾经在美国《时代周刊》上叫作"东方约翰·霍普金斯"的医学院。这时，我还会与"协和"相遇。但除了知道洛克菲勒基金会的资助，林巧稚、张孝骞、豫王府、八年制……这几个词之外，和我的同学们一样，即使在那里度过了 8 年时光，其实我对协和历史知之甚少。可能我们唯一阅读过的协和历史就是林巧稚的传记，那是第一年在信阳陆军学院军训时，学校派人去看我们，带给我们的礼物。即便那本书，也未能深入地掀起我们思考的帷幕。对于历史的回望,在我们这一代已经开始缺失。

协和的诞生及迄今 100 年的生存,如同一位参与协和建立的洛克菲勒基金会官员所说:这是一个"激动人心的故事——人与命运搏斗,失败摧不毁的理想"。如果不是去写这本《协和医事》,我可能再也不会去阅读如此多的与协和有关的文字,它们包括:协和的编年史、夹杂着每个时代色彩的各种论述文章、中国西医的医学教育发展、美国人写的关于洛克菲勒基金会与协和关系的论文、美国那一场 20 世纪初的著名医学改革、关于协和名医的各种传记和自传、欧美医学教育史……其间,有三次我的眼泪夺眶而出,那是在读到林巧稚和张孝骞的经历、聂毓禅回忆协和护校的迁徙时。文字已不重要,我的思考和他们的内心似乎融为一体。那是 17 岁的我用碳素钢笔修改志愿时,曾经渴望接近的内省、专注和慈悲。在深夜灯光下的眼泪里,想起来难免遗憾。

在探寻、回望历史的路途上,我终于明白了在心底深埋的协和情结,它的起源在哪里,将去向哪里。在那里,我曾经渴望被激发起内心的热忱,希望那热忱最终自律而专注地汇成一股创造力,点火升天,悬壶济世。可是,如同有人描述的,"在 90 年代的中国,大学是一个愚蠢自在地消磨时光的地方,或是一个背烂英语单词或者学会其他实用技能的地方"。我在 90 年代的协和读书时,85 分是每个人的生死线,不少人半带将就地选择了成为医生。我在毕业时,面对不理想的现实,掩面而逃。可是直到今日,"协和情结"仍深埋在心底。它就像读到林巧稚、张孝骞、聂毓禅的故事时我涌出的眼泪,是对内省、专注、慈悲的向往,对医学实质的仰望,对有气氛和有传承的大学精神的期待。

可以表达这种大学精神的,在今日世界里越来越少,协和仍是一个。对于那些没有在其中学习和工作的人来说,协和的吸引力,也许可以从我这个曾身在其中的人的情结、从这本书的剖析里,找到自己需要的答案。

在写这本书时,有两部伟大的作品一直在影响着我,用不同的方式,在相同的时间。一部是 V.S. 奈保尔的《印度三部曲》,一部是帕慕克的《伊斯坦布尔》。在到达一定年龄后,人对时间和内心这两样东西的注意开始增多,对历史的兴趣也开始超过其他。也许有一个比揭开我的"协和情结"更美妙、深远的愿望促使我回望、解析协和历史：展现一所曾经伟大的医学院如何在精细策划中诞生，如何不惜一切代价去追求卓越，又如何在命运的旋涡中破碎、重整、坚持至今，西医如何在100年的时间里改变着每个人的生活，医学教育如何达到它期望的巅峰，大学精神在医学院里如何体现，曾经达到的为医的至高境界是怎样的一幅图景，又是哪些因素促成了这幅图景，在变成眼前景象之前它经历了哪些流转……这就是"泛意义的协和"，比简单的协和历史，对今日有着更深远、更温暖的意义。

讲述协和的意义，也许比讲述协和历史本身显得更加重要。这本《协和医事》可以看作我上一本《医事——关于医的隐情和智慧》的延续。它希望讨论和关注的，其实更多的是"泛意义的协和"。在梳理100年协和的脉络之时，一些当今医疗存在的问题，对照过去也许就有了答案和启迪。这也许是读"协和医事"，可以给生活在今天的为医者和虽不为医但需看病者的更多效用。

感谢董炳琨、张之南、胡天圣、吴宁、方圻、鲁重美、袁钟、尹佳、倪超、曾学军这些老、新协和人提供的部分资料和口述史实，他们心底、言语中对协和的热爱一次又一次地打动了我。感谢边军辉师兄及数位朋友的帮助、鼓励和灵感。所有的努力，是为了让人们在协和100周年时，了解这部众人成就的激动人心的伟大故事，获得解决今日医疗困境的启迪。如果那些读到这本书的人，能够在其中感受到一种纯净而顽强的力量，能够为找回一些标准和智慧而思考，那么为2007年初版和2017年修订版的辛苦灯下劳作，就算最大地实现了它的价值。文字在触动读者神经的那一刻，也最终展现了它的存在意义。

蓝狮文化
LionSPublishing
特别制作

协和口那些
值得记住的事儿

· PUMC ·
(Peking Union Medical College)

1909
洛克菲勒基金会派出顶级配置的医学专家团，选定北京为建校地点，并设定高标准："建立一个与欧洲、美洲同样好的医学院"，为在中国办医学，第一次赴中国考察。

1914
第二次考察团，为在中国办学设定愿景，发表考察报告《中国的医学》。

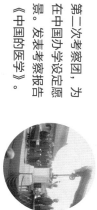

1915
定办学高标准：建立一个与欧洲、美洲同样好的医学院。

1917
北京协和医学院举办奠基仪式，9月协和自办医预科开学。

1921
北京协和医学院行开幕典礼，盛况空前，洛克菲勒二世亲临视察。

孙中山生命中的最后两个月，大部分在协和医院度过。其葬礼在东单三条的协和大礼堂举行。

1923
公共卫生专家兰安生来中国两年，对中国公共卫生的发展规划，渐趋成熟。在中国医学教育史上，第一次为医学生讲授公共卫生。

1925
梁启超发表文章《病院笔记》，记载了梁启超的经过，再引发了"中西医之争"。三年后，梁启超本人住进协和医院，因一种当时极罕见的肺部感染病去世。

勋启超的弟弟梁启勋著有《病院笔记》对后来的世界社区医疗保健体系产生了深远影响。中国最早的赤脚医生雏形，在这里诞生。

1925
北京协和医学院与当时政府合作，建立了"卫生示范区"，开展生命统计工作，中国第一次科学地进行居民的生命统计，并匹配以城市的三级医疗保健网。

1926
北京协和医学院与学校接步达生相结合，在周口店发掘的牙齿化石，断定中国的新品种，起名"北京人"，向全世界宣布了"北京人"的存在。对周口店遗址进行挖掘，从这一年开始。

1927
北京协和医院解剖学系教授步达生，建立了"北京人"。

1932
日军占领协和医学院，校长胡恒德被日军关押，之后协和被迫停办。

1937
北京协和医学院生理系教授林可胜，组建了"中国红十字会医疗救护总队"。

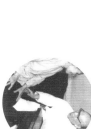

1941
日军占领协和医学院，校长胡恒德领衔，附属事及中国医学周恤春的重庆豪华宅相聚，商议协和复校的可能，而议论着重建后的教学问题。

1943
经过了"漫长"、艰难、危险的迁徙，协和高级护士学校迁至成都，9月正式开学。

1945
日本投降。一群协和同事及中国医学领袖，在协和董事周恤春的重庆豪华宅相聚，商议协和复校的可能，以及重建后的教学问题。

北京协和医学院复校。

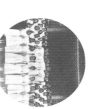

1946
洛克菲勒基金会第四次派考察团，了解八年抗日战争后的中国医疗卫生，建议集中力量，重振"北京协和医学院"威名。

1947
北京协和医学院复校。

1951
协和医学院、协和医院收归国有，由教育部和卫生部接管，校名改为"中国协和医学院"。

1957
中国协和医学院与中国医学科学院合并，称中国医学科学院，附属医院称北京协和医院，黄家驷被任命为院长。这一年，张孝骞被教授上书，建议协和再次停办。协和再次停办。

1959
协和复校，名为"中国首都医科大学"，学制八年，六年制。

1970
协和医院与美国洛氏恢复重建联系。

1979
协和复校，学制八年，名为"中国首都医科大学"，六年制。

1980
北京协和医院发现了中国第一例艾滋病。

1983
北京协和医院成立了中国第一个学术性普通内科，在内科领导下与其他专科并列的科室，回归内科整体观。

1985
毕业于协和护校的王琇瑛获得南丁格尔奖章，是中国第一位获此殊荣的护理工作者。

2004
北京协和医院成立了中国第一个学术性普通内科，成为内科领导下的其他专科并列的科室，回归内科整体观。

2007
中国协和医科大学更名为北京协和医学院。

1.《中国协和医科大学校史（1917—1987)》，1987 年，北京科学技术出版社

2.《话说老协和》，政协北京市委员会文史资料研究委员会编，1987 年 9 月第 1 版，中国文史出版社

3.《协和育才之路》，名誉主编：吴阶平，主编：董炳琨，2001 年 8 月第 1 版，中国协和医科大学出版社

4.《张孝骞》，1988 年，中央文献出版社

5.《林巧稚》，张清平著，2005 年 1 月第 1 版，百花文艺出版社

6.《学医行医传医七十年（1927—1977)》，吴英恺著，1997 年 5 月第 1 版，中国科学技术出版社

7.《生活之道》，[英] 威廉·奥斯勒著，2007 年 2 月第 1 版，广西师范大学出版社

8.《外科医生黄家驷》，2006 年 9 月第 1 版，中国协和医科大学出版社

9.《沈其震画传》，2006 年 3 月第 1 版，中国协和医科大学出版社

10.《中国宫殿里的西方医学》，[美] 约翰·齐默尔曼·鲍尔斯著，蒋育红、张麟、吴东译，2014 年 6 月第 1 版，中国协和医科大学出版社

11.《美国中华医学基金会和北京协和医学院》，[美] 福梅龄著，闫海英、蒋育红译，2014 年 9 月第 1 版，中国协和医科大学出版社

12.《洛克菲勒基金会与协和模式》，[美] 玛丽·布朗·布洛克著，张力军、魏柯玲译，2014 年 8 月第 1 版，中国协和医科大学出版社

13.《协和医脉：1861—1951》，矗之著，2014 年 6 月第 1 版，中国协和医科大学出版社

14.《改变中国：洛克菲勒基金会在华百年》，马秋莎著，2013 年 1 月第 1 版，广西师范大学出版社

15.《张孝骞画传》，北京协和医院、湘雅医学院编著，2007 年 12 月第 1 版，中国协和医科大学出版社

16.《天地协和：北京协和医学院九十周年纪念画册》，主编：刘谦、刘德培，执行主编：林长胜

17. *An American Transplant*, Mary Brown Bullock, 1980, University of California Press

18. *China Medical Board and Peking Union Medical College: A Chronicle of Fruitful Collaboration 1914—1951*, Mary E. Ferguson, China Medical Board of New York, Inc. New York, 1970

19. *Learning to Heal: The development of American Medical Education*, Kenneth M. Ludmerer, 1985 Basic Books, Inc.

未来，属于终身学习者

我这辈子遇到的聪明人（来自各行各业的聪明人）没有不每天阅读的——没有，一个都没有。巴菲特读书之多，我读书之多，可能会让你感到吃惊。孩子们都笑话我。他们觉得我是一本长了两条腿的书。

——查理·芒格

互联网改变了信息连接的方式；指数型技术在迅速颠覆着现有的商业世界；人工智能已经开始抢占人类的工作岗位……

未来，到底需要什么样的人才？

改变命运唯一的策略是你要变成终身学习者。未来世界将不再需要单一的技能型人才，而是需要具备完善的知识结构、极强逻辑思考力和高感知力的复合型人才。优秀的人往往通过阅读建立足够强大的抽象思维能力，获得异于众人的思考和整合能力。未来，将属于终身学习者！而阅读必定和终身学习形影不离。

很多人读书，追求的是干货，寻求的是立刻行之有效的解决方案。其实这是一种留在舒适区的阅读方法。在这个充满不确定性的年代，答案不会简单地出现在书里，因为生活根本就没有标准确切的答案，你也不能期望过去的经验能解决未来的问题。

湛庐阅读APP：与最聪明的人共同进化

有人常常把成本支出的焦点放在书价上，把读完一本书当做阅读的终结。其实不然。

时间是读者付出的最大阅读成本
怎么读是读者面临的最大阅读障碍
"读书破万卷"不仅仅在"万"，更重要的是在"破"！

现在，我们构建了全新的 "湛庐阅读" APP。它将成为你"破万卷"的新居所。在这里：

● 不用考虑读什么，你可以便捷找到纸书、有声书和各种声音产品；
● 你可以学会怎么读，你将发现集泛读、通读、精读于一体的阅读解决方案；
● 你会与作者、译者、专家、推荐人和阅读教练相遇，他们是优质思想的发源地；
● 你会与优秀的读者和终身学习者为伍，他们对阅读和学习有着持久的热情和源源不绝的内驱力。

从单一到复合，从知道到精通，从理解到创造，湛庐希望建立一个"与最聪明的人共同进化"的社区，成为人类先进思想交汇的聚集地，共同迎接未来。

与此同时，我们希望能够重新定义你的学习场景，让你随时随地收获有内容、有价值的思想，通过阅读实现终身学习。这是我们的使命和价值。

湛庐阅读APP玩转指南

湛庐阅读APP结构图:

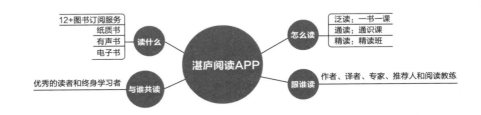

12+图书订阅服务	泛读：一书一课
纸质书	通读：通识课
有声书	精读：精读班
电子书	

读什么　　湛庐阅读APP　　怎么读

优秀的读者和终身学习者　　与谁共读　　跟谁读　　作者、译者、专家、推荐人和阅读教练

三步玩转湛庐阅读APP:

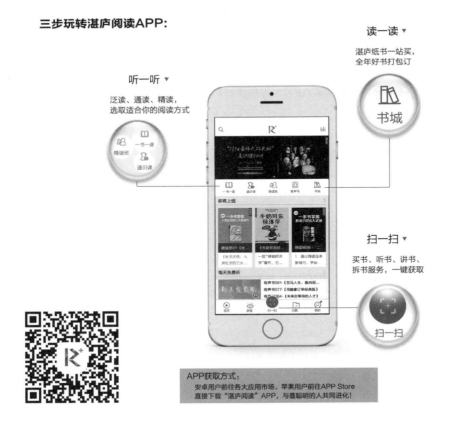

读一读 ▼

湛庐纸书一站买，
全年好书打包订

书城

听一听 ▼

泛读、通读、精读，
选取适合你的阅读方式

扫一扫 ▼

买书、听书、讲书、
拆书服务，一键获取

扫一扫

APP获取方式：
安卓用户前往各大应用市场、苹果用户前往APP Store
直接下载"湛庐阅读"APP，与最聪明的人共同进化！

使用APP扫一扫功能，
遇见书里书外更大的世界！

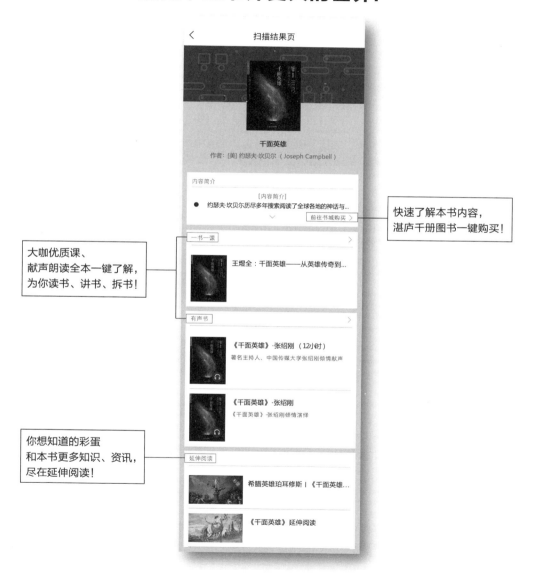

快速了解本书内容，
湛庐千册图书一键购买！

大咖优质课、
献声朗读全本一键了解，
为你读书、讲书、拆书！

你想知道的彩蛋
和本书更多知识、资讯，
尽在延伸阅读！

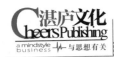

延伸阅读

《最好的告别》

◎ 亚马逊年度好书，《纽约时报》畅销书，《展望》杂志年度"全球思想家"阿图医生划时代之作。

◎ 全美最优秀的医生作家挑战禁忌题材，讲述死亡和医药的局限，也有关自主、尊严、快乐地活到终点。

◎ 2014《经济学人》年度好书，《华盛顿邮报》十大好书，英国《卫报》年度最佳心理学书，美国医生必读书。

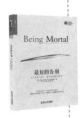

《哈佛医学生的历练》

◎ 全球顶级学府医学生历练实录，教你如何成为一名真正的医生。剖陈高度敏感的医患关系的矛盾与纠葛，直指令人无言以对的生命奥义。

◎ 走近哈佛医学生的临床实习生活，上演真人版"急诊室的故事"，穿上白袍医者之路便永无止境，原名《白袍》。

◎ 北京大学常务副校长、医学部常务副主任力荐，医生必读书目。北京大学医学人文研究院教授主编，医学人文经典著作。

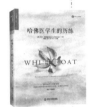

《梅奥住院医生成长手记》

◎ 北京大学常务副校长、医学部常务副主任力荐，医生必读书目。北京大学医学人文研究院教授主编，医学人文经典著作。

◎ 全球顶级医院的魔鬼训练，从菜鸟住院医到住院总的苦乐成长史。你想知道却意想不到的外科医生真实生活，比美剧更精彩的医院故事。

◎ 将近 1500 个由生命、死亡和无眠夜晚交织而成的日子，构筑成这段从生涩到成熟的医生成长之旅，原名《住院医生夜未眠》。

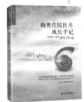

《医生的修炼》

◎ 亚马逊年度十大好书，超过 100 个国家和地区引进出版。

◎《展望》杂志年度"全球十大思想家"、麦克阿瑟奖获得者葛文德医生成名作。

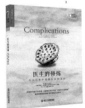

《医生的精进》

◎ 最好的医学散文，美国国家图书奖决选作品，《纽约时报》畅销书。

◎《展望》杂志年度"全球十大思想家"、麦克阿瑟奖获得者葛文德医生智慧之作。

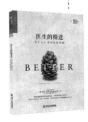

图书在版编目（CIP）数据

协和医事：协和百年纪念版 / 常青著 .—北京：北京联合出版公司，2017.9
ISBN 978-7-5596-0819-2

Ⅰ . ① 协… Ⅱ . ① 常… Ⅲ . ① 北京协和医院—纪念文集 Ⅳ . ① R199.2-53

中国版本图书馆 CIP 数据核字（2017）第 192005 号

上架指导：社会科学

版权所有，侵权必究
本书法律顾问　北京市盈科律师事务所　崔爽律师
　　　　　　　　　　　　　　　　　　张雅琴律师

协和医事：协和百年纪念版

作　　者：常　青
选题策划：G 漫府文化
责任编辑：丰雪飞
封面设计：门卫婷工作室 Tel:010-64822426
版式设计：G 漫府文化　衣　波

北京联合出版公司出版
（北京市西城区德外大街 83 号楼 9 层　100088）
河北鹏润印刷有限公司　新华书店经销
字数 390 千字　720 毫米 × 965 毫米　1/16　24.5 印张　2 插页
2017 年 9 月第 1 版　2017 年 9 月第 1 次印刷
ISBN 978-7-5596-0819-2
定价：79.90 元

未经许可，不得以任何方式复制或抄袭本书部分或全部内容
版权所有，侵权必究
本书若有质量问题，请与本公司图书销售中心联系调换。电话：010-56676356